郭晓丽◎编著

怀孕必知 500 误区

- 用孩子拴住丈夫的心
- 孕前检查是女人的事,与男人无关
- 家里养宠物问题不大
- 新婚后马上入住新房
- 五六月份生宝宝最聪明
- 性生活次数足够就一定能怀孕

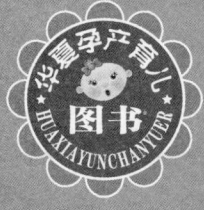

颠覆了很多传统的约定俗成的错误的孕育知识
纠正了诸多现代生活中存在的孕育宝宝的误区

华夏出版社
HUAXIA PUBLISHING HOUSE

图书在版编目（CIP）数据

怀孕必知500误区／郭晓丽编著．－北京：华夏出版社，2011.1
ISBN 978－7－5080－6262－4

Ⅰ.①怀… Ⅱ.①郭… Ⅲ.①妊娠期－妇幼保健－基本知识
Ⅳ.①R715.3

中国版本图书馆 CIP 数据核字（2011）第 012823 号

编委会

主　　编　张成虎
副主编　张冠宇　杨　帆
编　　委　邝春梅　叶少红　董红杰　董　艳　张建红
　　　　　张炳宇　刘　玲　杨　预　谢海涛　谢礼花
　　　　　张妍琴　张继惠　郑　莹　臧心怡　刘宝山
　　　　　李　静　崔丽杰　于　雷　吴焕英

出版发行	华夏出版社
	（北京市东直门外香河园北里4号　邮编：100028）
经　　销	新华书店
印　　刷	北京市世界知识印刷厂
装　　订	三河市李旗庄少明装订厂
版　　次	2011年1月北京第1版　2011年3月北京第1次印刷
开　　本	880×1230　1/32 开
印　　张	16
字　　数	380千字
插　　页	1
定　　价	29.00元

本版图书凡印刷、装订错误，可及时向我社发行部调换

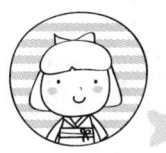 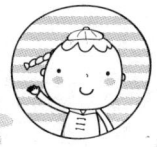 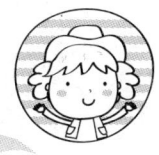 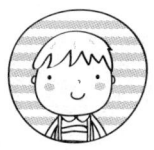

前 言

宝宝就像是上帝派到人间的小天使，每一个宝宝都是那么可爱：小宝宝睡觉时，小脸看上去是那么平静，小手紧紧地攥成拳头，让人不禁生出怜爱之心；小宝宝玩耍时，舞动着小手和小腿，不时地露出开心的笑容，让人忍不住亲吻他/她。宝宝就像是一件完美的艺术品，是父母爱情的结晶。宝宝给家庭带来了欢声笑语，让父母沉浸在甜蜜的幸福感之中。父母陪伴着宝宝，教宝宝使用筷子，穿衣服，读书识字，骑车打球，讲做人的道理。父母憧憬着宝宝美好的未来，看到宝宝背着书包去上学，和朋友一块儿玩耍，找到一个体面的工作，成家立业。

然而，现实并不总是如此美好。从受孕到生产、哺乳，这是一个漫长而又艰辛的历程。任何一个环节不完美，任何一个细节不到位，父母都可能会收获苦涩的果实，忍受着难以忍受的痛苦。有的父母尝试多次，依然不能如愿生子，被不孕不育症所困扰；有的父母提心吊胆地度过了不寻常的十月怀胎，看到的却是一个残缺的小天使；有的父母虽然喜得贵子，但还没来得及庆贺，就被告知他/她将来永远都将只是个孩子；还有的父母生了一个健康的宝宝，但母亲却被病魔缠上了身……

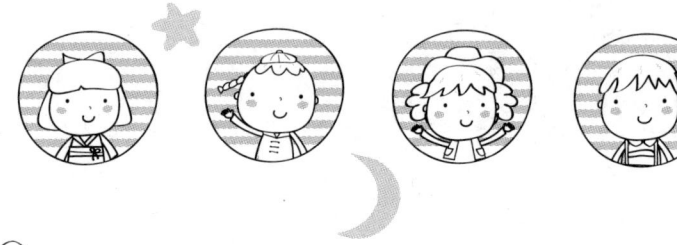

　　为什么悲剧总会在我们的身边上演,导致越来越多的年轻父母不敢生养一个可爱的宝宝呢?

　　这是因为我们的认知存在太多的误区,这些长期积累下来的无知的错误,将年轻的父母们和宝宝推向一个个悲剧的深渊。

　　在现实生活中存在很多孕育宝宝的误区,有的是旧俗,有的是以讹传讹,有的是道听途说,有的是无中生有……

　　不管这些误区是如何产生的,都会成为年轻父母们生养一个健康、聪明宝宝的障碍,如果这些障碍一天不除,就会给年轻父母和宝宝造成或大或小的危害。

　　为了帮助年轻父母们科学地孕育宝宝,彻底地清除危害宝宝和年轻妈妈们身体健康的障碍,我们精心编著了这本书。本书总结了现代生活中存在的各种各样的孕育宝宝的误区,经过权威妇产科专家的特别指导,同时参考了大量国外妇产科方面的先进经验,并结合我国生活的具体情况和宝宝们的生长发育特点,纠正了很多生活中存在的约定俗成的错误的孕育知识,给予大家最正确的孕育指导。

　　本书融科学性和权威性于一体,知识科学严谨,语言通俗易懂,

前言

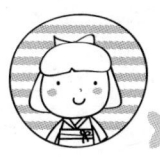 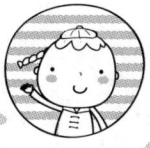 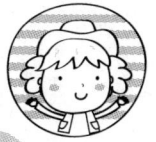 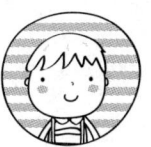

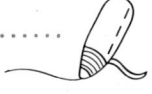

年轻的准爸爸和准妈妈们完全可以人手一本,认真研读,为生一个健康、聪明的宝宝打下坚实的基础。

最后,祝愿天下所有的准备孕育宝宝的年轻父母们,都能心想事成!

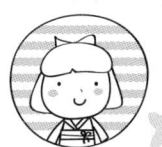 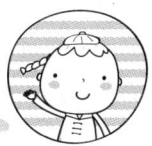 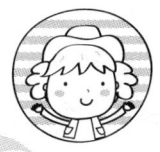 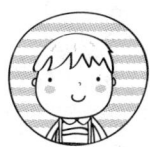

目 录

第一章　孕前误区 ... 001

一、孕前不用做准备 ... 001

1. 心理准备不重要 ... 001
2. 生理上不会有问题 ... 004
3. 早生孩子，早享福 ... 007
4. 用孩子拴住丈夫的心 ... 009

二、孕前检查不用做 ... 010

1. 自认为身体很健康，孕前检查没有必要 ... 010
2. 孕前检查是女人的事，与男人无关 ... 013
3. 口腔检查没有必要 ... 015
4. 有遗传性疾病或流过产的人才需要孕检 ... 017

三、不用改变以前的生活习惯 ... 019

1. 不需要戒烟戒酒及远离辐射 ... 020
2. 家里养宠物问题不大 ... 022

3. 新婚后马上入住新房 023
4. 孕前乱用药 025
5. 孕前做剧烈运动 027
6. 孕前仍保持不良的习惯 028

四、对不孕不育的认识误区 030

1. 月经正常又没有避孕，仍没有怀上，可能是得了不孕症 031
2. 曾怀孕过，不可能得不孕症 033
3. 做了全身检查没有问题，但没有怀孕，可能是得了不孕症 036
4. 不孕症是无法预防的 038
5. 把不孕症当成一种疾病来治疗 040
6. 盲目运用中医中药治疗不孕症 042

五、怀孕很容易 044

1. 只要停服避孕药就能怀孕 044
2. 性生活次数足够就一定能怀孕 046
3. 只要不超过35岁，生育能力仍然很强 048
4. 在月经后的第14天进行性生活就能怀孕 050
5. 不孕问题很少见 052
6. 五六月份生宝宝最聪明 055
7. 怀孕无需择日 057

六、忽视孕前的饮食 060

1. 孕前营养并不重要 060

2．怀孕后再补充营养　　064

七、有病不宜生育　　066

　1．有遗传性疾病的人都不宜生育　　067

　2．遗传性疾病无法预防　　069

　3．有心脏病的人不宜生育　　071

第二章　妊娠误区　　074

一、终止妊娠随意性大　　074

　1．无痛人流对身体无损害，可随做随走　　074

　2．有了无痛人流，就不怕意外怀孕了　　077

　3．无痛人流是小手术，在哪里做都一样　　079

　4．随意流产不会影响日后的生育　　081

二、受孕随意　　083

　1．在新婚后立即受孕　　083

　2．在旅行途中受孕　　084

　3．长期服药的女性急于怀孕　　085

　4．高龄受孕　　086

　5．低龄受孕　　086

　6．在停服避孕药后立即受孕　　088

　7．在取出宫内节育器后立即受孕　　089

　8．在早产或流产后立即受孕　　089

　9．在抽烟或喝酒期间受孕　　090

　10．在冬春时节受孕　　091

11．在发生宫外孕不久后受孕　　　　　　　093
12．在性生活后阴道出血时受孕　　　　　　093
13．在不良环境下受孕　　　　　　　　　　094
14．受孕时双方达不到性高潮　　　　　　　095
15．夫妻双方心情不佳时受孕　　　　　　　096
16．在生理低潮期受孕　　　　　　　　　　097

三、准妈妈运动误区　　099

1．准妈妈不能运动　　　　　　　　　　　　099
2．准妈妈不能外出旅游　　　　　　　　　　102
3．准妈妈少动为妙，以防动了胎气　　　　　105
4．准妈妈可以随便进行各种运动　　　　　　107
5．准妈妈绝对不可以运动　　　　　　　　　110
6．准妈妈运动前不需要热身　　　　　　　　110
7．准妈妈不能游泳　　　　　　　　　　　　112
8．准妈妈做运动无所顾忌　　　　　　　　　114
9．相同的运动可以在不同的孕期来做　　　　115
10．所有的准妈妈都适合进行体育锻炼　　　116
11．准妈妈可以照常开车　　　　　　　　　117
12．准妈妈不能骑车　　　　　　　　　　　118

四、保胎误区　　120

1．准妈妈都需要保胎　　　　　　　　　　　120
2．多吃动物胎盘好安胎　　　　　　　　　　121
3．健康的准妈妈也要保胎　　　　　　　　　124

4. 乱服中药保胎 　　　　　　　　　　　125

5. 乱用食补保胎 　　　　　　　　　　　125

五、准妈妈吃得越多越好 　　　　　　　126

1. 多吃多得营养 　　　　　　　　　　　126
2. 补充营养越多越好 　　　　　　　　　128
3. 维生素补充多了也没关系 　　　　　　130
4. 吃水果多多益善 　　　　　　　　　　131
5. 多吃苹果少吃西瓜 　　　　　　　　　134
6. 准妈妈要多补钙 　　　　　　　　　　136
7. 准妈妈可以多喝可乐 　　　　　　　　137
8. 准妈妈可以多吃油条 　　　　　　　　138
9. 补充蛋白质越多越好 　　　　　　　　139
10. 喜欢吃的就多吃，不喜欢吃的就少吃或不吃　140

六、准妈妈服药误区 　　　　　　　　　141

1. 准妈妈生病后绝对不能服药 　　　　　141
2. 准妈妈生病不能服西药，但中药是绝对安全的　143
3. 准妈妈感冒可自治 　　　　　　　　　145
4. 准妈妈不能用抗生素 　　　　　　　　147
5. 准妈妈用药可自作主张 　　　　　　　148
6. 新药的效果一定好 　　　　　　　　　149
7. 准妈妈呕吐盲目服用止吐药 　　　　　151
8. 准妈妈使用外用药对胎儿不会有影响 　151
9. 准妈妈能打所有的预防针 　　　　　　153

七、准妈妈生病掉以轻心　155

1. 怀孕后身体出现异常现象不去医院检查　155
2. 孕期小毛病不要紧　157

八、准妈妈饮食误区　160

1. 准妈妈的饮食越清淡越好　160
2. 想怎么吃就怎么吃　161
3. 绝对有害的食物也敢吃　162
4. 动物肝脏毒性物质多，准妈妈不宜吃　163
5. 食物越精细越好　164
6. 肥胖的准妈妈可以减肥　165
7. 牛奶怎么喝都有营养　166
8. 准妈妈可以多吃冷饮　168
9. 妊娠早期饮食无禁忌　169
10. 准妈妈不必因月择食　170
11. 怀孕早期呕吐厉害就多吃零食　171
12. 准妈妈不需要摄入脂肪　171
13. 水果可以代替蔬菜　172
14. 孕期一定会长胖　174
15. 蔬菜怎么吃都有营养　175
16. 孕期应远离茶叶　177
17. 孕期吃糖容易得糖尿病　179
18. 补钙就要喝骨头汤　179
19. 准妈妈什么鱼都可以吃　180
20. 食用被农药污染的食物　181

21. 食用被真菌污染的食物 181
22. 食用被有毒金属污染的食物 181
23. 食用被放射性物质污染的食物 182
24. 准妈妈可以随便吃罐头食品 182
25. 准妈妈可以随便吃熏烤的食物 183
26. 准妈妈可以多吃酸菜 183
27. 准妈妈可以多吃土豆 184
28. 准妈妈不能吃苦瓜 185
29. 准妈妈不用多喝水 185
30. 准妈妈偏食不会对胎儿造成影响 186
31. 准妈妈饮酒不会伤害胎儿 187
32. 准妈妈可以喝咖啡 188
33. 准妈妈多吃水果,宝宝皮肤白 189
34. 准妈妈可以喝米酒 190
35. 准妈妈可以吃桂圆滋补 190
36. 准妈妈可以多吃山楂 191
37. 准妈妈可以吃辛辣的热性食物 191
38. 准妈妈吃涮肉没有害处 192
39. 孕妇专用食品营养高可以多吃 192
40. 怀双胞胎就要吃两倍的食物 193
41. 准妈妈水肿要忌盐 193
42. 妈妈胖,宝宝壮 194
43. 准妈妈可以全天吃素食 194

九、准妈妈进补误区 195

1. 食用各种补品或药品来补充营养 196

2．怀孕后就要进补　　　　　　　　　　197
3．准妈妈不用补铁　　　　　　　　　　199
4．准妈妈可以随意补血　　　　　　　　200
5．准妈妈不用补锌　　　　　　　　　　201
6．准妈妈不用补铜　　　　　　　　　　202
7．准妈妈不用补碘　　　　　　　　　　203
8．准妈妈不用补钙　　　　　　　　　　205

十、准妈妈护理误区　　　　　　　　　205

1．怀孕的女性不能做美容　　　　　　　206
2．准妈妈护理乳房没有必要　　　　　　207
3．准妈妈不能使用护肤品　　　　　　　210
4．准妈妈使用纯天然的护肤品绝对安全　211
5．所有的化妆品都对胎儿无害　　　　　213
6．准妈妈只能用除妊娠纹护肤品　　　　214
7．准妈妈的口腔护理无关紧要　　　　　215
8．准妈妈保健与准爸爸无关　　　　　　216
9．准妈妈小腿水肿就不能多喝水　　　　218
10．准妈妈呕吐都是正常的　　　　　　219
11．准妈妈不要使用腹带　　　　　　　219
12．胎位不正是不能纠正的　　　　　　220
13．胎动减少没有关系　　　　　　　　222
14．把早孕流产当成月经来潮　　　　　224
15．准妈妈可以穿高跟鞋　　　　　　　225
16．准妈妈不用戴胸罩　　　　　　　　226
17．怀孕了就要少活动　　　　　　　　227

18. 准妈妈可以拔牙	228
19. 养只小猫来做伴	229
20. 准妈妈可以做剧烈运动	229
21. 洗澡水温忽高忽低没有关系	230
22. 准妈妈可以用电热毯取暖	231
23. 准妈妈可以用腰带扎紧腹部	231
24. 准妈妈可以坐浴	232
25. 准妈妈可以睡席梦思床	233
26. 怀孕没事就打麻将来解闷	234
27. 准妈妈的睡眠姿势不重要	235
28. 为了保持身材穿瘦小的衣服	236
29. 准妈妈可以接触农药	237
30. 在家无聊出去旅游散心	237
31. 清凉油或风油精照用不误	239
32. 准妈妈不能晒太阳	240
33. 准妈妈可以长时间吹电风扇	242
34. 准妈妈可以欣赏霹雳舞音乐和摇滚乐	242
35. 妊娠后期准妈妈可以整天躺在床上	243
37. 准妈妈可以随便减肥	245
38. 准妈妈可以戴隐形眼镜	246
39. 准妈妈可以用蚊香	247
40. 准妈妈可以经常接触洗涤剂	248
41. 妊娠晚期就在家休息待产	249
42. 准妈妈经常接触油烟是小事	250
43. 准妈妈没必要太在意嘴唇卫生	251
44. 准妈妈可以经常半夜入睡	252

45．准妈妈可以经常去闹市区散步	253
46．孕期绝对不能过性生活	254
47．孕期过性生活没有任何风险	255
48．性爱时过分刺激乳房无大碍	256
49．准爸爸吸烟对准妈妈和胎儿没有影响	257
50．怀孕了邋遢点没有关系	258
51．准妈妈可以用香皂清洗乳头	260
52．孕期穿戴如常	261
53．准妈妈染发没有关系	264

十一、胎教误区　　　　　　　　　　265

1．胎教越早越好	265
2．胎教做好了，宝宝长大一定是神童	266
3．胎儿没有意识，胎教没有用	268
4．胎教就是给胎儿听音乐	268
5．胎教音乐声音越大越好	270
6．胎教可以随时随地进行	271
7．贴着肚皮给胎儿进行音乐胎教	272
8．所有的世界名曲都适合胎教	273
9．跟着音像资料就一定能做好胎教	274
10．任何胎教都是有益的	276
11．急于求成，拔苗助长	278
12．只要是音乐就会对胎儿有好处	278
13．胎教是准妈妈一个人的事	279
14．准妈妈的坏习惯不会遗传给宝宝	280
15．准妈妈的情绪对宝宝没有影响	281

16．孕期营养不是胎教 283

17．孕期性生活不是胎教 284

第三章　分娩误区 286

人为地选择分娩方式 286

1．剖腹产子好 286

2．高龄产妇必须剖腹产 288

3．自然分娩一定好 289

4．择日分娩 290

5．所有的准妈妈都适合无痛分娩 290

6．产前不需要准备 293

7．产前检查没有用 294

8．分娩前不用做心理准备 296

9．分娩时大喊大叫 298

10．分娩越快越好 299

11．分娩时不能吃东西 300

12．分娩时不用家人陪护 300

13．分娩无技巧，疼痛难免 302

14．越早住院越好 302

15．准妈妈的情绪不会影响分娩 304

第四章　产后误区 305

一、产后立即瘦身 305

1．生完孩子就节食 306

2．产后立即做运动　　　　　　　　　　307

3．产后立即服用减肥药　　　　　　　　309

4．产后贫血仍然坚持减肥　　　　　　　309

5．产后减肥急于求成　　　　　　　　　311

6．不通过锻炼来恢复体形　　　　　　　312

7．所有的产妇都适合做体操锻炼　　　　313

二、坐月子误区　　　　　　　　　　　315

1．月子里不能梳头、洗头、洗澡　　　　315

2．月子里不能刷牙　　　　　　　　　　316

3．月子里必须卧床休息　　　　　　　　316

4．产妇不能受风、受凉　　　　　　　　318

5．月子期间产妇发脾气是因为事儿多　　318

6．满月即可恢复性生活　　　　　　　　319

7．月子病月子治　　　　　　　　　　　319

8．月子期间看书、织毛衣　　　　　　　320

9．产妇1个月内不能到室外活动　　　　321

10．产妇不用注意产褥期卫生　　　　　322

11．产妇夏天洗澡贪凉　　　　　　　　323

12．产妇过早穿塑身内衣　　　　　　　323

13．产妇轻视产后第1次大小便　　　　323

14．产妇过于担心腹痛　　　　　　　　324

15．产妇的腹部有硬块很害怕　　　　　325

16．产妇腋下长肿块很担心　　　　　　326

17．产妇多汗是一种病　　　　　　　　326

18．产妇把正常恶露当成病　　　　　　328

19．产妇对恶露不净不在意	329
20．哺乳期过性生活不用避孕	329
21．产妇不会得产褥期精神病	330
22．产妇洗澡很随意	332
23．产妇过早、过度地劳动	333
24．产妇会阴部切开不需要特别护理	334
25．剖腹产产妇可以马上进食	335
26．产妇出现抑郁情绪很正常	336
27．产妇穿着不讲究	337
28．产妇穿戴过多	339
29．产妇可以穿化纤或羊毛的内衣	339
30．绝育手术后的保健不重要	340
31．产妇乳房胀痛不用采取治疗措施	341
32．产妇的乳房不用保健	341
33．产妇乳汁自出不用治疗	343
34．子宫复旧不全不需要治疗	344
35．子宫脱垂不需要治疗	345
36．产妇排尿困难不用治疗	346
37．产后检查不重要	348
38．产妇患盆腔静脉曲张不用治疗	349
39．患心脏病的产妇不会发生心力衰竭	350
40．产妇不用预防足跟痛	351
41．产妇对产后脱发过于忧虑	352
42．产妇发生肛裂不要紧	353
43．产妇不用预防感冒	355
44．夏季产妇中暑不及时处理	356

三、产妇吃得越多，身体恢复得越快   358

1. 蔬菜水汽大，月子期间产妇应忌食   358
2. 产妇吃鸡蛋越多越好   359
3. 产妇需要多吃营养滋补品   360
4. 汤比肉更有营养   361
5. 多吃肉可补益产后虚损   362
6. 猪腰是产妇最佳的动物性食品   362
7. 产妇可多喝姜汁或多吃姜   363
8. 产妇的饮食越清淡越好   364
9. 虚弱的产妇可多服西洋参   365
10. 产妇应忌口   365
11. 产妇应多喝鸡汤   366
12. 产妇可多吃红糖   367
13. 产妇多吃人参   367
14. 产妇喝麦乳精滋补   368
15. 产妇经常吃巧克力   368
16. 产妇可多喝茶水   369
17. 以米酒代水给产妇烹调食物   369
18. 产妇可多吃辛辣的食物   370
19. 为了恢复体形和美容，产妇拼命吃水果   370
20. 产妇不能吃盐   372

第五章 喂养误区   374

一、母乳喂养随意性大   374

1. 新妈妈生气时喂奶   374

2. 新妈妈运动后立即喂奶　　　　　　　　　375
3. 新妈妈躺着给宝宝喂奶　　　　　　　　　376
4. 新妈妈喂奶时逗宝宝笑　　　　　　　　　377
5. 定时给宝宝喂奶　　　　　　　　　　　　377
6. 新妈妈用香皂清洗乳房　　　　　　　　　379
7. 新妈妈着浓妆喂奶　　　　　　　　　　　379
8. 新妈妈穿工作服喂奶　　　　　　　　　　379
9. 房事后立即喂奶　　　　　　　　　　　　380
10. 洗澡后马上喂奶　　　　　　　　　　　　380

二、产后催奶误区　　　　　　　　　　　381

1. 产后马上喝浓汤催奶　　　　　　　　　　381
2. 用桂圆等补品催奶　　　　　　　　　　　381
3. 自制催奶食谱　　　　　　　　　　　　　382
4. 不根据自身情况盲目催奶　　　　　　　　382
5. 产后马上喝母鸡汤催奶　　　　　　　　　383

三、母乳喂养误区　　　　　　　　　　　383

1. 初乳不能喝　　　　　　　　　　　　　　384
2. 产后24小时开奶　　　　　　　　　　　　384
3. 过早地给宝宝断奶　　　　　　　　　　　384
4. 一次只喂一侧乳房　　　　　　　　　　　386
5. 奶水不足就添加配方奶粉　　　　　　　　387
6. 奶水清就是营养差　　　　　　　　　　　387
7. 乳房排空了，乳汁就会越来越少　　　　　388

8．喂母乳也要喂水	388
9．奶水少干脆喂牛奶	389
10．乳房不胀就是没奶	390
11．没下奶就先给宝宝喂配方奶粉	391
12．开奶前给宝宝喂糖水	391
13．给宝宝断奶过晚	392
14．哺乳期新妈妈减肥	392
15．上班后新妈妈挤奶很随意	393
16．宝宝最好吃亲生母亲的乳汁	394
17．母乳喂养，乳房会下垂	395
18．喂完奶后马上把宝宝放在床上	396
19．夜里躺着给宝宝喂奶	396
20．宝宝吮吸妈妈乳房的次数越多越好	397

四、人工喂养误区　397

1．用炼乳替代乳品	398
2．用酸奶饮料喂养宝宝	398
3．宝宝喝的牛奶越浓越好	399
4．宝宝喝的牛奶加糖越多越好	399
5．配方奶粉越贵越好	399
6．新生儿可以喝牛奶	401
7．在配方奶粉中多加糖可以败火	401
8．只要宝宝喝足够的配方奶粉，营养就够了	402
10．宝宝多吃米糊可以代替奶粉	402
11．配方奶粉越香越好	402
12．快速溶解的配方奶粉质量好	403

13. 配方奶粉中的含钙量越高越适合婴儿　　　　404
14. 宝宝喝配方奶粉不需要喝水　　　　404
15. 配方奶粉一次喝不完，留着下次再喝　　　　404
16. 在宝宝喝的奶粉中添加米汤　　　　405
17. 宝宝喝鲜牛奶比喝配方奶粉好　　　　405
18. 过度关注配方奶粉的营养成分　　　　406
19. 小火煮牛奶时间要长一点儿　　　　406
20. 使用保温杯盛牛奶　　　　407
21. 给宝宝喂配方奶粉不用加含铁的辅食　　　　408
22. 宝宝吃得越多越有利于生长发育　　　　408
23. 宝宝睡前不用喝奶　　　　409
24. 煮牛奶要去奶皮　　　　409
25. 牛奶不注意避光　　　　410
26. 牛奶与酸性食物同食　　　　410
27. 让宝宝空腹喝牛奶　　　　411
28. 给宝宝喝冰冻牛奶　　　　411
29. 给宝宝喂开口茶　　　　411
30. 奶嘴口扎大点好吃奶　　　　412

五、哺乳妈妈用药误区　　　　413

1. 哺乳妈妈生病乱用药　　　　413
2. 哺乳妈妈可随意服用避孕药　　　　414
3. 药物不会进入乳汁被宝宝吸收　　　　415
4. 哺乳妈妈可随意服用中药　　　　416
5. 外用药物不会进入乳汁　　　　417

第六章　新生儿护理误区　419

一、日常护理宝宝"想当然"　419

1. 宝宝大便多一定是腹泻了　419
2. 宝宝穿少会着凉，给宝宝多穿点　420
3. 宝宝总是打嗝，一定是肠胃有问题　421
4. 宝宝一哭就抱　421
5. 不用每天都给宝宝洗澡　422
6. 宝宝头顶上的黑垢难看，想办法把它弄掉　423
7. 多抱对宝宝不好　423
8. 宝宝勤洗澡会损伤皮肤　424
9. 刻意给宝宝营造一个安静的环境　425
10. 让宝宝整夜睡觉　425
11. 将婴儿带入拥挤的公共场所　426
12. 将婴儿禁闭在家中　426
13. 给宝宝用成人的痱子粉　426
14. 给宝宝化妆　427
15. 给宝宝戴饰物　428
16. 随便给宝宝买发声的玩具　428
17. 宝宝生活的环境嘈杂，父母不重视　429
18. 经常给宝宝掏耳朵　429
19. 完全照育儿图书来养育宝宝　430
20. 与出生不久的宝宝说话没有必要　430
21. 父母吵架不会影响婴儿　431
22. 母婴同睡好　432

23. 给新生儿打蜡烛包可预防"O型"腿　　433
24. 马牙、板牙必须挑皮擦掉　　434
25. "螳螂齿"有害无益　　434
26. 剃满月头有利于头发生长　　435
27. 用母乳给宝宝洗脸可护肤　　436
28. 宝宝的囟门既不能碰也不能洗　　436
29. 每天给宝宝清洗口腔　　437
30. 擦去胎脂才能保持清洁　　437
31. 把生理性黄疸当做是肝炎　　437
32. 挤压宝宝的乳腺　　440
33. 认为脱水热是感染　　440
34. 认为新生儿脱发是病　　440
35. 认为宝宝四肢抖动是抽风　　441
36. 给宝宝多喝养生汤　　441
37. 随时随地亲吻宝宝　　441
38. 宝宝吐奶是肠胃有问题　　442
39. 用保暖内衣代替普通内衣　　442
40. 宝宝待在密闭的房间里不会感冒　　443
41. 用闪光灯给宝宝拍照　　443
42. 不满月的宝宝不能晒太阳　　444
43. 冬天外出给宝宝蒙上厚围巾　　445
44. 抱着哄宝宝睡觉　　445
45. 无视宝宝日夜颠倒的生物钟　　446
46. 宝宝打喷嚏就是感冒了　　446
47. 宝宝体重减轻就认为吃不饱　　447
48. 在家给宝宝游泳　　448

49．给宝宝戴手套，以防抓伤自己	448
50．给宝宝使用电热毯	449
51．给宝宝洗澡后滥用爽身粉	450
52．新生儿怕冷不怕热	451
53．给宝宝过"小满月"	451
54．新生儿不吃、不喝、不睁眼很正常	452
55．给宝宝贴"夜哭郎"字符	454
56．新生宝宝要睡头形	455
57．让宝宝穿着毛衣睡觉	456

二、宝宝生病护理误区　　　　457

1．感冒就要多穿衣服多盖被子	457
2．宝宝发热马上吃退烧药或用冰块降温	459
3．宝宝感冒不能外出散步	460
4．宝宝生病发烧要多加衣服	460
5．宝宝感冒盲目服用抗生素	461
6．宝宝一咳嗽就用止咳药	462
7．宝宝腹泻乱用止泻药	462
8．宝宝疼痛就用止痛药	462
9．宝宝感冒不忌口	463
10．宝宝流清鼻涕就是病更重了	463
11．宝宝低烧可以不治疗	464
12．宝宝发烧就是病了	464
13．给腹泻的宝宝吃甜食	465
14．擅自给宝宝用药	466
15．多种药物同时给宝宝吃	466

16．给宝宝服用成人感冒药 467

17．不管宝宝病情轻重，坚持不用药 467

18．给宝宝吃含有阿司匹林成分的药 468

19．中药没有毒，宝宝可以放心服用 469

20．宝宝腹泻都是由细菌引起的 469

21．用打针或挂盐水来帮助宝宝退烧 471

22．坚持不用西药治疗 471

23．给宝宝吃药任意加大或减少剂量及延长时间 472

24．不需要用药时喂宝宝吃药 472

25．给宝宝服用过期的药物 473

26．宝宝腹泻服用治疗痢疾的药物 473

27．宝宝发热后捂汗降温 473

三、喂宝宝吃药的方法不当 474

1．捏着宝宝的鼻子强行灌药 474

2．喂药时骗宝宝说药的味道就像糖果一样甜 476

3．用牛奶或果汁服药 476

4．用汤匙给宝宝喂药 477

5．和宝宝一起吃药，你一口我一口 478

6．给宝宝干吞药片 478

第一章

孕前误区

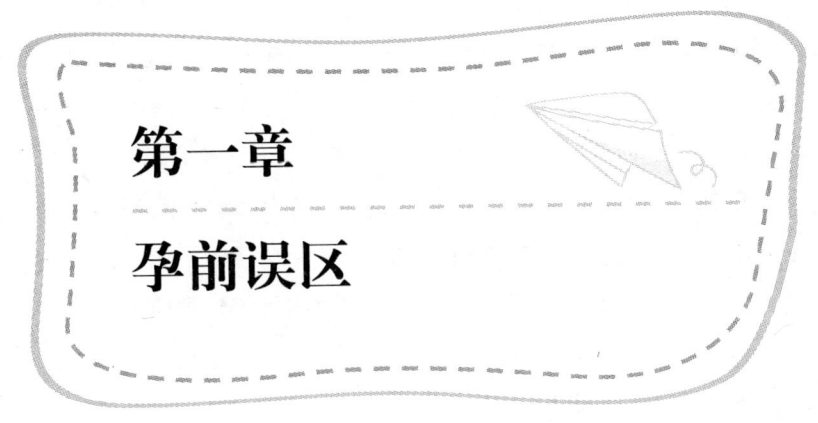

一、孕前不用做准备

在现今的中国，一般情况下，夫妻只能生一胎，生双胞胎、多胞胎的几率很低，这意味着大多数的父母一辈子只能拥有一个孩子。所以，家中的独生子就弥足珍贵，于是父母对未来的宝宝有许多的期望，希望宝宝健康、聪明、漂亮。创造一个小生命，让宝宝在平安中诞生，给家庭增添一个成员，当然不能草率上阵，随意行事，这需要理性地规划，夫妻俩需要在生理上和心理上都做好充分的准备。对于忙碌的女性来说，她们需要放慢脚步、滋养身心，保持平和、自然的心态，以愉快、积极的态度来迎接怀孕和分娩。所以，那种认为孕前不用做准备的想法是完全错误的。

1. 心理准备不重要

让我们和准妈妈变换一个角色，我们处在准妈妈的位置上，感受一下她的心情。

当准妈妈摸着隆起的肚子，感受到宝宝正在活动时，不由得会产生甜蜜而幸福的感觉，脸上自然地显露出愉悦的表情。但当她想到要挺着肚子为工作和生活而忙碌时，她的好心情片刻便会消失得无影无踪，无奈、无助等消极情绪开始滋长蔓延。

更何况还有以下方面的担心，如：宝宝会不会发育异常、夫妻生活会不会受影响、分娩顺不顺、生产后自己能不能像往日一样美丽、将来谁来照看宝宝、养育宝宝负担重等。再加上时常会有眩晕、呕吐、腰酸背痛等身体上的不适，因此，准妈妈的心情便会无所适从，阴晴不定了。

常常就是在这种无奈、担心的消极情绪下，许多女性在孕期或产后很容易患上抑郁症。怀孕本是夫妻两个人共同的创造过程，所以，女性不仅要做好心理准备，作为创造者之一的男性，也必须做好充分的心理准备。丈夫要一改以往的粗心大意，要尽量做到小心而细致，关注和理解妻子的心理变化，并及时地帮助妻子调整和适应，这样不仅能使妻子开心、顺利地度过漫长的孕期，

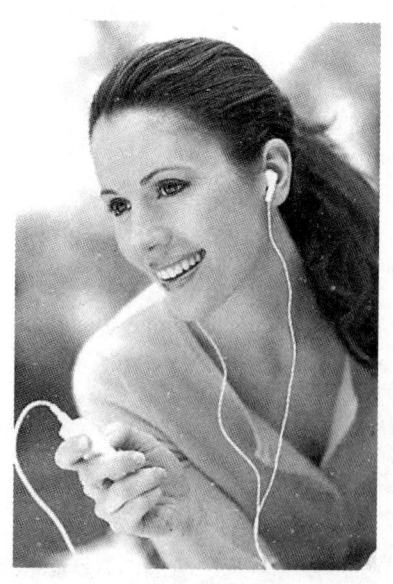

还能增进夫妻间的情感。反之，不仅会对妊娠期母子健康不利，还会给家庭今后的生活埋下隐患。

因此，在怀孕前，夫妻双方更应该相互关心体谅，为孕育一个健康、聪明的宝宝做好心理准备。

下面我们列出了准妈妈常见的性格类型，准备要宝宝的夫妻可以一起分析，以便让丈夫更好地了解妻子的心情，帮助夫妻俩在孕期里能更好地相处和沟通。

心理学家按照性格是否稳定和是否外向两个指标,将人的性格分为四种类型——内向稳定型、内向不稳定型、外向稳定型和外向不稳定型。准妈妈因性格不同,遇到孕期的反应时,态度也是不同的。

(1) 外向稳定型

外向稳定型的准妈妈心态良好,性格活泼、开朗,情绪稳定,不容易出现波动,心理自我调节能力强。一般都不会出现太大的心理问题。即使出现问题,自己也有一套调整情绪的办法,并且能很快地调整过来。

为了让将来的宝宝更健康、更聪明,准妈妈一定要让自己的快乐多一些,烦恼少一些。夫妻之间要保持最愉悦的心情,以最好的状态来迎接怀孕的时刻。

(2) 内向稳定型

内向稳定型的准妈妈最值得称道的是情绪非常稳定,大的波动出现得很少。缺点是不太主动与别人沟通,所以当遇到不顺心的事情时,一个人承载会有很大的压力。

内向稳定型的准妈妈可以多向有经验的人探讨自己担心的问题,可能会发现,自己原来特别担心的事情是再正常不过的了。可多参加一些准妈妈的聚会,把自己的烦躁心情倾诉给大家听,你就会发现心情好极了。如果再遇到烦恼的事情,你自会有平衡心态的妙招,或购物或听音乐或看书。

(3) 外向不稳定型

外向不稳定型的准妈妈性格开朗、活泼,喜欢交际,遇到心事愿意倾诉。但情绪不稳定,容易出现波动。

性格开朗是外向不稳定型准妈妈的一大法宝,也是减压的手段。可以多参加准妈妈的聚会,多交流彼此的感受。一旦有坏情绪扰乱心境,就要把它扼杀在摇篮里,不能任其滋生蔓延,肆意泛滥。和最好的朋友聊天,或做自己平常最想做的事,这些都是把自己从坏心情中解脱出来的好办法。

(4) 内向不稳定型

内向不稳定型的准妈妈最容易发生心理问题,因为她本身的情绪容易失控,又不喜欢向别人倾诉自己的烦恼,内心的痛苦很难化解,调整情绪变得很困难。

内向不稳定型的准妈妈不善于表达自己的感受,需要家人帮助和照顾。作为丈夫,身上的担子就变得更重了,不但要表示出信念坚定、内心坚强,还要及时观察妻子的情绪,适时地表示体贴和关心,帮助妻子走出孕期心理的阴霾,恢复健康积极的心态。

2. 生理上不会有问题

军事上有一句很有名的术语——不打无准备之仗。对于想要怀孕的女性来说,这句话具有很重要的指导意义。只有把怀孕前的准备工作做好,优生的基础才能打得坚实。

想要怀孕的女性必须改变以下做法:

(1) 怀孕没有计划

准备怀孕,首先夫妻双方最好是在工作比较稳定的情况下。其次,家庭经济状况比较好,可以负担起宝宝出生后的生活费用。最后,双方都已经做好了担负起角色转换的心理准备,从容地迎接宝宝的到来。当然孕育宝宝也需要放松心情,不要刻意追求怀孕而给自己增添压力。夫妻双方的精神太紧张,也是导致不孕不育的一个不可忽视的因素。

如果夫妻俩觉得生育会造成失业或失去升迁的机会,或有继续读书深造的想法,那么应推迟怀孕的计划。

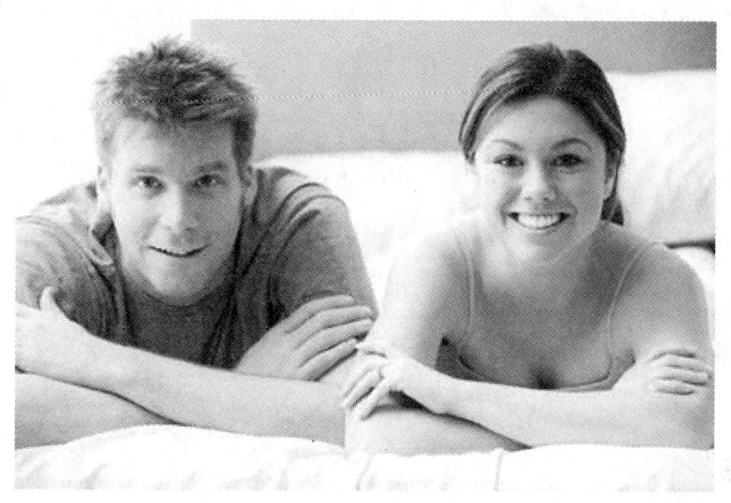

(2)身体没病就是健康

保持身体健康需要一个漫长的过程,需要平常生活中点点滴滴的积累。因此,想要宝宝的夫妻在平时就要注意身体保健,否则到已经怀孕的时候就来不及了。夫妻双方除了保持良好的生活习惯外,还要注意加强身体锻炼。平时多参加健美活动是保证身体健康的最好方法,尤其是那些有益于健美的艺术活动,不但可以让体型保持健美,还能调节心情。

(3)继续服用避孕药

避孕药含有激素成分,可造成胎儿畸形,如生殖系统畸形、兔唇、腭裂等。因此,一旦决定怀孕,女性应立即停止服用避孕药,改用其他避孕方式。

而且,停服避孕药后至少半年方可怀孕,以确保生育一个健康的宝宝。如果在服用避孕药期间怀孕了,最好终止妊娠。如果选择生下宝宝,将承担不可预测的风险。

(4)继续抽烟、喝酒

不管是夫妻双方还是一方有吸烟、喝酒的习惯,都会给胎儿带来极大的危害。

准妈妈直接吸烟或间接吸烟过多，可使末梢血管收缩，不能充分地供应和交换氧气，会引起胎儿缺氧，造成流产、早产及胎死宫内；孕早期，还可能会造成胎儿畸形和发育不全，例如心血管畸形、腭裂、无脑儿等。

准妈妈饮酒，会使胎儿出现发育不良，或发育停滞等现象，造成不良后果。严重的会造成流产、早产、死胎，即使胎儿幸存下来也容易患这样或那样的疾病，而且所生的婴儿智力低下、发育不良。

此外，大量饮酒的妇女，怀孕后所生的宝宝会有各种各样的缺陷：如眼睑下垂、内眦皲裂，严重者可伴有白内障、视网膜色素异常等；常可见小关节畸形、心脏畸形；女孩有大阴唇发育不良等症。因此，女性在怀孕前的一个月一定要戒掉烟酒。

（5）不重视孕前营养储备

在怀孕前做好营养储备非常重要。女性怀孕前补充孕妇专用的含叶酸的多种维生素，可使母体内的各种维生素、微量元素和矿物质有充足的储备，能够避免孕早期因为缺乏某些维生素而造成的胎儿发育不良，从而预防胎儿出现各种缺陷和先天畸形。

提前补充多种维生素，还有其他的作用，如可降低孕早期出现的恶心、呕吐和眩晕等妊娠反应。

（6）不重视口腔保健

孕期，准妈妈如果出现牙齿问题，需要去看牙科医生，不但要面临治疗手段和用药方面的很多禁忌，而且会影响健康，严重的还会导致胎儿畸形，甚至流产或早产。所以，女性平时要注意口腔卫生和口腔保健，一旦出现牙科疾病，应在孕前及时治疗。

如果牙齿没有其他的问题，在怀孕前洗牙即可。如果牙齿损坏严重，只剩下牙根或残缺不全的牙冠，虽然不痛，但也应该在孕前拔掉。另外，从门牙中缝向里数第8颗牙，我们称为智齿，大部分人都无法全部萌出，牙齿周围容易积存食物残渣，刷牙的时候很难刷到，容易产生龋齿、牙周炎、牙髓炎等疾病，这是影响牙齿健康的一大隐患。因此，即使它暂时没有出现问题，也要尽量在孕前拔掉。

（7）不检测抗体

注射乙肝和风疹疫苗后，要注意检查是否有抗体产生，如果没有应该补种。风疹疫苗至少应该在孕前3个月注射，这样才能保证在怀孕的时候体内风疹疫苗病毒完全消失，不会对胎儿造成影响。不过，考虑到注射疫苗有失败的风险，需要充足的时间来应对。注射风疹疫苗的时间最好提前11个月，两个月后检查抗体，如果没有再进行补种。

乙肝疫苗的注射程序是0、1、6。即从第一针算起，在1个月后再注射第二针，在6个月后注射第三针。所以，女性至少应该在孕前9～10个月进行注射，才能保证怀孕的时候体内乙肝疫苗病毒完全消失，并且产生抗体。还有一些人在3针注射完之后仍不能产生抗体，或者抗体的数量很少，仍需要进行加强注射。

3．早生孩子，早享福

当越来越多的女性选择晚育或不要孩子的时候，有很多人仍然坚持早生孩子早享福的信条，这种现象农村尤为突出。的确，随着年龄增大，女性生育能力也会下降，影响优生优育，特别是高龄产妇妊娠和分娩都会遇到很大的风险。但是，女性要根据自己的实际情况来决定适合生育的年龄。如果选择过早生育，不仅会对优生优育不利，还会影响到女性的身体健康。下面我们从两个方面来探讨这个问题。

(1)生殖生理方面

首先,青年男女到了一定的年龄,生殖器官才会逐渐发育成熟,特别是高级神经系统和骨骼系统,比性成熟还要晚好几年。如,女子骨骼的完全钙化一般要到25岁才能完全结束,女性如果在自身骨骼还没有完全钙化的情况下怀孕,就无法保证母体和胎儿对钙的需求,导致母子身体都会缺钙,从而影响健康。

其次,过早生育会导致低体重儿和胎儿畸形的出现,如幽门狭窄、多指、男孩尿道下裂、马蹄足等,而且,还会提高早产和难产的发病几率,增加新生儿的死亡几率。据调查,准妈妈年龄在24岁以下者,新生儿死亡率最高。此外,生育过早的妇女也容易患其他妇科疾病,如宫颈癌等。

(2)新婚夫妻自身的条件

青年时期是夫妻一生中最宝贵的时光。这时候记忆力和理解力都比较好,再加上精力旺盛,是学知识、学技术、提高能力、增长才干的好时机。如果这时受困于繁琐的家庭事务,势必会影

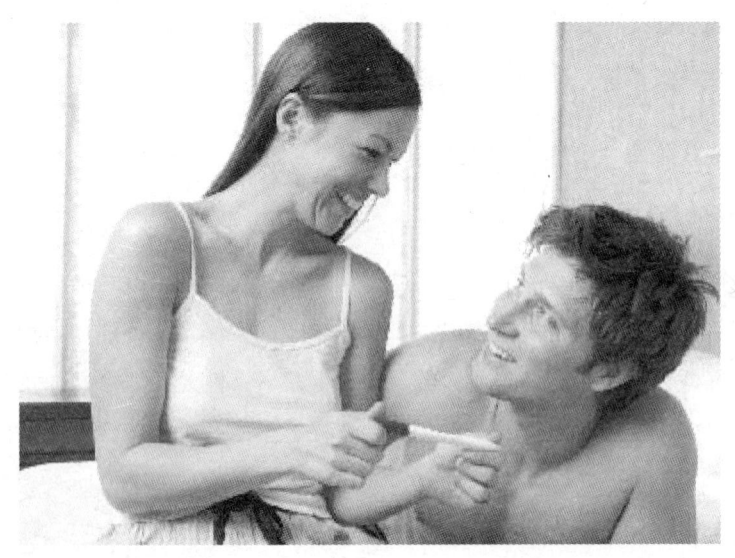

响自己的进步和事业发展。再者，过早生育会使年轻夫妻在时间、精力、经济等方面都捉襟见肘，尤其是年轻的母亲自己本身就不够成熟，照顾好自己都略显稚嫩，又怎么能照顾好、教育好自己的子女呢？

那么，究竟什么年龄是最佳生育年龄呢？研究表明：中国妇女最佳生育年龄为25岁～30岁，男性为30岁～35岁。最佳生育年龄的女性生理与心理均趋成熟，精力充沛，有利于孕育宝宝，可避免胎儿发育不良，减少妊娠合并症及流产、死胎或畸胎。而步入而立之年的男性不仅智力成熟，而且生活经验较丰富，懂得和接受胎教知识，特别是会关心、呵护妻子，从而使胎儿生长发育良好，并且在胎儿出生后可以成为孩子坚实的后盾和可靠的依赖，为孩子的成长保驾护航。

4．用孩子拴住丈夫的心

许多男人在年轻的时候就缺乏责任感，行为放荡不羁，总会惹下许多麻烦，让女人头痛不已。甚至，有些男人一看到漂亮的女人就会心猿意马，出轨就在一念之间。这个时候，女人会有各种招数。其中有一个是，生个孩子，用孩子拴住丈夫的心。

不可否认，许多男人在有了孩子之后，心智立即成熟了许多，责任心也增强了，开始转变成为一个好丈夫、好爸爸。但是，也有糟糕的情况出现。或者他本来就是不受约束之人，有了孩子依旧出去花天酒地，不管老婆孩子死活；又或者，你曾经的情哥哥已经变了心，他心里已经有了别的女人，等你辛辛苦苦有了孩子，他却投入别人的怀抱，让你做一个辛苦的单亲妈妈。

新婚不久，从无拘无束到突然有了家庭的约束，很多喜欢外出的男人都无法适应。如果你的丈夫对家庭生活缺乏兴趣，下班后还是在外面玩不想回家，你不妨好好地和他谈一谈，表示你尊重他的自由,但他自己也应该收敛一下,毕竟他不再是单身,而是有家的人了。如果你们的感情出现了破裂,那么你更应该认真地对待,分析一下你们感情出现问题的原因,找出症结才能解决问题。夫妻双方应该平心静气地来分析问题,如果是你错了,你就应该反思自己,请求他的原谅;如果是他错了,能原谅的就原谅,不能原谅就只能分手了。千万不要抱有一丝幻想,幻想生一个孩子就可以改变现状。他对你的感情已经没有了,生个孩子,这感情还是不会存在。孩子是无辜的,不要把孩子当做筹码去赌你和他之间的感情。如果他对你的感情已经不在,就请你放手,强扭的瓜不甜,这样的例子数不胜数。总之,无论如何,用孩子拴住丈夫的心,此方法不可取。

二、孕前检查不用做

孕前检查不像平常身体体检那样只是一个人的事,会牵涉到很多人,不但关系到将来胎儿是不是能够顺利地来到人间及出生后是否健康、聪明,还关系到一个家庭是否幸福、美满。事实上,孕前检查是控制出生缺陷和遗传性疾病的重要关卡。所以,准备要孩子的夫妻有必要做一次系统的孕前检查,这是孕育一个健康宝宝所必经的第一步。夫妻双方千万不要有以下想法:

1. 自认为身体很健康,孕前检查没有必要

很多女性都会这样想:自己在单位每年都进行两次体检,确定自己身体很健康,再去做孕前检查就没有必要了。专家认为,一般的体检并不能代替孕前检查。

普通的体检是对身体进行最基本的检查,包括血常规、心电

图、尿常规、肝肾功能等项目。而孕前检查主要检测对象是生殖器官以及与之相关的免疫系统、遗传病史等。特别是在取消强制性婚检的今天，孕前检查能对一些常见遗传病和传染病进行筛查，帮助你孕育一个健康的宝宝。

此外，通过孕前检查还可以排除一些导致妇女不适合怀孕的疾病，如性病、心脏病、高血压、肾脏病、妇科病、内科并发症、代谢性疾病、遗传性疾病等。而且通过孕前化验检查可发现有无病毒感染。如果女性感染病毒后，怀孕就会导致胎儿宫内感染，但这种疾病只要早发现，早治疗，就完全可以治愈。

所以，孕前检查项目一个都不能少，每个女性在怀孕前都要必须做。孕前检查主要包括以下两个方面：

（1）孕前检查的时间

从现代医学保健角度来说，在孕前检查发现问题时，为了能够及时地采取治疗措施，尽量保证不影响生育计划，做孕前检查的时间应在怀孕前3～6个月最为合适。如果有条件，夫妻俩应在有资质的医疗保健机构进行孕前保健，包括孕前身体检查、孕前卫生指导及孕前咨询，然后在医生指导下计划受孕。

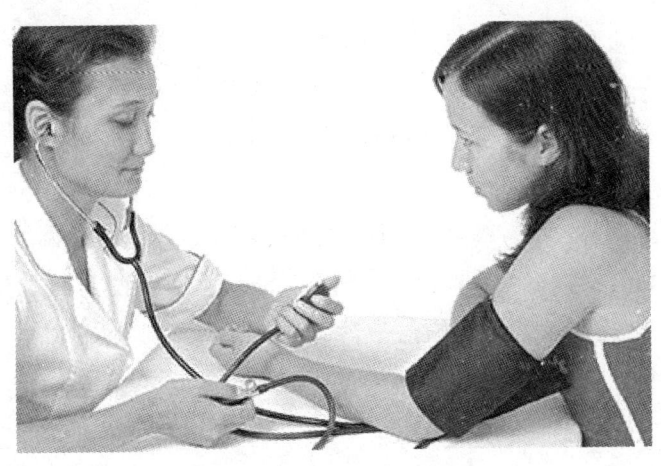

(2) 孕前检查的项目及内容

①生殖系统：女性通过白带常规检查可以确定有没有妇科炎症，包括由霉菌、滴虫、支原体、衣原体等引起的疾病。此外，还可以检测淋病、梅毒等性传播疾病。如患有性传播疾病，最好是先彻底治疗，然后再怀孕，否则会引起流产、早产等。普通的阴道分泌物检查，大部分女性都能接受，但是在检查时要尽量放松，这样身体就不会那么敏感了。

②常规血液学检查：通过常规血液学检查可以知道血红素的高低，一旦发现贫血可以马上治疗；也可以测出血小板数值的多少。我们知道，血小板与人的凝血机能有关，只有血小板数值达到标准才可以怀孕，否则容易导致准妈妈生产的时候有出血危险。此外，常规血液学检查还可以对人体红血球大小（MCV）进行检测，这项检测有助于发现地中海贫血携带者，在检测过程中，如果人体的 MCV 小于 80，则属于隐性遗传疾病。只有父母都是携带者，下一代才会受到影响。因此，在 MCV 检测中，一旦发现妻子的 MCV 小于 80，丈夫也必须抽血检测，如果双方检测 MCV 均小于 80，则需要做更进一步的检查，如血液电泳及 DNA 检测等，如果只有一方 MCV 小于 80，则不用担心。虽然近年来新生儿患有地中海贫血者已经非常少了，但此项检查却非常有必要，否则地中海贫血携带者儿童的出生，将是父母无法弥补的损失。

③脱畸全套：脱畸全套包括风疹、弓形虫、巨细胞病毒三项。大多数的女性都会感染上风疹病毒，一旦感染，就容易引起流产和胎儿畸形，而且在妊娠前 3 个月尤其危险。

④艾滋病病毒检验：以目前的医疗水平，艾滋病还不能够治愈，如果夫妻双方或一方感染了艾滋病病毒，最好不要尝试生育，

避免让无辜的艾滋病宝宝来到这个世界。

⑤肝功能：肝功能最主要是检查肝炎，包括甲肝、乙肝等。母亲如果是肝炎患者，怀孕后就会造成胎儿早产等不良后果，而且肝炎病毒还可直接传播给孩子。

⑥ABO溶血：这项检查包括血型和ABO溶血滴度。做这个检查的目的是为了避免婴儿发生溶血症。如果女性血型为O型，丈夫为A型或B型，或者有不明原因的流产史，一定要做这项检查。

⑦染色体检查：有遗传病家族史的育龄夫妻应该在怀孕前3个月进行染色体检查，通过医生指导来避免孩子患上遗传性疾病。

2. 孕前检查是女人的事，与男人无关

人类的繁衍，既需要女人，也需要男人，缺了谁都不行。优生优育需要夫妻双方对自己的生殖能力都有所了解。而孕前检查不仅是检查夫妻双方的身体情况，最重要的还是通过咨询医生，消除男性的一些误区。

很多男性对自己的身体很自信，平常没有什么不适症，丝毫不会怀疑自己的生育能力，觉得没有必要到医院检查，而且始终认为女人去做检查就可以了。但事情并不是男人所想的那么简单，如无精子症等疾病，男性自身并不一定有不适的感觉。

另外，随着工业急剧发展和社会节奏加快，环境污染、工作压力大、不良生活习惯及性病等因素，导致了男性生育能力正在逐年下降。

还有一些男性认为，自己以前曾让女性怀过孕，那么自己的

生育能力就没有问题，去医院检查是多此一举。事实上，即使已经有过一个健康的孩子，由于种种原因要生育第二个孩子而做检查的，却发现是无精症的人也不在少数。

所有的夫妻都希望生一个健康的宝宝，而只有健康的精子和卵子相结合才能保证宝宝的健康。这就需要夫妻双方对自己的身体状况有一个全面地了解，所以，男性孕前检查和女性同样重要，孕前检查并不是女性的专项。为了正常怀孕，生一个健康的宝宝，男性也需要做必要的孕前检查。

男性的孕前检查一般有以下4项内容：

（1）精液检查

很多男性觉得手淫取精液做检查非常麻烦，有很强的抵触心理。但是，与妻子的生育力检查相比，精液检查已经算是很方便的了。也正是因为平时体检没有检查精液，因此更有必要在孕前做精液检查。

（2）泌尿生殖系统检查

如果男性泌尿生殖系统有疾病或者不正常，就会给后代的健康带来极大的影响，所以，对这个部位的检查不可或缺。如果觉得自己的睾丸发育可能有问题，一定要先问一下自己的父母，自己小时候是否患过腮腺炎，是否有过隐睾、睾丸外伤和手术、睾丸疼痛肿胀、鞘膜积液、斜疝、尿道流脓等情况，并将这些信息提供给医生，仔细咨询。

（3）基础体检

如果有些人没有做过婚检，而且有好几年没有进行身体检查，那么非常有必要针对肝炎、梅毒、艾滋病等传染病进行检查。

（4）遗传病

体检时，医生需要了解体检者及其家人过去的详细健康状况，有什么疾病史及如何治疗等情况，精神病、遗传病等需要重点询问，必要时可要求检查染色体、血型等。

3．口腔检查没有必要

在准备怀孕前，许多女性都会有意识地到医院检查身体，内科、妇科等都跑了一圈，拿了一大堆检查单，希望详细了解自己的身体状况，以便有针对性地在受孕前把身体调整到最佳状态，生一个健康的宝宝。但有许多人都漏掉了一个必不可少的检查项目——口腔检查。

口腔检查非常有必要，一方面孕期不适宜治疗牙病，另一方面因怀孕产生的很多生理变化，使准妈妈的口腔更容易产生疾病。而且，孕前未加治疗的口腔疾病，会给妊娠带来不少隐患。

口腔疾病一定要在孕前彻底治愈，不但可省去孕期治疗的麻烦，而且对宝宝和准妈妈的健康也大有裨益。一般来说，全面的口腔检查可以在孕前6个月进行。

那么，口腔隐患有哪些呢？

（1）龋齿

龋齿，我们称为蛀牙。在孕期，准妈妈食量大增、生活习惯有所改变，再加上身体状况的改变，往往会忽略口腔卫生，食物残渣容易附着在牙面上，使口腔内细菌增多，而且食物残渣中的碳水化合物发酵产生的酸性物质，会导致牙齿脱钙，形成龋齿。

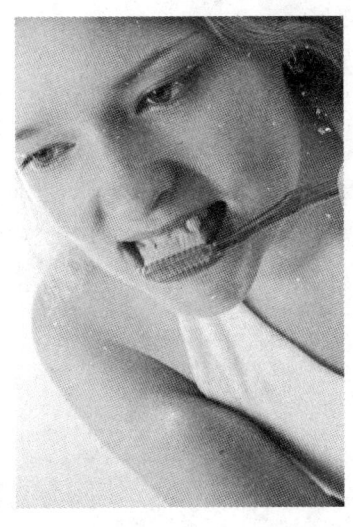

女性孕前若有蛀牙，怀孕后常

常会使蛀牙变得更加严重。如果孕前未填充龋洞而发展至深龋或急性牙髓炎，牙痛会令人辗转反侧，夜不能眠。有调查显示，母亲有蛀牙，下一代患蛀牙的可能性也会大大增加。所以，为自己和宝宝的健康着想，女性孕前应该彻底治愈蛀牙。

（2）阻生智齿

阻生智齿是指从门牙中缝向里数第8颗牙齿，俗称后槽牙，大多数人的智齿不能完全萌出，一部分牙体包裹在牙龈里。若女性怀孕前有阻生牙未拔除，再加上牙菌斑堆积，阻生牙四周的牙龈就会发炎肿胀，随时会导致牙冠周炎发作，伴随着组织间隙感染，使腮部肿胀，张口困难，无法进食。此外，假如炎症控制不及时，还会出现海绵窦静脉炎，严重时会威胁准妈妈的生命。因此，在孕前做口腔检查时，要注意智齿的生长状况，如果智齿出现异常情况，必要时尽快拔掉，这样可以省去很多麻烦。

（3）牙周病

女性在怀孕时会出现雌性激素增加、免疫功能较差、牙菌斑菌落生态改变，这些变化都会使牙龈中血管增生，血管的通透性增强，牙周组织对牙菌斑的局部刺激反应加重，从而出现血管增生等发炎症状，同时还会发生其他牙周问题，如牙周浮肿、牙齿松动、肿疡等。

研究发现，准妈妈的牙周病越严重，发生早产和新生儿低体重的几率越大。所以，女性在怀孕前应该进行牙周疾病的检查和系统治疗，消除炎症。

（4）残根、残冠

女性在怀孕前如果没有把牙齿的残根、残冠及时处理掉，怀孕后残根、残冠的周围就很容易出现炎症及牙龈肿痛。因此，残冠、残根或以前已做根管治疗而明显有根尖病灶的牙齿,都应该及早治疗,或拔牙,或补缀,以避免怀孕期间出现疼痛。

对准妈妈来说,非常关键的一点就是应多注意口腔卫生,及时到口腔科检查口腔卫生情况,并接受口腔科医生的健康指导。

同时,孕期口腔的卫生状况和口腔常见病息息相关,刷牙和使用牙签都要掌握正确的使用方法。如果孕期患有口腔疾病,就要选择合适的治疗时机。总之,女性在孕前千万不要忘记检查口腔。只要保证牙齿的健康,才能安全地度过孕期,保证母子健康。

4. 有遗传性疾病或流过产的人才需要孕检

现在很多人都认为孕检是有遗传疾病或流过产的人的事情,其实,这种观点是不正确的。什么人需要做孕前检查?专家提倡:所有准备生宝宝的夫妻都要主动参加孕前检查。下面是需要重点检查的 8 类人。

(1) 没有做过婚前检查。

(2) 女方年龄大于 30 岁。

(3) 有不良生活习惯,如长期抽烟、酗酒、药物成瘾、偏食等。

(4) 有不良孕产史,如死胎、死产、习惯性流产、智力低下儿。

(5) 未接种过乙肝疫苗的夫妻。

(6) 饲养宠物。

(7) 夫妻双方或一方有家族遗传病史、传染病、慢性疾病。

(8) 夫妻双方在工作生活中接触有害物质比较多,如接触放射性物质、化学农药、有害环境等。

不同的人群应该采取不同的孕检方案:

(1) 白领亚健康夫妻

检查项目：夫妻双方全面的常规体检。

养成科学的生活习惯和行为方式，均衡营养并且适当运动。改正不良行为及生活习惯，如抽烟、酗酒、缺乏运动、经常熬夜等。对药物成瘾、压力过大、过度疲劳、心理抑郁、焦虑等状况进行调整、干预，必要时进行心理治疗或药物治疗。白领女性久居写字楼，并且久坐不动，活动少，影响血液循环，骨盆受压迫使子宫血液循环不畅。妇产科医生会帮助这类女性制订针对性的运动方案，加强骨盆肌力锻炼。

（2）肥胖女性

检查项目：夫妻双方全面常规体检、全套生化检查。

对肥胖女性的营养状况进行详细的检查和评估，然后采用饮食疗法，并适当地进行运动治疗。对此类人群，医生还要密切观测有关疾病的早期症状及体征（如高血压等），以便进行早期治疗。

（3）有过流产史的女性

检查项目：精液测定、宫腔镜检查、激素测定、甲状腺功能、糖代谢、职业毒物检测、凝血功能、流产免疫系列、夫妻染色体、治疗合并症等。

如果女性有不孕、习惯性流产、不明原因死胎、分娩先天畸形儿史、新生儿死亡及遗传病等病史，需要接受相关检查，查出病因，并进行针对性的治疗，尽最大努力，保证孕育健康胎儿和安全分娩。

（4）有糖尿病的女性

检查项目：血糖及糖化血红蛋白。如合并心、肾、视网膜病变、外周神经病变者，要做全面体检及实验室检查。

针对有糖尿病的女性，建议怀孕前3个月应停用口服降糖药，改用胰岛素，将血糖及糖化血红蛋白控制在正常水平，因为降糖药可导致胎儿畸形,而胰岛素不会通过胎盘,故不会致畸。饮食治疗一定要和运动结合起来,这样效果才会好,可减少因体重造成的妊娠并发症。

(5)有癌症家族史的夫妻

检查项目:除了产科常规检查项目以外,还要对肿瘤部位进行相应的专科监测。

一般肿瘤术后要定期检查,在身体恢复正常两年后才可以妊娠。

尽管我国的医疗水平越来越高,但是由于人们的疏忽大意,每年出生的畸形儿比例仍然很高,给很多家庭带来了痛苦。而且,在孕期如果准妈妈被查出问题,往往就会被动地进行保胎或是引产,这样对准妈妈和胎儿都会产生不良影响。

三、不用改变以前的生活习惯

夫妻俩经历过短暂的激情之后,婚后的生活逐渐变得平淡而稳定,总觉得二人世界缺少点儿什么。这时如果条件允许,为二人世界增加一个新成员,或许能为这个小家庭带来一些新鲜的活力,为两个人的生活添加一份温馨。

无论你是准备生育宝宝还是已经正在孕育宝宝,准爸爸准妈妈们是否为迎接小生命的到来做好了充足的准备?又是否注意到怀孕期间一些轻易忽略的问题呢?而有些问题,准妈妈准爸爸是否又真正地了解呢?为了小宝宝健康地来到我们身边,看看下面这些误区你是否已经注意了。

1. 不需要戒烟戒酒及远离辐射

随着人们生活水平的提高，优生优育观念的进步，我们欣喜地看到准爸爸准妈妈们，为如何减少不良因素对生育的影响越来越重视，并且采取了很多措施。在日常生活中对生育影响较普遍的不良因素主要包括烟酒和电脑辐射，它们有什么危害？我们又如何逃避呢？

酒精的危害与饮酒的时间和酒精摄入量有关。怀孕期间准妈妈偶尔喝一次酒问题不是很严重，但是醉酒是怀孕期间非常危险的行为，喝酒会对胎儿的大脑造成损伤，而且损伤的程度是无法预测的。胎儿的整个发育过程中，其神经系统一直在发育，因此，无论什么时候女性饮酒都会损伤胎儿的神经系统。此外，酒精也会影响男性精子的质量，容易出现胎儿畸形的情况。所以，准备要宝宝的男性应该提前3个月戒酒。

女性吸烟对自身和胎儿都有很大的危害性。烟雾中含有多种致畸物质，如尼古丁、焦油、辐射物和多环烃类。尼古丁对胎儿交感神经系统有毒害作用，可引起胎儿心动过速、心动过缓或心律不齐，从而导致心脏先天性机能和形态的损伤。吸烟的准妈妈生下的新生儿容易因呼吸困难和发育不良而死亡。而且在存活的新生儿中，患先天性心脏病的是不吸烟准妈妈所生的新生儿的两倍。此外，新生儿体重可降低90克～350克，往往会出现个子矮小、智力发育水平低。

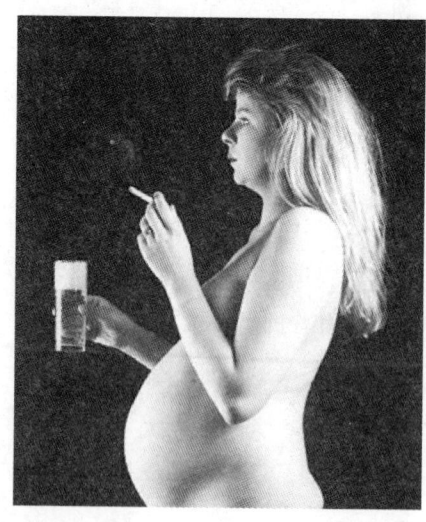

男性吸烟对宝宝的影响也不可低估。吸烟会影响精子的发育，烟气中许多化学物质能诱发精子异常。医学研究表明：烟草中的尼古丁可以使精子形成所需要的适宜内环境遭到破坏，这样精子就会发育不良，结果会导致未来的婴儿出现形态和机能等方面的缺陷。所以，为了下一代的健康，父母都应该戒烟。

关于电脑辐射的影响，医学工作者至今尚未对此得出明确而具体的结论。不过，慢性或潜在的危害肯定是有的。在电脑的微波辐射中，主要是低能量的X射线和低频的电磁声辐射对精子质量有潜在的影响。

对于怀孕的女性来说，X射线有可能会影响到早期胚胎的发育。为了避免电脑辐射对准妈妈和胎儿造成的危害，我们可以采取以下措施：

（1）避免长时间操作电脑。每天使用电脑的时间最好不要超过两个小时。

（2）在使用电脑时，应该选择一个适当的姿势，眼睛与屏幕保持一定距离，以40厘米～50厘米为宜，双眼平视或小角度向下注视电脑屏幕。

（3）电脑房中的空气一定要清新，注意开窗通风。

（4）电脑房中的光线要适宜，不可太亮或太暗，应尽量避免光线直射屏幕。

（5）在电脑前工作时间长，视网膜上的视紫红质就会很快被消耗。平时应多补充维生素A，可多食用胡萝卜、白菜、豆芽、豆腐、红枣、橘子以及牛奶、鸡蛋、动物肝脏、瘦肉等食物；

（6）女性最好在妊娠的前几个月远离电脑，因为这个时期正是胎儿器官分化的时期，容易出现畸形。

2．家里养宠物问题不大

随着人们生活水平的提高，宠物开始成为很多家庭的重要成员。猫、狗是很多女性都喜欢养的宠物，她们对宠物百般宠爱，喜欢经常抱着猫、狗玩耍，给它们喂食、洗澡，甚至还把它们打扮得漂漂亮亮的，领着它们上街。有些女性怀孕后也不改初衷，继续按照以前的方式来饲养宠物，把它们当做心肝宝贝，殊不知，这些宠物对自身及胎儿影响极大。

宠物身上都有寄生虫，比如弓形虫、布鲁氏菌等，其中弓形虫病是由弓形虫寄生引起的一种感染，这种弓形虫病是人畜共患的一种病，它能使全身各脏器组织都受到感染。而猫是弓形虫病的最终宿主和主要传染源，猫的粪便可排出弓形虫的卵，能较长时间存在于外环境中，可污染水源、食物和环境，当人吃入带弓形虫的卵的食物和水时就可引起感染。这种病还广泛在狗、羊、兔、鸡、鸭等禽畜中流行。

准妈妈如果感染了这种病，其危害就更大。如果先天性感染发生在怀孕头 3 个月，有 40% 左右的胎儿受到严重损害的可能，出现流产、死胎或新生儿疾病，或者出生后有眼、脑、肝脏病变或畸形，如视网膜脉络膜炎、白内障、脑内钙化、脑积水、小头畸形、智力障碍、黄疸和肝脾肿大等症状。

医生建议：如果女性准备怀孕或已经怀孕，家里养的宠物最好安排到其他地方，并彻底对住宅进行清洁消毒，特别是宠物居住的地方，它们的排泄物更要注意清理干净。一旦接触了宠物，要马上洗手。如果养宠物时怀孕了，一定要去医院检查是否感染了宠物身上的病原体。还有些女性已经和宠物有了很深的感情，不舍得把宠物处理掉，在这种情况下，怀孕后应该和宠物保持一定

的距离,不要和宠物接触,更不要喂宠物食物和宠物玩耍。此外,还应注意以下几点,以防止感染弓形虫:

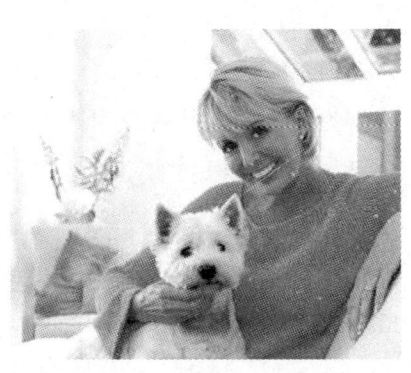

(1)注意厨房卫生

处理生肉的厨具和处理熟肉的厨具要分开,每次用完后要清洗干净。烹饪肉类要充分加热,让它熟透,这样才能杀死各种致病菌和寄生虫。

(2)宠物要养在家里

喂熟食或成品宠物粮,不要让它们在外捕食,尤其是对猫来说,猫的传染基本上是吃了感染的老鼠或鸟类,或者吃了猫粪污染的食物。

(3)注意日常卫生

准妈妈不要做照顾宠物的工作,照顾宠物的人需要把宠物粪便清扫干净。尽量不要碰宠物接触过的物品。准妈妈如果接触到了宠物排泄物,务必要及时清洗接触部位。

如果准妈妈做血清检查,发现自己已经感染过弓形虫,那么再接触宠物是比较安全的。但是,准妈妈如果感染了弓形虫,也不要惊慌,现在治疗这种疾病有很多简便、有效的药物,如磺胺类加乙胺嘧啶和螺旋霉素等。准妈妈只要治疗及时,就能显著减少胎儿感染的机会。

3. 新婚后马上入住新房

有的夫妻欢天喜地办完婚事,就马上搬进装修得漂漂亮亮的新房,他们对未来美好的生活充满了憧憬。不久,妻子怀孕了,小两口一半欢喜一半忧愁,喜的是下一代的到来,忧的是夫妻俩都听说过许多事情,其中最重要的是搬新家后不适宜怀孕。为此,丈夫特意找到医生咨询:刚刚装修完的新房是否适合怀孕生育?医生的建议是,怀孕前和妊娠期间都不适宜入住新居。

相信许多人都有这样的经历,满怀期待地走进新装修好的新房,虽然觉得新房非常漂亮,但是总觉得有股异味,在里面待得时间长了,还会觉得头昏脑涨、眼睛疼痛、浑身不舒服。这是因为,普通的装修材料和新家具中,都会不同程度地有一些化学物质向空气中散发。这些化学物质中的苯、甲苯、甲醛、铅、汞、氡等均对人体有害,但要达到一定剂量才会产生毒性伤害。所以,在入住新房之前,有必要想办法测定这些物质在空气中的浓度,如果符合安全标准就可以放心居住了。

目前,测定人体内这些微量物质的检查还不普及,一般的医疗机构无法测定上述所有有毒物质,只有一些专门的职业病研究机构才能够检测。因为无法测定在妊娠最初几个月,也就是胚胎器官形成期间,血液中上述有毒物质的浓度,所以也就无法判断它们对胎儿是否会造成伤害。一般情况下,为了判断胎儿是否正常,会对胎儿进行产前筛查,如血液指标的筛查、妊娠18周~20周的B超系统筛查,以及做绒毛细胞里的染色体培养等。

医生建议:新婚夫妻搬入新房后3个月以内要采取避孕措施,防止怀孕。在孕早期为了保护胎儿,也不要入住新房。为了避免装修污染等因素对胎儿造成的影响,最好的方法就是提前预防。夫妻双方在计划妊娠前,先要到医院做孕前体格检查,接受保健指导,然后在身体和心理都做好充分准备的情况下有计划地妊娠。

即使装修新房,也要选择绿色环保的装修材料,避免过度装修。而且装修完新房后,要打开窗户,让新房通风两三个月后再入住。这样可以避免装修污染对自身和胎儿的影响,以保证胎儿在良好的环境下受孕、发育、生长。

4．孕前乱用药

通常,很多女性非常担忧孕期的用药问题,但在孕前对用药的问题就显得有点儿随意,特别是男性的用药情况往往会被完全忽略。其实,很多药物包括避孕药均会影响精子的生存质量,甚至会引起精子的畸形。而且含有药物的精液可通过性交排入女性阴道,经阴道黏膜吸收后进入血液循环,从而影响受精,产生低体重儿或畸形儿。

有的夫妻双方智力和体力水平都很高,长期服用避孕药来避孕,结果妻子怀孕近3个月时才发觉,这时才停止服药。结果,孩子出生以后,体弱多病,智力发育也不够理想,而且还有外生殖器畸形的现象,这给夫妻双方带来很大的痛苦。

有科学研究表明,精子与卵子的质量会受到很多种药物的影响。所以,夫妻双方必须高度重视孕前用药问题。

夫妻双方孕前服用药物,应有科学的谨慎态度,不要擅自随意使用药物。在准备怀孕前,夫妻双方要与医生商量,了解哪些药物会对胎儿产生不良影响。而且用药前要了解此药在体内所起的作用,以及是否会对数月后的怀孕、胎儿的形成及发育带来影响,最好能够认真地请教医生或有关专家。

针对这一问题,夫妻双方在用药前应遵守以下原则:

(1) 避免服用影响男性精子质量的药物

准备当爸爸的男性,一定要在医生指导下服用药物。像抗组织胺药、抗癌药、咖啡因、吗啡、类固醇、利尿药、壮阳药等，这些药物不仅可导致新生儿缺陷，还可导致婴儿发育迟缓、行为异常等。

（2）避免服用影响女性生殖细胞的药物

有些药物对卵细胞有一定程度的影响，包括激素、止吐药、安眠药、抗癌药、某些抗生素等。在初期卵细胞发育到成熟卵子的这14天，卵子最容易受药物的影响。一般来说，女性在停药20天后受孕，比较安全；但有些药物的影响时间可能会更长。因此，有长期服药史的女性想怀孕一定要先咨询医生，然后，再确定安全受孕的时间。

此外，下列药物夫妻双方都要避免使用，如吗啡、利福平、酮康唑、氯丙嗪、红霉素、环丙沙星、解热止痛药等。

（3）慎服中药

许多人坚持认为西药副作用大，中药因天然植物较多而副作用小，甚至没有副作用，觉得通过中药来补养身体就和食补差不多。其实，这种看法是非常偏激的，中药也会对准妈妈和胎儿产生危害，有的还很严重。实际上，活血破气类，"活血"会使血液循环加快，追血下溢，促胎外出；"破气"会使气行逆乱，气乱则无力固胎。这类中药有桃仁、红花、乳香等，应慎服。

利下类中药常会伤阴耗气，一般具有泻下通腑、通利小便的作用，如滑石、冬葵子、甘遂、大戟、芫花、巴豆、牵牛子、薏苡仁和木通等；辛热类中药有造成堕胎的危险，如附子、肉桂、川乌、草乌等；芳香渗透类中药辛温香燥，有通胎外出之弊，如麝香、草果、丁香和降香等；有毒的水银、硫黄等都会直接影响胎儿。

如果在服药期间出现意外怀孕，需要冷静地来解决这个问题。如果自己的其他条件,如经济情况并不适合生育,或者自己确实没有孕育的打算,就可以考虑终止妊娠。如果自己想要这个孩子,但又担心孩子的健康状况,请咨询医生后再做打算。具体做法是,将用药情况详细告知医生,医生可以根据用药的种类(性质)、用药时胚胎发育的情况、药物用量多少以及疗程的长短等来综合分析是否终止妊娠,千万不要自己私自做决定。

5. 孕前做剧烈运动

传统观念把女性产后运动放在了非常关键的位置,认为产后运动对于产后保健、重塑女性身材有着非常重要的作用。但是也不要忽略孕前运动,因为它能够把母体机能调节到最佳状态,为产后身材的恢复打下一个坚实的基础。有很多专家指出,女性如果在孕前进行科学锻炼,那么对顺利生产和产后体形恢复都会有很大的帮助。

女性怀孕前坚持适当地锻炼,不仅可以促进新陈代谢,协调和完善全身的各个系统功能,还能增强体质。此外,孕前运动还能有效地提高性机能,保证优质的卵细胞参与受精过程。女性在运动过程中,由于神经系统和脑垂体功能的调节,性激素分泌增加,使得卵巢、子宫、乳房等性器官的

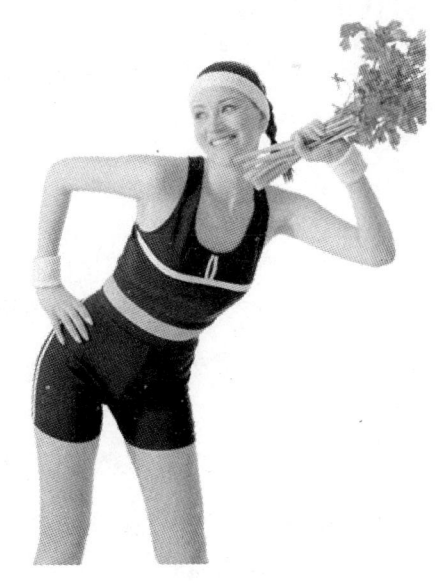

功能会发生一系列的变化,为胚胎组织的生长和生育打下良好的基础。

怀孕前的一段时期,女性坚持有规律体育锻炼及有益身心的娱乐活动,对孕育一个健康的生命有着非常重要的作用。不但能促进体内激素的合理调配,确保受孕时体内激素的平衡与精子顺利着床,避免怀孕早期发生流产,而且还能促进胎儿的发育和日后宝宝身体的灵活程度,更可以减轻分娩时的难度和痛苦。

所以,女性最好是在孕前制订一个详细而全面的运动计划,并坚持完整实施。不但有利于产后身材的恢复,还可提高产妇肌肉功能和关节的稳定能力,给自身及胎儿的生命安全一个有力的保障,从而更好地保证健康,减少和避免妊娠高血压及糖尿病的发病几率。专家指出,在孕前经常锻炼身体,和孕期加强运动、控制饮食相比,预防妊娠糖尿病的效果会更好。而与怀孕前很少活动的妇女相比,在孕前积极参加体育运动的妇女发生妊娠糖尿病的危险性要低。这是因为孕前适当锻炼能够稳定体内激素的分泌,减少胰岛素抵抗,进而降低了患上妊娠糖尿病的危险性。

6. 孕前仍保持不良的习惯

饮酒、抽烟、经常熬夜、滥用药物等不良的生活习惯,都有可能会影响夫妻俩的生育能力和未来宝宝的健康。所以,从计划要宝宝开始,夫妻双方如何改善过去不好的生活习惯,养成一种科学健康的生活方式是至关重要的。

那么,对于准备要当爸爸妈妈的夫妻来说,在孕前应该改变哪些不良的生活方式呢?

(1) 孕前男性洗桑拿

很多男性都有喜欢蒸桑拿的习惯，即使打算要宝宝的时候也乐此不疲。专家提醒：当有要宝宝的打算时，男性要在妻子怀孕前3个月开始避免洗桑拿。因为过热的温度会影响精子的质量，妨碍精子的正常生成，导致受精卵质量下降，影响宝宝的健康。

（2）孕期使用美白化妆品

在孕前，很多爱美的女性都会使用美白祛斑化妆品。怀孕后，有些女性会面临更严峻的皮肤问题，而美白祛斑化妆品在孕期会被继续使用。专家提醒：美白效果越好的化妆品含铅量越高，如果准妈妈体内含铅量多，必然会造成宝宝出生后患各种疾病，如多动、智力低下、贫血等。所以，孕前的女性和正在孕期的准妈妈们最好少用这些含铅的化妆品。

（3）孕前过量饮酒、吸烟

很多的男性和女性都喜欢沉浸于烟酒带来的感官刺激之中，却从未想过这些不良的生活习惯会对身体造成怎样的伤害，给他们的将来又会带来什么严重的后果。香烟的烟雾中含有强烈的致癌、致畸物质，女性大量吸烟会干扰和破坏正常的卵巢功能，引起月经不调、过早绝经和不孕。男性如果长期吸烟，就会造成精子数目减少，活动力减弱，导致阳痿及不育几率明显增加。正确的做法是，崇尚健康生活，平时远离烟酒。特别是在怀孕前的3个月，夫妻双方一定要戒除烟酒，而且女性也不宜停留在被香烟污染过的环境中。

（4）孕前过度减肥

有很多女性为了瘦身而不择手段，把减肥茶、减肥药当成饭来吃。还有的女性吃完饭，就强行催吐，把食物吐掉。有的时候，这些措施对减肥确实有立竿见影的效果。不过，在体重飞速下降的同时，人却日渐憔悴，变得弱不禁风。有的女性，就是因为过度减肥，结果吃不下饭，出现了精神性厌食症。人虽瘦了，可因减肥引起的内分泌紊乱所造成的排卵异常，使得这类女性一直无法正常怀孕。

此外，盲目减肥还容易使人体出现营养不均衡的情况，若缺乏某些微量元素就会影响生育能力，如缺铁就难以维持正常的月经量和月经周期，缺锌易导致卵巢功能发育不全，缺碘有可能会引起闭经，导致排卵障碍。这些症状不是一朝一夕形成的，而是由于身体长期缺乏营养造成的。想要在短时间内复原，可谓困难重重。

尽管我们的生活节奏越来越快，生存压力越来越大，社会风气也变得狂放奢靡，各种新奇的观念在冲击着人们的大脑，但是对于准爸爸准妈妈来说，即将为人父母，担负起养育子女的重任，应该保持头脑清醒、冷静，保持良好的生活习惯，并做到洁身自好。只有这样才能保持拥有一个健康的体魄和良好的精神状态迎接一个新生命的到来。

四、对不孕不育的认识误区

我国人民自古以来就有延续香火、养儿防老等传统生育观念，这已经传承了数千年，根深蒂固。虽然时过境迁，社会在不断地发展进步，社会风气也在不断地变化，但是这些观念依然在影响着人们的生活。

人们把生育看做是人生的一件大事。但是，在现实生活中，许许多多的夫妻不能如愿以偿拥有一个自己的孩子，以致遗憾终生。在现今的中国，不孕不育症患者逐年在不断地增加。

在我们的周围如亲戚或者朋友，他们很多人都在忍受着不孕不育症带来的痛苦。社会上异样的目光，父母失望的神情，自身对孩子的渴望，都在煎熬着一对对夫妻。虽然不孕不育患者耗费金钱和精力，四处奔波求医，但历经数载依然不能如愿以偿。其中的原因都值得我们深究。在对待不孕不育的问题上，有很多夫妻存在认识误区。

1. 月经正常又没有避孕，仍没有怀上，可能是得了不孕症

有很多女性向医生咨询这样一个问题：为什么自己的月经正常，仍然没有怀孕，可能是得了不孕症吧。针对这个问题，我们先来了解一下什么叫不孕症，医学上是这样定义不孕症的：凡处在生育年龄的女性，配偶生殖功能正常，婚后同居两年以上，未避孕而不怀孕者，称为原发性不孕症。

有这样一个很典型的例子：小郭夫妻俩打算要个宝宝，尝试了几年，还是一无所获。小郭怀疑自己得了不孕症，常常为此自责，整个人变得异常憔悴。后来，终于在朋友的劝说下，鼓起勇气去看医生，医生却发现小郭的爱人每个月都要出差几天，而这几天刚好是小郭的爱人的排卵期，所以始终没能如愿以偿地怀上孩子。

看完上面的例子，女性不要忙着给自己下不孕的结论。往往一些女性是因为对怀孕的常识和自己的情况了解不够，才导致长时间无法受孕的。所以，女性朋友们不要着急，先问问自己是否了解自己的生理周期，是否知道自己的月经周期和排卵期，是否清楚地知道自己易受孕期是哪几天。

如果你对上述的几个问题都了如指掌，那么我们再进一步来了解关于月经的情况。很多女性的月经是正常的，为什么还会存在不孕的情况呢？

这是因为月经来潮是有两种情况的：一种是有排卵的月经，每次月经来潮一般都意味着有一个成熟的卵子由卵巢排出；另一种则是没有排卵的月经，很多女性虽有月经，却无法排卵，医学上称之为无排卵性月经，没有卵子排出，肯定是无法成功受孕的。

女性到了青春期之后，脑垂体、下丘脑、卵巢三者之间相互作用，这样卵巢内的卵子才会逐渐发育成熟并排卵，同时卵巢分泌的性激素对子宫及其他生殖器施加影响，使它们出现周期性的生理变化。而子宫内膜在此影响下发生一系列进行性的变化，即内膜增厚、血管增多、腺体分泌、血管撕裂出血及内膜脱落，最终表现为周期性的阴道流血，这就是月经。

在月经中期，子宫腔内膜增厚，血管及营养丰富，如果由卵巢排出的卵子在这时与精子结合，受精卵运行到子宫时，很容易完成着床过程。如果没有受精，那么到期内膜脱落月经来潮又开始了下次的月经周期，这就回答了有些不孕症女性虽有月经，但没有排卵，这可能是由于卵子本身未成熟就退化了，或虽然已成熟，但不能从卵巢排出，这两种情况下都表示卵巢排卵功能不正常，然而子宫内膜在激素的影响下仍然可以脱落出血，但却不能受孕。

无排卵的月经，有多种表现形式，阴道不规律地出血是比较常见的，表现为出血的间隔时间、持续的天数不规律。有以下情况的女性都可能会出现卵巢不排卵，但子宫出血的现象，即无排卵月经：

(1)月经初潮不久,有些女性由于下丘脑发育并不完全成熟,或下丘脑周期中枢成熟延迟,使下丘脑、垂体、卵巢三者之间的调节机制不完善。

(2)过度紧张劳累或慢性疾病等因素也会干扰月经的正常调节机能。

(3)更年期或绝经前期女性,卵巢功能衰退,卵泡无法发育成熟,以致卵泡耗竭,卵巢排卵功能消失,自然会出现不排卵的情况。

女性朋友们如果出现以上情况,可以通过平时的生活来调节改善,专家建议:这些女性在妇科保养时应注意搞好个人卫生,经常洗澡和清洗外阴,保持外阴清洁,但不可过度冲洗阴道或用中性洗涤剂清洗外阴,宜选用温开水清洗。勤换洗内裤,最好放在阳光下消毒,不要穿紧身内裤。不要滥用抗生素类药物,否则容易导致阴道菌群失调而引发阴道炎,如果感染发生逆行还会引发盆腔炎。平时,女性应该合理调节饮食,加强营养,尽量少吃冷饮、冷冻及煎烤、油腻、辛辣的食物。适当地做些运动可以增强体质,提高自身的抵抗力。

2. 曾怀孕过,不可能得不孕症

事实上,不孕症可以分为两种:一种是原发性不孕,就是有正常的性生活但却无法怀孕。另一种是继发性不孕,是指有过怀孕或分娩的经历,但是现在无法受孕。女性朋友们千万不要有这种曾经怀孕过,就不可能得不孕症的侥幸心理。

庄稼的生长需要种子、土壤、阳光、水分等这些必备的条件,孕育胎儿则需要依靠子宫、受精卵、雌孕激素和黄体,所有的环节都没有问题才会成功受孕。虽然造成女性继发性不孕的原

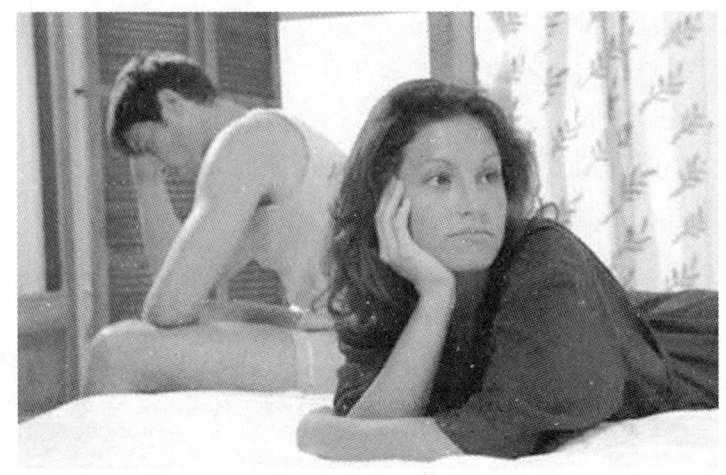

因有很多，但是绝大多数的患者，都是与曾经的人工流产与药物流产史有直接的关系。

（1）流产对未来生育的不良影响

传统手术在无法看清子宫内情的情况下进行，不管是用各种器械扩张宫颈或者反复进出宫腔清刮，都有可能会引发各种炎症，如子宫内膜炎、间质多炎性细胞。此方法尽管能够杀死精子，但会造成血管及内膜分泌欠佳，引起不孕与流产。

刮宫过度，特别是多次刮宫，容易引起宫腔、宫颈、输卵管粘连，受精卵不容易在子宫内膜着床而导致不孕。手术后护理不善会引发上行感染，造成附件卵巢周围粘连，或输卵管与周围肠管、大网膜粘连引起积液，使精子无法进入输卵管，不能正常受精而导致不孕。

通过人工流产来终止妊娠，无外乎采取物理、化学、生物的方法，它们都无法避免对子宫造成损伤，脏腑经络气血失调。健康者能自行调整恢复常态，而生机不旺、体质虚弱者，则易患各种疾病而致不孕。

女性在实施了流产刮宫术以后,由于子宫受到了严重的创伤,不仅损耗了体内的气血,还会累及有关经络、脏腑的气血运行和阴阳平衡,对身体健康造成极大的危害。而这一切都与女性的生殖息息相关,牵一发而动全身,干扰正常生殖功能而致不孕。

此外,流产刮宫手术给女性带来的心理影响也不可小视,女性的正常心理平衡常常遭到冲击与破坏。这种外界刺激对女性的性生活带来的影响尤为明显,容易造成女性性冷淡、性恐惧等。特别是在流产后较长一段时间内未能再孕,再经过反复多次检查和治疗仍未有起色时,往往表现出自卑、悲观、忧郁、烦躁的复杂情绪。

(2)规避方法

作为女性,应该重视预防继发性不孕症,以免造成终生遗憾。首先要洁身自好,不要受性解放思想的影响,随意发生婚前性行为。如果不能做到杜绝婚前性行为,那么一定要学会保护自己,了解生殖健康知识,及时采取有效避孕措施,尽量减少人流,这是预防继发性不孕的关键。当女性计划外怀孕,不得已需做人流时,一定要去正规的专科医院或大医院,才能保证患者术后不会出现各种炎症或大出血等情况。而且只有经验丰富的专家才能及时、准确地诊断出病情,并对症施治,从而避免病情恶化,避免不孕症的发生。

对于已经患上继发性不孕症的女性要坚持耐心地诊断治疗。在治疗的时候要配合医生,让医生查明病情:是否出现月经紊乱、排卵功能障碍、输卵管通道受阻,或者是远端积水、粘连,有无慢性盆腔炎、包块等症状,以便能对症下药,只有这样才能达到较为满意的治疗效果。

3. 做了全身检查没有问题,但没有怀孕,可能是得了不孕症

很多不孕的女性常常有巨大的心理压力,感到很委屈:"做了全身检查,明明是没有什么问题,为什么还是没有怀孕呢?"许多盼子心切的丈夫,往往也会一味地责怪妻子。其实,这是一种无知的表现,而且对妻子来说也很不公平。

生命的孕育是一件很伟大的工程,需要夫妻双方精心准备,夫妻双方都是有责任的。所以,不要将不孕的责任都怪罪于妻子,有时造成妻子不孕的责任也完全在丈夫。

事实上,不孕不育的原因和男性有关,并占有很大的比例,除了男性生殖器发育畸形外,还有以下几种常见的原因:

(1)特发性免疫少精症,由睾丸损伤引起。

(2)染色体异常及睾丸发育不良等先天性因素。

(3)精索静脉曲张造成少精症。

(4)患慢性病,长期缺乏营养。

(5)化学物质中毒及用了抑制生精的药物。

(6)内分泌疾病引起的睾丸生精功能障碍。

(7)放射性照射。此虽为暂时的可逆性损害,但要恢复则需数月或数年。

(8)感染,如腮腺炎引发的睾丸炎;不讲卫生患上龟头炎、尿路感染、前列腺炎、附睾炎等,使精液质量降低,不仅影响受孕,还有可能会使妻子感染上阴道炎、宫颈炎、子宫内膜炎、输卵管炎等,从而影响生育功能。

从优生优育的角度上讲,男性在生活中要做到以下几点:

(1) 不饮酒

每逢佳节,高朋满座,人们以酒助兴;如遇烦恼、心中落寞,男人借酒消愁。少许饮酒对身体并无大碍,但是,酒可以损害男性的生殖系统,降低精子的质量和数量,不正常的精子和卵子结合成受精卵,会给将来的宝宝带来不良影响,如出现抵抗力差、易生病、生长发育迟缓、智力低下等情况。

(2) 少接触或不接触不良环境

男性睾丸很脆弱,很容易受到一些化学物质的损害,以致精子受到损害,如铅、汞、镉、锡、镍、钴等金属,还有含砷、苯等农药以及装修材料中含有的有毒成分。而且,农药也可使精子异常,导致流产、死胎、新生儿缺陷,如苯菌灵、二溴氯丙烷、甲基汞、环氧七氯等。从事喷洒农药工作的男性,其妻怀孕后常常会造成流产或死胎。此外,还有放射线、同位素、电磁波等均可使男性精子异常,造成新生儿不同程度的缺陷。所以,当男子从事可能接触以上有毒物质的工作时,要注意采取防护措施,同时加强自我保健。

(3) 用药要谨慎

有关研究证明,有些药物会损害男性的生殖功能和精子质量,如吗啡、利尿药、咖啡因、类固醇、抗癌药、抗组织胺药等,这些药物可致新生儿缺陷,如婴儿发育迟缓、行为异常、颅脑肿瘤等。因此,准备生育的丈夫用药要慎重,或等病愈半年以后,再让妻子受孕。

(4) 保持良好的情绪,注意饮食结构和劳逸结合

男性在日常生活中要保持多运动,工作有张有弛,不要过度劳累。运动时间可根据个人身体状况灵活掌握,要多见阳光、多呼吸新鲜空气,这有益于男性内分泌协调。

在饮食上，要多以谷物和豆类为主，那些看似富贵的大鱼大肉对人体并没有太多好处，吃多了还容易诱发前列腺炎，甚至前列腺癌。不偏食、什么食物都吃，就是最好的饮食调养。

综上所述，准备生育的男性，要肩负起优生优育的责任，尽全力避免各种不良因素对身体的损害，保证自己的生育功能健康，不要把责任推到妻子身上，和妻子一起努力，为生育一个健康、聪明的宝宝做好孕前保健。

4．不孕症是无法预防的

有些人认为不孕症是无法预防的，这种说法是错误的。医学专家认为，只要找到病因，任何疾病都可以预防。引起不育症的主要病因有：药物流产、人工流产、宫外孕治疗、开腹手术、不适当超排卵、宫颈电熨及未及时治愈的盆腔感染等。

如果及早发现这些疾病，并及时彻底地治疗，就能把这些疾病对生育的影响降到最低，如盆腔炎，在急性期及时彻底治疗，可防止转变为慢性盆腔炎，如果患上慢性盆腔炎且能够得到及时彻底地治疗，就可以避免因为输卵管不通而不孕。再如男性患腮腺炎往往会引起睾丸炎，如果能及早治疗，注意休息，可避免睾丸炎的发生，就不会影响精子的形成，有利于受孕。因此，对男性和女性来说，不孕症是可以预防的。

（1）男性的主要预防措施

①男性要掌握一定的性知识，了解一些关于自己的生理特征和保健知识。

男性的睾丸比较脆弱娇嫩，只有保持一定温度才能正常工作，一般需要比人的体温低1℃左右。如果温度过高，就会影响精子的产生，所以任何能够使睾丸温度升高的因素都要避免，禁止长时间骑自行车、泡热水澡、穿牛仔裤等习惯。如果发现睾丸有不同于平时的变化，如肿大、变硬、凹凸不平、疼痛等，一定要及时诊治。

②平常要注意防止不良生活习惯的影响和有害物质的侵害。平时生活中应该杜绝烟酒，尽量少吃油腻的食物，否则不但会降低性欲，还会影响精子的质量。另外，在工作和生活中也要注意避免接触有毒物质，如从干洗店拿回来的衣服要放置几天再穿，因为干洗剂会影响男性的性功能。如果男性在工作中经常接触放射性物质、高温及毒物，那么一定要严格按照操作规定和防护措施作业，千万不要疏忽大意。如果近期想要孩子，最好在离开此类工作半年后再生育。

③重视婚前体检或孕前体检。如果在婚检中及早发现问题，可以避免给婚后的生活带来更大的痛苦。男性在结婚以后要经常和妻子交流性生活中所遇到的问题，双方要互相配合、互相谅解，这样很多精神性阳痿或早泄就可以避免。

（2）女性的主要预防措施

在我国传统的观念当中，不能生育对女性来说仍然是一个沉重的思想包袱。预防女性不育症，要从坚持良好的生活习惯做起，这样可以起到一定的预防效果。预防不孕要未雨绸缪，女性要从少女时就开始多加注意。具体措施如下：

①女性要学会保护自己，减少计划外的怀孕。尽量避免做各种妇科手术，重视第一次孕育。有些女性因手术不洁，或术后调理不慎，会引起感染，出现发热，以致造成输卵管炎、子宫内膜炎，或形成附件炎性包块而致不孕。还有些不孕女性曾因诊刮、人流或子宫颈息肉摘除等手术引起月经不调或宫腔粘连等，这些疾病均会影响生育。女性应尽量减少手术，减少对身体的伤害，

特别是第一次人流手术更要注意,这对预防不孕症具有重要意义。

②保持心情开朗和精神放松,以一个平和积极的心态来对待生育这件事。婚后许多女性生儿育女的愿望非常强烈,但过于急切,往往会导致精神高度紧张,影响正常排卵,反而容易导致不孕。特别是高龄或结婚数年未孕的女性心情会更加紧张,情绪的变化可影响受孕,反过来不孕也可导致情绪变化。不孕女性如果得不到心理治疗和不能控制自身感觉和情绪,就会干扰神经内分泌,从而导致不孕恶性循环。

③女性要避免从事有一定危险性的职业。对女性来说,注意在工作中做好自我保护,有助于减少不孕的发生。有些女性常常从事一些特殊工作,可能会接触放射线、某些有毒物质,或从事高温工作等,在这种情况下,女性应按照劳动保护条例的规定,认真采取措施,自我保护,把不孕的因素降低到最低限度。

5．把不孕症当成一种疾病来治疗

许多人认为不孕症是一种疾病。很多医生受利益驱使,也往往会夸大其词,在对病人进行诊断之后,得出的结论是"病人患上了不孕症"。为此,许多医生创造出许多治疗不孕症的方法和药物,比如各种助孕丸、种子丸、保胎丸和调理气血的所谓祖传秘方等。

殊不知,现代医学已经证实,不孕症只是多种疾病的共同临床表现,并不是一种单一的疾病。男女双方可能会因患有全身性或生殖系统的疾病而引起不孕症。造成不孕症的因素非常复杂,没有哪一种药或哪一种方法可以治疗所有的不孕症。只有依靠先进的现代医学对多种病因进行准确分析，并根据病因实施标准下的个性化治疗方案，才能治愈不孕症。

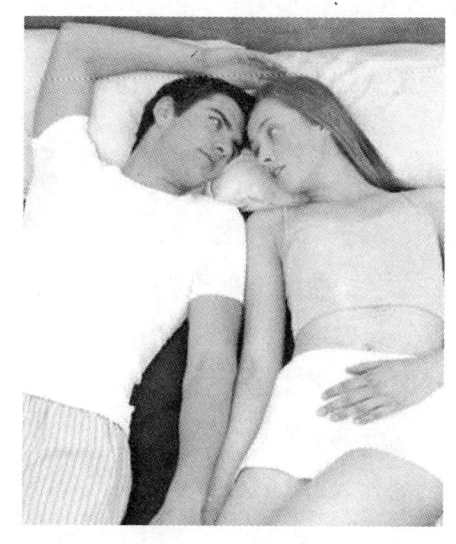

（1）不孕症的原因

①男性因素。男方少精或有弱精症，即男方精子数少于2000万/ml，活率<50%，畸形>50%。

②免疫因素。女性子宫颈黏液成血清中存在抗精子的抗体，或者是男性本身存在抗精子抗体。

③女性输卵管不通。女性常有炎症、结核或子宫内膜异位症。结核性输卵管炎所致的阻塞，不能实施复通手术。患有子宫内膜异位症的女性，输卵管可能会通畅，但也可能会由于盆腔内粘连，输卵管蠕动能力异常，导致精子和卵子不能相遇。

④女性排卵障碍或不排卵。常见原因有多囊卵巢综合征，临床表现为月经稀少、肥胖及多毛，或其中之一。

⑤原因不明。经检查无上述各项原因，也可多年不育。

⑥一些男女双方的因素。如心理原因、性知识缺乏等。

（2）不孕症的危害

值得我们注意的是，不孕症不但会影响患者的身心健康，还会带来复杂的社会问题，如夫妻感情出现裂痕、家庭关系不和、离婚等。虽然说不孕不育不是致命性的疾病，但对大多数不育夫妻来说，不孕症是他们生活中最有压力的事情之一，极易出现情绪不稳定和精神压力。主要表现在：

①孤立感。不孕症,永远是每对患者夫妻难堪的话题。夫妻双方确认患上不孕症后,他们通常采取保守秘密、逃避现实的策略,试图摆脱社会活动,以减少交往,躲避引起他们痛苦的人和事,这样下去很容易产生孤立感。

②恐惧感。经过一系列的治疗后仍然没有效果,失败让患者在感情上明显受到压抑,而强烈的恐惧感同时就潜伏在压抑的背后。怕去医院,怕见医生,怕检查,怕开始新疗程的治疗,说到底就是怕面对再一次的失败。

③处事偏激。不孕这个残酷的事实让许多患者无法接受,他们往往认为,这种事情发生在自己身上是不公平的,难以理性地看待自己的病情,于是用比较偏激的方式来表达自己的感情。于是,他们采取否认的态度来进行自我防卫,自我欺骗,对别人的关心和帮助采取极为反感的态度,不能接受医生以及身边的人对病情的客观评价。

④抑郁。多次检查,多次尝试性的治疗却只收获失败的结果,夫妻之间相互指责和漠视,患者开始不理智地看待自己的身体和命运,常常会变得怨天尤人,抑郁失望,以至于开始否定自己的一切。

总之,不孕症作为一种病症,不但会造成不孕不育这样一种事实,还会给夫妻双方带来严重的心理创伤。目前,在不孕症的诊治过程中,更应该多关注患者夫妻的心理问题。

6. 盲目运用中医中药治疗不孕症

"走,咱们再让中医看看,说不定就能治好不孕症。"这是许多长时间怀不上孩子的夫妻发自内心的呼声。据调查显示:我国不孕不育症夫妻几乎100%都经过中医中药的治疗,许多医疗机构也开设了以中医中药为主的不孕不育专科。

专家提醒患者，只有一部分不孕不育症患者可以通过中医治疗而获得理想效果。内分泌失调使卵泡发育异常，因而不排卵导致不孕；身体内激素水平失衡，黄体功能不足而导致不孕等。这些不孕症都可以用中药治疗，扶正祛邪，调节身体内环境，使激素水平达到正常范围，从而促使卵泡正常发育，正常排卵，从而受精怀孕。

据研究表明，不孕不育案例的25%左右是因功能性障碍引起的，这些不孕不育患者完全可以通过服用中药来治疗。

一些因器质性病变而导致不孕不育的女性，如果想通过服用中药来进行治疗，就不会取得什么效果，如输精管、输卵管堵塞，不把堵塞疏通，单纯地靠吃中药是没有效果的。这些症状必须要通过手术，从根本上解决不通的问题，才有可能会让患者怀孕。

科学研究证实，在导致不孕不育的多种因素中，器质性病变占多数。比如一些女性的输卵管堵塞、宫外孕、子宫内膜异位症、子宫肌瘤、盆腔粘连、一部分多囊卵巢综合征等，这些疾病只有通过手术解决原发疾病，恢复正常的生理功能，才能增加受孕机会。在导致不孕的男性因素中，精索静脉曲张是最常见的，想要治愈此病也必须做手术。

此外，还有一些不孕的夫妻会有有病乱投医的急迫心情，盲目地想通过吃中药来解决问题。很多人都认为中药无毒，不会给人造成什么危害。其实，从严格意义上来讲，这种说法是不正确的，大部分中药是无毒的，但也有些中药并非没有副作用。

有些中药对人类的生育有明显的伤害，我们对此不得不重视起来。尤其是一些可以损伤男性生育的应该避免使用。现代药理研究表明，下列中药有较强的杀精作用。

①七叶一枝花。其提取物有较强的体外杀精作用。

②苦参。苦参具有较强而迅速的体外杀精作用。苦参使人的精子在瞬间失去活性的最低含量为15%，它的杀精作用主要是碎解精子。

③蚯蚓。蚯蚓水煎剂的乙醇提取物（蚯蚓粉）及其成分之一的琥珀酸，可使小白鼠精子在1分钟内全部失去活动力，而蚯蚓粉使人的精子在瞬间失去活力的最低含量为5%，琥珀酸为0.5%。

④雷公藤。如果成人男性每天服用雷公藤10克~20克，连服14天，就能导致精子减少，连用60天则可杀死大部分精子，停药3个月后，精子数才能明显地增多或恢复正常。

五、怀孕很容易

两个相爱的男女在步入婚姻的神圣殿堂，度过了一段甜蜜的二人世界生活后，加上事业有成、经济稳定，于是，夫妻俩开始计划想要一个宝宝，以升华赤诚之爱，来见证永恒之情，把怀孕这件事当做家常便饭，想什么时候要宝宝都可以，认为怀孕是一件很容易的事情。

1. 只要停服避孕药就能怀孕

在怀孕这件事情上，很多夫妻认为自己的身体健康，之前避孕措施得当，一直没有怀上孩子，现在只要停服避孕药，肯定就能怀上孩子了。当然还有一些夫妻也有这样的疑问：我们大多采用口服避孕药的方法避孕,担心怀孕时怀上畸形胎儿,因而忧心忡忡,甚至有打算做人工流产的念头。

从医学角度上讲,刚停服避孕药后是不宜受孕的。这是因为停药后1～3个月内,机体即可恢复排卵,避孕药有抑制排卵和干扰子宫内膜生长发育的作用,怀孕后胎儿质量不高或畸形胎儿的可能性也增高。

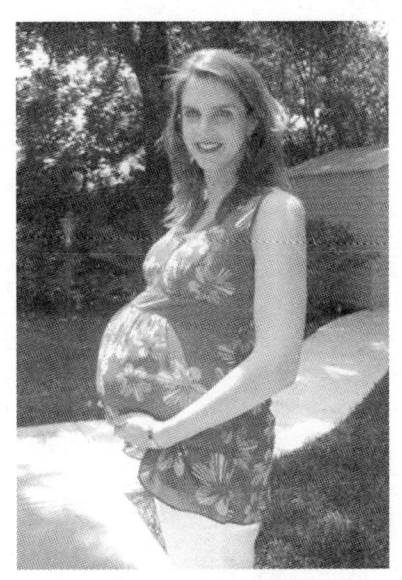

夫妻俩在准备怀孕之前,双方需要进行一系列检查,排除一些慢性病、感染性疾病以及其他对生育有影响的疾病。如果夫妻双方身体健康、状态良好,就可以停止避孕,开始"造人计划"了。那么,停服避孕药后多久适宜怀孕呢?

虽然大家都知道避孕药的致畸效应的存在,但是也不必过于担心。研究表明,避孕药的致畸效应与停药后受孕的时间间隔密切相关,只要在停药后掌握好怀孕的时间,胎儿的安全和健康就有保障。

国内外的医学专家针对避孕药的致畸效应,进行了大量细致的研究。其研究表明:在受孕之前的6个月,曾经服用过避孕药的女性,其自然流产率和胎儿染色体畸变率呈现增长态势;妊娠时误服避孕药以及停药后1个月内妊娠的婴儿,其先天性畸形发生几率有增加的趋势;大剂量避孕药对人体细胞DNA有损伤作用,但停药后可以修复。

女性长期服药对胎儿的远期影响，目前这个课题还没有足够的研究，医疗工作者对此还没有什么把握。为了慎重起见，绝大多数的医生还是主张以停药半年以后再怀孕为好，这样能够使母体有充足的时间消除激素的干扰，并恢复自己的生理功能。当女性的身体基本恢复正常的周期，这时尝试怀孕，受孕成功率和质量都会有保证。否则无法保证胎儿的质量，也难以准确计算预产期。在这期间夫妻双方应该采取阻隔精子与卵子的方式来避孕，如避孕套、子宫帽等。万一在此期间怀孕了，应主动到医院就诊，向妇产科医生说明详情，必要的情况下可以进行染色体、羊水检测及超声波检查，正确处理此次妊娠。

2. 性生活次数足够就一定能怀孕

许多新婚夫妻想要生育孩子的愿望非常迫切。婚后刚刚过了几个月，发现没有怀孕，就开始着急紧张，甚至怀疑自己的生育能力。还有一些夫妻希望通过增加房事的次数，以便能早些怀孕。结果，仍不能遂人心愿。我们都知道夫妻生活频率过低，可以减少受孕的机会。但岂不知夫妻性生活过频，也会影响受孕，甚至会引起女方免疫性不孕。

（1）受孕的因素

①排卵期同房。女性排出后的卵细胞一般只能存活1～2天，如果遇不到精子完成受精，自己就会消亡。并且卵子也只有在排卵期才会从卵巢中排出，进入输卵管的壶腹部，等待与精子结合成受精卵。如果在非排卵期性交，精子遇不到卵细胞，怀孕也就无从谈起了。从上述可知，在排卵期性交才有可能会让精子和卵子相遇，这样才能使女性怀孕。否则，增加房事次数，只是在做无用功，对增加怀孕几率没有帮助。

②保证一定的精子数量和质量。夫妻间性爱次数过多，性生活频率过高，反而会减少受孕的机会。因为精液量会减少，精子密度也会降低，使精子活动率和生存率显著下降，许多精子并不能完全发育成熟，幼稚的精子无力从阴道、子宫颈、子宫腔这一长途跋涉的过程，到达输卵管与卵子相遇，自然也就不能怀孕了。最好的办法是，暂停一段时间的房事，保证精子的质和量，才有可能会受孕。

③过频的夫妻生活还可以导致女性免疫性不孕。有些女性会产生特异性免疫反应，如果女性接触丈夫的精液太过频繁，身体受到刺激就很容易把精子当做抗原而产生抗体，精子会被杀死或行动受阻，以致无法和卵子结合。因此，性生活过频仍然没有怀孕的夫妻，最好暂时停止一段时间，或使用避孕套3～6个月。想要宝宝的夫妻性生活以每周1～2次为宜，在女性排卵期前后可以适当地增多。

（2）不易受孕的因素

①阳痿。阳痿的男性无法正常进行房事，自然也就无法让女性怀孕。男性阳痿分为三种情况：阴茎疲软不能勃起；阴茎能勃起但硬度不够；阴茎能以一定硬度勃起，但持续时间非常短。

②不射精。不射精的原因包括：精神性因素，如缺乏性知识等，性刺激不够强烈，以致无法射精；生殖器官有某些先天性缺陷；患有某些生殖系统疾病等；许多药物，如治疗精神性疾病的药物、抗高血压的药物也会引起不射精。如果男性的精子不能进入女性体内，自然就不会怀孕。

③逆行射精。射精的方向出现错误,精液不是从尿道射出体外，而是逆入自己的膀胱，这样精液自然不能进入女性体内，精子和卵子不能相遇，当然也就不能让女性怀孕。

（3）解决方法

对这些盼子心切的夫妻来说，何时性交才容易怀孕呢？下面我们来介绍几种情况，供大家参考：

①排卵期易怀孕。如果女性的月经周期是 28～30 天，那么排卵期是在下一次月经到来前的 14 天左右。也可测量基础体温，排卵前每天基础体温在 36.4℃～36.6℃，排卵当天更低些，以后则上升 0.5℃左右。夫妻双方在排卵期性交受孕率最高。

②探亲期易怀孕。夫妻俩分别几天，思念之情加重，一旦重逢，性神经容易兴奋。在这种情况下，女性体内性激素的分泌就会发生适应性的调节，往往会出现提前排卵或额外排卵的情况，这样就增加了怀孕的可能性。

③春秋季容易怀孕。春秋季节，气温适宜，让人觉得非常舒服，人的身体状态相对较好，体内各种生理活动运行比较有规律，内分泌功能增强，分泌出更多的性激素，让人产生较强的性欲，容易受孕。

3．只要不超过 35 岁，生育能力仍然很强

在现实生活中，越来越多的女性等到大学毕业时已经是 22 岁左右，毕业后为了工作和事业，整天忙忙碌碌，还面临着巨大的竞争压力。当工作稳定、事业有成、生活稳定的时候，女性才开始考虑结婚或者要孩子，但是这个时候的生育能力已大不如从前了。据一项调查显示，越来越多的女性把生育年龄定在 30～35 岁。

对女性来说，生育能力和年龄有着非常密切的关系。女性要尽量选择在 35 岁之前生育，因为 35 岁以后的女性怀孕的机会少，流产的可能性却很高。同时女性随着年龄的增长，卵细胞

逐渐老化，卵子中染色体畸变增多，容易造成胎儿畸形、流产和死胎等。

有关资料显示，35岁以上的女性和25～30岁的女性相比，分娩出的孩子出现先天缺陷的几率高两倍以上，并随着年龄的增长而递增。因为35岁以上的高龄准妈妈，染色体不分离的机会增加，胎儿染色体畸变的几率增高。

35岁以上的高龄产妇还将面临分娩这一难关。高龄产妇的阴道和子宫颈的弹性较差，骨盆关节也比较僵硬，子宫收缩能力明显减弱，分娩时间会比较长，出现难产的几率比较高。此外，还容易发生高血压和糖尿病等合并症，尤其是妊娠高血压综合征的发病率很高。

对男性而言，男性的生育能力从理论上看几乎可以持续终生，要比女性长得多。但是从优生优育角度来讲，男性也存在最佳生育年龄。以精子的质量为例，虽说老年男性的精子并不衰老，而且密度也较高，但活动能力已有明显下降的趋势，不动的与畸形的精子数增加20%，精子代谢的速度也有所下滑，代谢后还会产生不少废物，对后代的不良影响可想而知。

男性有自己的生育生物钟规律。那么，男性应该选择什么时候当爸爸对后代最有利呢？法国教授歇洛兹，选择该国2000名军人做样本来进行调查：发现那些在父亲30～35岁年龄段出生的孩子，在智力测验中所获得的分数值最高。他的结论是，30～35岁男子精子有最强大的生命力，最适宜生育。并且这个年龄段的男性，不仅具有身体素质的优势，他们也往往拥有稳定的事业，经济状况良好，对养育孩子也有丰富的人生经验可以借鉴，以上这些都能对孩子的成长发育提供非常好的条件。

后来，法国知名遗传学家摩理士验证了这个说法。摩理士的研究表明,30～35岁的男性所生育的孩子是最优秀的。他的结论是,男性的精子质量在30岁时达到最高峰,然后持续5年到35岁为止,以后则下降。

值得注意的是,男性一旦超过35岁,体内的雄性激素分泌量就开始减少,其中睾丸激素的分泌量平均起来以每年1%的速度下降。因此,与女人一样,男人也有生育生物钟,只不过男人的生育生物钟弹性较大罢了。

4．在月经后的第14天进行性生活就能怀孕

如果女性有一个完整持续的28天的生理周期,那么一般会在月经后的第14天排卵,这个时候她们的生育能力最强,进行性生活很容易怀孕。但在现实生活中,绝大部分女性并不是这种理想状态。所以,在月经后的第14天进行性生活,并不能保证一定能受孕。

那么,怎样才能最大限度地增加受孕的机会呢?精子在子宫颈内一般能存活3～5天,而精子如果在女性月经中期特别是月经周期的前半段期间进入女性体内,那么就可以及时遇上释放的卵子而形成受精卵。因此,在这个时间,夫妻每天同房一次,就能增加精子与卵子相遇的几率。而卵子通常只能存活12～24小时,在排卵期以及此前临近的几天是同房的最佳时机。

(1)女性需要注意三个问题

①月经周期的长短。如果月经没有规律,预测排卵期就会遇到一定困难,除此之外,怀孕不会受到女性月经周期长短的影响。在女性漫长的一生中,大多数人的月经周期会发生变化,随着年龄的增长,月经周期也会变长或缩短。只要女性能确定每月排卵的

日子,月经周期的长短就不会给怀孕造成任何不良影响。

②判断自己的排卵期。在排卵期,在卵巢排出卵子的过程中,有些女性会感到小腹阵痛或痉挛性疼痛。排卵之前,阴道还会分泌出一种黏液,看上去像鸡蛋清。排卵期通常是在下一次月经来潮前14天左右,但是也要记住每个月的排卵期可能是不一样的。

有些女性想确定排卵的时间,但自己的月经周期又不太规律,这时可通过体温来判断。简单的做法是,可以试着根据体温曲线图来进行判断。

③健康的生活方式。为了迎接宝宝的到来,女性应该注意保持身体健康,这对优生优育来说是非常关键的。理论上,女性应该在受孕之前的3个月杜绝烟酒,但是女性并不能确定自己什么时候受孕,因此,在准备怀孕的时候就应该杜绝烟酒。此外,还应该保持膳食均衡,多吃新鲜水果和蔬菜。而且,准备怀孕的女性每日应摄入0.4毫克叶酸,因为叶酸能有效地降低婴儿患神经管畸形的危险。

通常来说,女性在怀孕的第一个月不会觉察到新生命已经到来了。

(2)确定是否怀孕的方法

①停经。停经一般是女性怀孕最先出现的信号,所以有性生活的女性应该记住自己的月经日期。一般来说,如果月经过了日期一个星期还有没来,就应到医院做尿HCG检查,以确定是否怀孕。如果月经过了日期一个月还没来,医生一般就可以查出怀孕的征兆,怀孕就比较容易肯定了。

②基础体温升高。基础体温也是用来判断怀孕的一个指标,它是指睡眠6个小时以上,醒来不动,不吃东西,安静状态下测出的体温。如果女性的月经比较规则,那么在一个月经周期中,

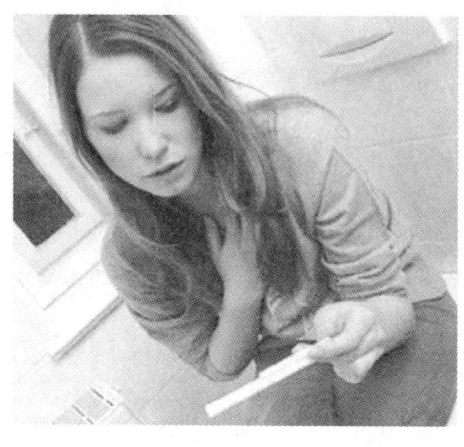

基础体温会在排卵后上升大概 0.5℃，这种状况可以一直维持到下次月经来潮，届时基础体温才可以下降。怀孕后由于妊娠黄体酮对体温中枢的影响，体温会继续维持在高水平而不下降，但这不适用于月经不规则的女性。

③早孕反应。在月经结束后的一段时间，一般是两周之后，有些女性的胃口会发生改变。这种反应常常发生在早晨起床后的这段时间，出现恶心、呕吐、食欲不振等症状。有些人简直不想吃任何东西，甚至还要呕吐，有些人很想吃些酸的东西。这些症状称为早孕反应，一般经过半个月至 1 个月后，这些反应会自然消失。

④乳房变化。在怀孕初期，女性的乳房会明显增大，会感到乳房变得沉重和硬实，同时乳房会有饱胀感和刺痛感。奶头周围深黄色的乳晕上小颗粒显得特别突出。初次妊娠的女性的变化尤其明显。

⑤早孕试纸。为方便女性自己测试是否怀孕，人们设计出一种早孕试纸。早孕试纸给女性带来很大便利，对平时月经不规则的女性来说更是如此。不用去医院，利用尿液就可知道自己是否怀孕。

5．不孕问题很少见

目前，根据国家权威部门的统计，我国约有近 5000 万不孕不育症患者，而且每年仍以数十万的速度递增，每 10 对夫妻中就有一对不能生育，育龄人群的不孕不育比例平均为 12.5%。

虽然地区样本的差异很大，看到这些数字还是让人感到触目惊心。许多人感叹：难怪近年来不孕不育门诊骤增。据世界卫生组织预测，不孕不育将成为仅次于肿瘤和心脑血管病的第三大疾病，也是危害女性健康的第三大疾病。总的情况是，近年来，不孕的多了，流产的多了，生出孩子畸形的多了。

很多男性拥有强烈的自尊心，总是过分地自信，自己身体很棒，问题一定是出在妻子身上。为此，还常常指责妻子没用。因为生育问题，以致升级为家庭矛盾，夫妻双方互相指责，感情出现裂痕。而当经过检查后，发现不孕的原因在男性身上，很多男性却无法接受，而这时的夫妻感情则难以愈合。

其实，在所有不孕症中，由女方因素引起的占 45%，问题在男方的情况并不鲜见，男性因素占据临床不孕症的 25%，男女双方因素引起的占 22%，原因不明的占 8%。

生育本是人类的一个基本生理功能，是人类得以繁衍的保障。但是现在，为生孩子这件事发愁的女性却越来越多了，很多女性无法怀孕，那么，究竟是什么原因呢？

（1）高龄

现代医学认为，当前越来越多的不育不孕问题都和女性的年龄偏大有关。年龄偏大的女性怀孕的机会少，流产的可能性却很高。同时，女性随着年龄的增长，卵细胞逐渐老化。卵子中染色体畸变增多，容易造成胎儿畸形、流产和死胎等。现实生活中，越来越多的女性等到大学毕业时，已经是 22 岁左右，毕业后为了工作和事业，整天忙忙碌碌，还面临着巨大的竞争压力。当工作稳定、事业有成、生活稳定的时候，女性才开始考虑结婚或者要孩子，但这个时候的生育能力已大不如从前了。一项调查显示，越来越多的女性把生育年龄定在30～35岁。

(2) 流产

流产会对女性的身体造成极大的损害，严重者还会导致不孕不育症的发生。有些女性因为害怕流产所引起的身体痛苦，往往选择无痛人流手术。尽管无痛人流可以帮助女性避免身体的痛苦，但它却是所有流产方式中对人体危害最大的。因为在无痛人流手术过程中，手术是在全麻状态下进行，很容易对身体造成损害，引起子宫内膜损伤或宫腔粘连等病症，均会影响生育。而且药物流产比人工流产危害更大，因为它出血时间长，造成感染的机会多，对内分泌系统还会产生不良影响，从而造成排卵问题和月经不调，最终影响生育。

(3) 妇科病

从女性病因学分类来看，排卵因素、输卵管因素、宫颈因素和内膜异位症是女性不孕症的主要原因。多种妇科疾病或生殖道感染继发的病变都能使受孕的可能性降低。还有些感染性的疾病，如衣原体和支原体感染诱发的盆腔炎、阴道炎、子宫颈炎等，也会影响精子的正常活动，给受孕造成困难。

(4) 不良生活方式

现代女性事业心强，工作压力大，常常熬夜加班，平时生活中作息也没有规律，吸烟、饮酒的女性也越来越多，这些都会影响生育能力。女性身体如果常处于高压状态下，大脑皮层就无法使激素正常分泌，并且抑制卵巢的正常排卵功能，从而影响女性受孕。

(5) 男性因素

随着工业急剧发展和社会节奏加快，环境污染、工作压力大、不良生活习惯及性病等因素导致了男性生育能力正在逐年下滑。很多男人脸皮薄，爱面子，总觉得怀孕生孩子是女人的事情，于是不孕这种事情总会导致女人受到许多不白之冤。通常都是妇科看完，排除了所有不孕因素后才想起怀孕不是一个人的事。其实男性不可过于自信，应早诊断、早治疗。

6．五六月份生宝宝最聪明

很多夫妻为了孕育一个聪明的宝宝，绞尽脑汁地计算最佳受孕时间。他们认为，在八九月份怀孕，这样宝宝就能在明年的五六月份出生。而且这个月份出生的孩子是最聪明的。

其实，这就是典型的对孕前知识了解不全面而存在的认识误区。专家表示，未来宝宝是否健康、聪明与母亲受孕的月份及宝宝出生的时间没有直接关系，关键在于父母双方在孕育宝宝期间的身体状况。而所谓的"最佳出生月份"只是说宝宝出生后的天气、环境适不适合他们的生长发育。

夫妻双方要想生个健康、聪明的宝宝，需要注意以下几点：

（1）戒烟戒酒

现代医学研究表明，烟酒中存在的有害物质主要通过3种途径来损害人体的生育功能：一是有毒物质直接杀伤精子，影响精子的质量和数量；二是有毒物质溶解、渗透到精液中，并对受精卵和早期胚胎起到损害作用；三是有毒物质直接影响雄性激素的分泌，降低性欲，同时影响受精卵的质量。

因此，育龄夫妻应该有充分的理由相信这个结论：嗜好烟酒的不良习惯是造成精子数量和质量下降的重要原因，是优生优育的最大障碍之一。为了宝宝的健康，夫妻双方应当在孕育宝宝之前，坚决地戒掉烟酒。

(2) 避免接触有毒物质

孕前,夫妻双方都不应在危险的环境中工作,应及时调换工作,避免接触铅、X 光等有害物质。经过 X 线照射且照射部位是下腹部的女性,应在 4 周之后才可以考虑怀孕,以免胎儿出现畸形。夫妻双方在孕前半年内不能接触有毒物质,如农药、铅、汞、镉、麻醉剂等。日常生活中,夫妻俩可以多食用畜禽血、春韭、海鱼、豆芽等食品,清除身体内的烟尘与有毒物质。

(3) 女性要及时补充叶酸、维生素及矿物质

为了预防胎儿出现神经管畸形,女性应该在医生的指导下服用叶酸,一般在怀孕前后 3 个月每天服用 0.4 毫克的叶酸增补剂。一般深色绿叶蔬菜、胡萝卜、动物肝脏、蛋黄、豆类、全麦、黑裸麦面粉等食物中含有较多叶酸,平时可以多食用一些这样的食品。

维生素人体需求量虽少,但作用却非常大,对于刚刚开始发育的胎儿来说更重要。怀孕期间的女性要尽可能地丰富自己的饮食,以保证各种营养物质都能供应充足,特别是每天应补充维生素和矿物质,可有利于保证胎儿健康成长,如制造红血细胞的叶酸和维生素 B_{12}、生产胶原蛋白的维生素 C、强化骨骼的维生素 D 以及有利于胎儿大脑发育的锌等都是不错的选择。

(4) 及时补铁

铁质不足会导致胎儿智商低。怀孕时,准妈妈呼吸功能增强,血流量也大为增加,需要吸收更多的铁元素来为胎儿提供充足的氧分。营养学家提示准妈妈:很多人在刚怀孕时体内的铁含量就已经不足了,如果不及时补充足够的铁,就会使胎儿在子宫里吸

收不到足够的氧分,导致发育不良、智商低。

(5) 避免营养过剩

很多准妈妈担心胎儿得不到充足的营养,在增加饮食、丰富营养的同时,选择多种营养保健品。殊不知,有些营养元素如果在体内含量过高,也会对准妈妈和胎儿的健康带来负面影响:如

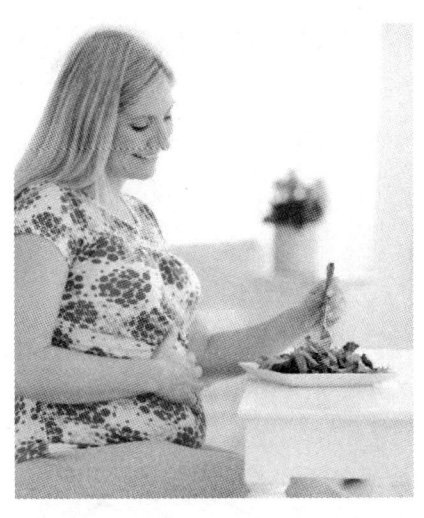

在喝孕妇专用奶粉的同时,服用孕期维生素片、钙片、铁剂等,这很可能会导致中毒。而且,在孕期服用过量的维生素 A,可能会导致胎儿出现身体缺陷,如兔唇及心脏疾病等。所以,对准妈妈来说,不要大量服用多种营养素。

7. 怀孕无需择日

据有关调查显示,超过一半的新婚夫妻在结婚后的一段时间内不采取避孕措施,往往在不知不觉中怀孕。由于没有计划和准备,有的发生了自然流产,有的感染了流感、风疹等病毒性疾病,有的使用了孕期禁用的药物……

因此,夫妻双方在婚后要制订一个生育计划,如果暂时不准备生育就应该采取避孕措施。当夫妻双方决定要孩子后,应取得医生的帮助,共同进行一次优生优育的咨询和健康检查。

从优生优育的角度来讲,有下列情况不利于怀孕。

(1) 不要在蜜月时受孕

新婚前后，男女双方有忙不完的事情，需要布置新居、操办婚事、招待亲朋好友等事情，这样，夫妻双方体力透支严重，精子和卵子的质量无法得到保证。而且，蜜月时新婚夫妻还沉浸在幸福之中，房事往往没有节制，也不利于优生优育。

（2）不要在旅行途中受孕

在旅行途中，生活起居多有不便，正常作息被打乱，饮食不规律，睡眠也无法得到保障，大脑皮质也常常处于比较兴奋的状态中，加上过度疲劳和旅途颠簸，这些都会影响孕卵生长或引起子宫收缩，易导致流产或先兆性流产。

（3）不要在患病期间受孕

有很多疾病不但会使人的体质和子宫内的着床环境发生改变，还会影响到受精卵的质量。而且许多治疗疾病的药物都有对精子和卵子产生不良影响的可能。因此，如果夫妻双方有患急性病的，需等身体康复、并征得医生同意后再考虑受孕。

（4）不要在情绪压抑时受孕

情绪和人体健康有着密切的关系，烦躁、抑郁、焦虑等情绪可以影响精子和卵子的质量。同时不良的情绪刺激会影响母体激素分泌，可使胎儿不安、躁动而影响生长发育，甚至会流产。因此，当夫妻双方精神不愉快时，可暂时避免受孕，等心情愉快时再受孕。

（5）不要在停用避孕药后立即受孕

避孕药含有激素成分，通过抑制排卵和干扰子宫内膜生长发育来达到避孕效果，因此，它可以阻碍受孕。但是，长期口服避孕药的女性，最好在停药后两个月再怀孕。而放置避孕环的女性应在取环后2～3次正常月经后再受孕。

（6）不要在炎热和严寒的季节受孕

在炎热的夏天，人们面临酷暑高温，女性如果此时受孕，会加重早孕反应，造成食欲不振，影响蛋白质及各种营养素的摄入量。而且由于体内营养物质的消耗量很大，这对胎儿大脑的发育极为不利。另外，在严寒季节，准妈妈接触呼吸道病毒的机会增多，容易感冒而损害胎儿。

（7）不要在受孕前接触放射性物质和剧毒性物质

一般来说，接受过X线透视的女性，为安全起见，应该在4周后再考虑怀孕。如果曾反复接触过农药和有毒化学品，那么需要等一个月再受孕较为妥当，以免生出畸形儿。

（8）不要高龄受孕

高龄女性怀孕后出现心脏病、高血压、糖尿病等合并症的可能性大为增加，容易对母体和胎儿产生不良影响。而且，高龄准妈妈在整个孕期更容易患妊娠并发症，如妊娠高血压综合征、妊娠期糖尿病等。

此外，高龄产妇的宫颈扩张力差，容易发生宫颈水肿、宫口不易开大等情况，自然生产往往困难重重。高龄产妇的产程一般比年轻产妇产程长，剖腹产的几率也比年轻产妇高。尤其是35岁以上女性发生染色体畸变而导致畸形儿的比例呈增高的趋势，因此，女性生育的最佳年龄是24～30岁。

（9）不要在早产、流产和摘除葡萄胎后立即受孕

刚刚经历早产、流产的女性，其子宫内膜受到损伤，子宫等器官需要很长一段时间来修养恢复，如果这时再受孕很容易再次出现流产，形成习惯性流产的可能性会很大。所以，首次流产或早产后，为使子宫等各个器官组织得到充分的休息，恢复应有的功能，至少要过半年后再受孕，这样，可让子宫内环境有一个完全恢复的过程，并为下一次妊娠提供良好的条件。

葡萄胎摘除后，原已隐蔽在静脉丛中的滋养层细胞，经过1～2年后，可重新活跃甚至发生恶性变化。这些细胞有发展成恶性葡萄胎或毛膜上皮癌的危险。为了保护做过葡萄胎手术的女性，要定期对其观测两年，而且在这段时间内绝对不允许受孕。

六、忽视孕前的饮食

在日常的生活中，我们都有一定的嗜好，比如有的人喜欢喝咖啡、喝可乐、食用烧烤或油炸食物等。这些嗜好在平时似乎没有什么问题，而对于计划怀孕的夫妻来说，尤其是对已经怀孕的女性而言，这些嗜好就会成为健康怀孕的严重障碍。

如果你想让自己的宝宝健康，最大程度激发宝宝的潜力，那么就应该走出下列饮食误区，调整好自己的饮食结构。

1．孕前营养并不重要

提起优生，一般人往往认为孕期营养很重要，而对孕前的营养却注意不够。其实,孕前的营养对于优生也很重要。经调查发现，女性孕前体重与新生儿的出生体重相关。许多出生体重低的婴儿，往往是母亲孕前体重较低，或孕后体重增加较少。有的准妈妈生出巨大婴儿，常与孕前或孕后营养不合理有关。因此，对于孕前的合理营养不可忽视。

首先，要养成良好的饮食习惯，吃东西要多样化，不偏食，不贪嘴。其次，加强孕前营养,注意合理饮食。婚后准备生育的女性，应特别注意蛋白质、矿物质和维生素的摄入。怀孕前夫妻双方可以根据自己的家庭情况和不同季节，有选择地安排好一日三餐，严防孕前发生贫血。大量医学资料证实，孕前女性发生营养不良，怀孕后更容易导致严重贫血的发生。准妈妈如果贫血，其胎儿也常常营养不良，可能会出现低体重儿、早产，甚至死胎，很不利于优生。所以，准备生育的夫妻一定要重视孕前营养。夫妻俩要经过一段养精健体的缓冲期，待双方体内储存了充分的营养，体格健康，精力充沛，才能为优生打下坚实的基础。

有的女性孕前肥胖，担心怀孕后体形变丑，因而限制进食量，这样做不但会使身体脂肪消耗，酮体增加，怀孕后还会对胎儿的健康发育不利。由此可见，女性孕前不应限制进食量，以免影响优生。

女性如果一旦计划怀孕时，就要为孕育一个健康、聪明的宝宝而做好各种准备。除了调养身体，使生理机能正常运行外，还要注意均衡营养，有目的地调整饮食，积极贮存平时体内含量偏低的营养素，为怀上健康的宝宝奠定物质基础。

（1）孕前"三要"

①要补充优质蛋白质。优质蛋白质含有人体所需的全部种类的氨基酸，并且数量充足，各种氨基酸的比例也适当。优质蛋白既可以维持人体健康，又能够促进生长发育。优质蛋白质存在于奶、蛋、鱼、肉之中。女性孕前补充足够的优质蛋白质和氨基酸，不但有益于内分泌机能的协调和性功能的维持，还能促进大脑发育和增进体质，对宝宝十分有益。

②要补充维生素和微量元素。维生素在人体内的含量虽然很少，但在人体的生长发育和代谢过程中却起着很重要的作用。维生素能促进细胞生成，增强机体免疫力，对形成优良胚胎十分有益。维生素广泛存在于绿叶蔬菜、新鲜水果以及动物肝肾、芝麻、花

生米、蛋类等食物中，因此，怀孕前，女性要多食用新鲜的绿色蔬菜和水果，以及各种坚果等富含维生素的食物。

微量元素在人体内占有的比例虽然很小，但它们在人的生命中的作用却是不可替代的。人体内的微量元素包括钙、铁、磷、锌、碘、硒等，它们在人体中发挥着各种各样的作用，如钙、磷对胎儿骨骼及牙齿的形成和发育有重要的作用；铁对造血功能，以及锌、碘对胎儿的智力发育和预防畸形都有直接关系。这些微量元素可通过选食广泛的绿叶蔬菜以及动植物食品而获得，如机体缺铁，可进食牛肉、动物肝脏、绿色蔬菜、葡萄干等食物；缺钙可进食虾皮、乳制品和豆制品等食物。

③要补充叶酸。一般在怀孕前的3个月，女性就应该开始补充叶酸。对胎儿来说，叶酸是一种非常重要的营养物质，它不但可以防止发生贫血，而且适量补充叶酸还能够预防神经管畸形。此外，叶酸还可以促进脑细胞生长，可以提高胎儿及婴幼儿的智力，让新生儿变得聪明、活泼。富含叶酸的食物有很多，例如，菠菜和甘蓝、柑橘、坚果、豆类、强化营养面包、谷类等。也可以每天服用400微克的叶酸制剂。

(2) 孕前"三不要"

①不抽烟、不喝酒，远离咖啡因和甜饮料。大量研究表明，香烟中的尼古丁和酒中的乙醇都可以对精子和卵细胞造成损害。抽烟、喝酒会导致低体重儿、弱智儿、流产及产妇在产后的行动障碍。经常吸烟、饮酒的女性，一定要等戒掉烟酒2～3个月后再考虑怀孕。

咖啡因和甜饮料会影响女性的内分泌平衡，使女性体内雌、孕激素的比例受到一定的影响，从而间接地抑制受精卵在子宫内的着床和发育，因此，女性孕前最好远离这些饮料。

②不要吃"污染"的食品，少吃腌制食品。市场上出售的经过加工的食品，往往含有各种食品添加剂，如着色剂、防腐剂、甜味剂等，这种食物吃多了对健康不利，尤其是准备怀孕的女性应当少吃。平时，要尽量选择新鲜天然的食物。水果要洗净后才能食用，以避免农药残留。而腌制食品虽然美味，但内含亚硝酸盐、苯并芘等，吃多了对身体也不利，所以，准备怀孕的女性要少吃。

③不要吃油炸、辛辣、高糖食物，拒绝垃圾食品。许多女性喜欢进食油炸、辛辣的食物，这些食物不但会影响胎儿营养的供给，还会让准妈妈自身感到不适，引起上火、便秘等，严重的会出现痔疮。而高糖食物常常会引起糖代谢紊乱，危害女性健康，还可造成胎儿在母体内发育或代谢障碍。垃圾食品中含有的反式脂肪酸是女性受孕的隐形杀手，由于它能干扰激素的分泌，因而会使女性怀孕的几率降低。

(3) 男性饮食要点

尽管女性孕前的饮食对胎儿来说的确很重要，但是对于那些准备让妻子受孕的男性来说，他们的饮食状况和未来宝宝的健康密切相关。有研究显示，男性体内叶酸或维生素C水平过低，会导致精液浓度降低，精子活力减弱。

所以，一些专家建议，男性在计划做父亲时，平时要多吃绿叶蔬菜、水果，多吃全麦食品和各种粗粮等，这有助于将来生育一个健康、聪明的孩子。

(4) 小结

父母身体健康强壮是宝宝健康的良好基础。为了保证母婴健康，保证胎儿生长发育状况良好，夫妻双方都应该重视孕前的饮食与营养。只有丈夫有良好的营养状况，才能产生足够数量和质量好的精子；而妻子有良好的营养状况，才有可能给胎儿提供发育成长的适宜环境。

2．怀孕后再补充营养

经常有很多年轻的夫妻，在没有任何准备的情况下，突然有个小生命即将进入他们的生活。由于匆匆忙忙而没有做好孕前保健，特别是补充营养，所以，就只好等到孕后再多补充营养吧。实际上，孕前的营养补充对孕期健康有着非常重要的作用。

这是因为，在孕早期的1～3个月里，大部分女性都会有不同程度的早孕反应，会出现恶心、呕吐、食欲降低等现象，这个时候消化系统无法保证对营养物质的消化吸收。况且，孕早期又是胎儿发育最重要的时期，许多重要的器官，如心、肝、胃、肠、肾等都在这一时期分化完成，大脑也在迅速发育，因此对营养素的需要量会增加。这段时期，孕前营养也就是女性体内储备的营养发挥了重要作用，成为胎儿发育所需营养的可靠来源。可见，对准备怀孕的女性来说，如果等到怀孕后才开始补充营养，可谓事倍功半，很难弥补营养赤字，不但准妈妈自身的健康会受到损害，胎儿的正常发育也往往难以保证。那么，在饮食与营养方面，怀孕前要注意什么呢？

（1）平衡膳食

为了给孕期提供充足的营养储备，女性一般应该在怀孕前的3个月到6个月就要注意饮食与营养保健。营养保健要调理好饮食，其中平衡膳食是最基本的原则。一定要保证摄入均衡适量的蛋白质、脂肪、碳水化合物、维生素、矿物质等营养素，这些营养素是胎儿生长发育必备的物质基础。

(2) 孕前检查

从优生角度考虑，如果准妈妈的营养状况失衡，有些营养物质就可能会缺乏或过多，这都会影响到胎儿的正常发育，对优生不利。所以，对有些女性来说，自身存在的特殊营养问题或疾病，如贫血等，应在孕前进行检查和诊断。

在发现问题后，应向医生咨询，在医生的指导下，

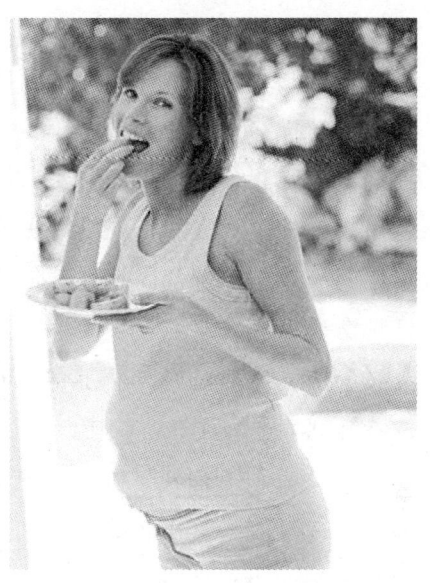

通过调节饮食和服用一些营养制剂，对缺乏的营养物质有针对性地补充，提高含量偏低的营养素的储备量。如机体缺铁，可进食牛肉、动物肝脏、绿色蔬菜、葡萄干等；缺钙可进食虾皮、乳制品和豆制品等，待身体恢复或治愈后再考虑怀孕。

(3) 补充叶酸

叶酸可以调节胎儿神经细胞发育，防止出现先天性神经管缺陷症。如果孕早期叶酸不足，就会导致神经管畸形。神经管畸形主要发生于怀孕开始的 3 个月之内，由于受孕时间不能马上确定，等到已经知道怀孕后再补充叶酸，则为时已晚。

此外，怀孕后补充叶酸，叶酸浓度上升的速度较慢，需要较长的时间才能达到理想水平。因此，育龄女性应从计划怀孕前 3 个月开始，每天服用 400 微克叶酸，这样到怀孕时，体内叶酸浓度已达到理想水平，以后应继续补充，直至怀孕满 3 个月，这样可以有效地预防胎儿神经管畸形的发生。

(4) 饮食卫生

要注意食物的选择，尽量选择新鲜天然的食物，避免食用被污染的食物，像腌制食品、罐头及腊肉等对身体有害的食品要尽量少吃。食用蔬菜时，要注意清洗干净，水果应去皮后再食用。另外，家庭炊具要尽量使用铁锅或不锈钢制品，避免使用铝制品及彩色搪瓷制品，以防铝和铅这两种元素对人体细胞产生伤害。

(5) 增加某些微量营养素的摄取

计划怀孕的女性，应注意保证微量元素的供给，特别是钙、铁、维生素A等营养物质。微量元素虽然在人体中含量少，但却对维持身体健康和促进胎儿生长发育有重要的作用。如果微量元素摄入不足，势必会损害女性健康和影响胎儿生长发育。女性朋友可以请医生帮助诊断，对自己的营养状况做全面地了解，有目的地调整饮食，重点增加平时体内含量偏低的营养素的摄取。

(6) 避免营养过剩

孕前要注意保证营养，但也要防止营养过剩。肥胖不仅是妊娠、分娩的不利因素，也是妊娠高血压综合征、妊娠糖尿病等疾病的危险因素。因此，孕前的饮食应做到营养丰富而不过量，避免引起肥胖。

七、有病不宜生育

众所周知，多数的遗传疾病是由亲代遗传，并且这些遗传疾病的基因往往代代相传，无法消除，这不仅给亲人带来了极大的痛苦，也给人类社会带来了极大的危害，严重影响了人类的健康和生命。

为此，有很多人提出了疑问：如何才能预防遗传疾病的发生呢？

面对疑问，我们想说的是，这些疾病虽然会发生，但随着现代科技的发展，只要采取正确的措施，就可以将这些危险系数降到最低。

这就要求准爸爸准妈妈们注意了，虽然不能改变将来孩子的基因，但只要多加关注孩子与这些病史相关的问题，孩子出生后，及时带孩子去医院检查，及早采取有效预防措施，就能够把危险系数降到最低。

另外，还有一个办法就是，对那些遗传病患者及其亲属进行婚姻指导及生育指导，必要时可选择结扎手术或终止妊娠的方法，防止患儿出生，从而减少群体中相应的致病基因。

1．有遗传性疾病的人都不宜生育

子女出现和父母相类似的特征，也就是俗话说的"种瓜得瓜，种豆得豆"。这就叫遗传。父母通过生殖细胞中的遗传物质把基因传给后代，完成人类的繁衍。然而，有些父母的遗传基因存在着缺陷，传递给后代就会生出患有遗传病的孩子。遗传性疾病，是指父母的生殖细胞，也就是精子和卵子里携带着有病的基因，然后传给子女并引起发病，而且这些有病的子女结婚后还会把这种疾病传给下一代。这种代代相传的疾病，医学上称之为遗传性疾病。

常见的遗传性疾病一般有 3 种类型：单基因遗传性疾病、多基因遗传性疾病和染色体遗传性疾病。

单基因遗传性疾病是由一对遗传基因突变引起的疾病，具有这种基因的人一般都会发病。也就是说，在单基因遗传性疾病中，遗传因素起了决定性作用，而环境因素基本不起作用。单基因的遗传方式又分为常染色体显性遗传、常染色体隐性遗传、性染色体隐性遗传3种。多基因遗传性疾病是遗传信息通过两对以上致病基因的累积效应所致的遗传性疾病，其遗传效应较多地受环境因素的影响。与单基因遗传性疾病相比，多基因遗传性疾病不只是由遗传因素决定，而是由遗传因素与环境因素共同起作用。染色体遗传性疾病是因染色体数目或结构的异常所致的遗传性疾病。这类遗传性疾病，一般在宝宝出生后即可发现一些躯体器官的结构异常，并常常伴有精神和智能方面的障碍。

实际上，所有的遗传性疾病均来自于婚配，即生殖细胞或受精卵的染色体和基因发生突变，这类疾病通常是垂直遗传，即父母遗传给子女，上代传给下一代，也就是我们经常所说的家族史遗传性疾病。

那么，是不是所有的有遗传性疾病的人都不适宜结婚生子呢？这显然是错误的。在现实生活中，人们在择偶生育时，一谈到遗传性疾病，就犹如洪水猛兽一般，唯恐躲不及。其实，从医学的角度来讲，遗传性疾病并不像人们所想像的那么可怕。有遗传性疾病的人，有的是可以结婚生子的，有的则不宜。要具体情况具体分析，不能一概而论。我们要学会用医学的知识来辩证地看问题，不能偏信某些言论。

孩子的健康问题在很大程度上都是由父母的遗传因素决定的。一种长期困扰父母的疾病遗传给孩子的最大可能性大约为80%。父母虽然不能改变孩子的基因，但是至少可以把自己的病史当做一种警示，更加关注孩子与这些病史相关的身体问题，并及时带孩子去医院检查，及时采取有效预防措施，把危险系数降到最低。

2．遗传性疾病无法预防

遗传性疾病固然可怕，但是，如果早做预防，是可以相对地减少危害的。遗传性疾病早在胚胎期间及精子和卵子结合的时候就萌发了。所以，在择偶或怀孕的时候，就要想到如何预防遗传性疾病，这也是实现优生的一项重要内容。

（1）避免与患同种遗传性疾病的人恋爱、结婚

如果这类病人之间婚配，其后代罹患与其父母同种遗传性疾病的机会将会显著增加，如原发性高血压、动脉粥样硬化、糖尿病、先天性心脏病、重症肌无力、脊柱裂、唇裂、先天性髋关节脱位、先天性哮喘、先天性聋哑和高度近视等疾病。如两个原发性高血压病患者婚配，其后代患原发性高血压病的几率将高达47%以上。

（2）避免近亲结婚

因近亲结婚的后代，患隐性遗传性疾病的几率高于一般人群。

研究结果表明，有多种严重疾病者生育的后代，患遗传性疾病的可能性也会增加。如果有病毒性肝炎、肺结核、性病和其他一些严重器质性疾病的人，那么，在治愈之前也不要急于结婚。

（3）孕前应进行遗传性疾病的咨询

咨询的内容包括：怀上一个带有基因疾病的孩子的风险有多大，如何进行测试和治疗，有哪些方法等。根据夫妻双方的情况及家族史，预测后代患遗传性疾病的风险的高低。遗传性疾病即可以从父母遗传下来，也可在孩子的基因中随机发生。

(4) 选择好受孕时机

夫妻双方的年龄要适当。如女方年龄超过35岁，其后代患先天性疾病的机会可增加10倍左右。男方的年龄最好也不要超过50岁。

女性在20岁时，所生后代患染色体疾病的几率非常低，约为1/5000，但到了35岁，其几率就上升到1/200左右。如果是49岁，其几率就达到1/10左右。

(5) 受孕时，夫妻双方要注意身体所处的外环境

如正在与有毒物质密切接触，如接受放射线治疗或喷洒农药等，或正在服用某种对胚胎可能会造成损害的药物，都不能马上受孕。应在避开有害的外环境一段时间后，方可怀孕。

此外，女方如果连续发生两次以上的自然流产，应进行染色体检查，是否与遗传因素有关，由医生决定是否可以再次受孕。已生过一胎是畸形的夫妻，再次怀孕之前，必须经过医生的全面检查，弄清畸胎的原因，然后再决定是否受孕。

有些遗传性疾病表现出的症状，常见的包括镰状细胞症、囊肿性纤维化、某种形式的智障和肌肉萎缩症等，有的虽然没有症状，但有可能会成为遗传性病症基因的携带者。

夫妻双方如果家族成员中曾有过先天性缺陷、遗传性疾病史、婴儿夭折、"不很聪明"或"学习困难"、个人患过的疾病有可能会遗传给婴儿等，或自己已经到了35岁或更高年龄、以前生出的孩子当中曾发生过先天性缺陷或遗传性疾病、有两次以上的流产史等，应到医院做一些化验和测试，以确定具体的遗传性疾病。某些遗传性疾病，现在就可以利用不同形式的基因疗法治好，而且可以治疗的遗传性疾病的数量也在不断增加。某些遗传性疾病在发作以前也可加以防范，有助于是否决定生孩子。某些疾病往往只在一种性别的人群中遗传，而且现代医学技术已具备了在孕

前就能筛选出精子，怀上所希望性别的健康孩子。

3．有心脏病的人不宜生育

很多有心脏病的女性，最关心的问题就是自己能不能怀孕生育。其实，能不能怀孕生育，最关键在于心脏的代偿功能。

目前临床上把心脏功能分为四级：

Ⅰ级：一般的体力活动稍受限制，能胜任日常体力活动。

Ⅱ级：一般体力活动稍受限制，做些日常劳动后即感不适、心跳、气急、胸闷等，但休息后可恢复。

Ⅲ级：一般体力劳动受严重限制，做些轻微的劳动即出现心跳、气急等。但在休息时无症状出现。曾经发生过心力衰竭的患者也属此级。

Ⅳ级：不能进行任何活动，休息时仍有心跳、气急等不适，稍一活动症状就会加剧。

通常来说，心功能是Ⅰ级或Ⅱ级的女性可以生孩子，在孕期，只要适当地注意身体保养，一般都能顺利地度过妊娠和分娩。属于Ⅲ能和Ⅳ级的女性，原则上不可以生孩子，但是经过医生的检查、治疗、保健，在心脏功能恢复到正常或基本正常的状态后，还是可以生育的，但也要定期检查。

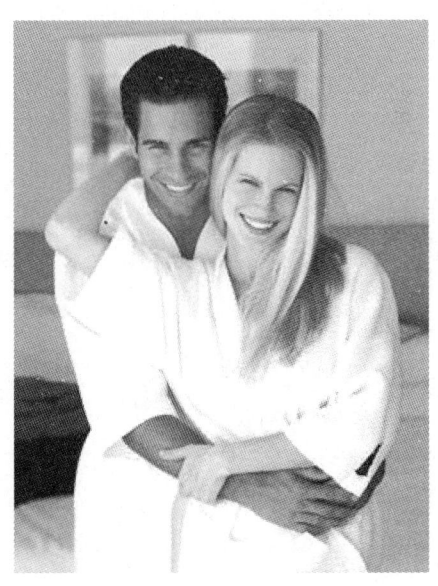

因此，患有心脏病的女

性，对待生育问题要慎重。计划怀孕前，要去医院仔细检查，根据心脏功能情况，决定是否要生个宝宝。心脏功能属Ⅰ～Ⅱ级的女性，可以怀孕、分娩，一般不会发生心力衰竭。但是有心脏病的准妈妈应特别重视产前检查，应由内科和产科医生共同严密监护。整个妊娠期要注意休息，加强营养，预防贫血。一旦患上感冒等疾病，就要积极治疗。

在休息的情况下，心率超过100次/min，呼吸超过20次/min；或者轻微活动一下就会出现胸闷、心跳加速、气急等症状；或者夜间出现胸闷无法继续入睡，需要起床打开窗户呼吸新鲜空气。这就是心力衰竭的先兆，应及时去医院治疗，控制病情发展。尤其是在怀孕7～8个月时，更应多加注意。

有部分女性的心脏功能属Ⅲ级或Ⅳ级；或虽然心脏功能较好，但同时合并严重贫血等其他较严重疾病；有过心力衰竭发作史；风湿性心脏病患者正处于风湿活动期。有上述情况之一的女性，在妊娠和分娩期间很容易发生心力衰竭，不能继续怀孕，应及时做人工流产，而且以后要坚持避孕。

为了减少意外，患有心脏病的准妈妈在预产期之前两周就应该住院待产。对心脏状况进行检测后，由医生根据实际情况来选择合适的分娩方式和治疗方法。分娩以后要充分休息，特别是在分娩后3天内必须严密注意呼吸与心跳，以便尽早发现病情变化，及时处理，防止突然发生心力衰竭而发生生命危险。

患有心脏病的女性怀孕，在孕期要特别注意预防心力衰竭。因为女性在怀孕以后，身体发生了明显的变化，身体内的血液量逐渐增多，7～8个月时达到最高值，整个妊娠期血容量比孕前增加约40%～50%。心脏的排血量也较孕前增加20%～30%，心率增快，每分钟增加10次左右，每天增加的心跳14000次左右。

同时全身的水分也明显增加。这种变化大大地加重了心脏的负担，心脏功能不好的女性在妊娠期能诱发心力衰竭。

对患有心脏病的女性来说，分娩才是她们面临的最大考验。分娩的时候子宫剧烈收缩，子宫内的血流量明显地减少，使产妇身体内流回心脏的血量增多，同时由于产妇用力呼吸，腹压增大，使内脏的血液涌向心脏，加重了心脏的负担，容易发生心力衰竭。胎儿娩出后，胎盘血液循环中止，大量的血液进入产妇体内，而且，产妇体内在孕期大量增加的水分也回流到血循环中去，使血容量增加，心脏负担加重，也可引起心力衰竭。因此，患有心脏病的女性，要用慎重的心态来对待生育问题。

第二章
妊娠误区

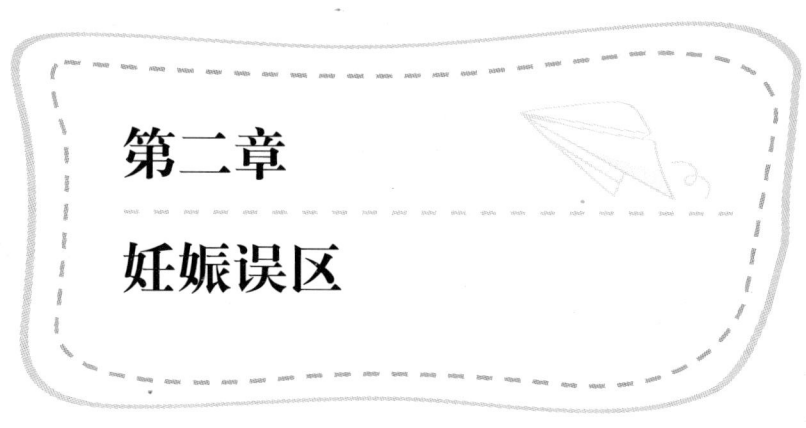

一、终止妊娠随意性大

近年来,随着人们性观念和婚姻观念的转变,随着医疗技术日新月异的发展,无痛人流技术等相继出现,让很多女人认为终止妊娠并不是一件严重的事情,从而对此疏忽大意,不放在心上。据相关权威资料显示,因无痛手术操作失误引发的伤害事故时有发生,产生了许多诸如子宫穿孔、不孕症等严重后遗症,使得很多女性对周围的事物感觉敏锐,反应强烈,情绪易激动,从而导致一系列心理问题,严重影响了她们的身心健康。医疗专家呼吁:广大女性应该爱惜自己的身体,走出就诊误区,树立健康的性观念,谨慎对待终止意外妊娠。下面这些妊娠误区,值得广大夫妻注意:

1. 无痛人流对身体无损害,可随做随走

无痛流产就是在传统负压吸宫流产术的基础上,加了静脉全身麻醉,手术中不会感觉到一丝一毫的疼痛。很多女性觉得这样的流产方式,对身体应该是没有损害的。

事实上，无痛流产增加了出现危险的可能性。因为女性被麻醉后没有知觉，一旦手术中出现某种损伤如子宫穿孔等，病人无法反映给医生，等到医生觉察到时，可能为时已晚，造成严重的后果。任何一种人流手术都存在着一定的健康风险，只是无痛技术减少了手术者的恐惧，是一种以人为本的个性化服务。

女性在做完无痛流产手术后，要注意身体保健，不宜马上工作，需要好好休息，并在饮食上注意补充营养，让身体尽快恢复。由于流产损害了女性的身心健康，流产后的身体比较虚弱，甚至有些女性还会有贫血倾向，所以，女性要重视自己的健康。具体做法如下：

(1) 重视饮食，均衡补养

女性做完流产手术后，为了使身体尽快恢复，应该多补充营养。根据流产者的体质、失血情况来制订补养计划，确定补养持续的时间和补养方法，全面衡量各种因素，做到适度补养身体，不要出现营养过剩的现象。蛋白质是抗体的重要组成成分，如摄入不足，则机体抵抗力降低。女性在人工流产后半个月之内，每公斤体重应补充蛋白质1.5克～2克，每日约100克～150克。可多吃些鸡肉、猪瘦肉、蛋类、奶类和豆类及豆制品等。

(2) 多补充维生素和水分

女性流产后，身体往往比较虚弱，常常出很多汗，因此，要及时补充水分。但不宜一次性喝很多水，应该少量多次，这样既能补充体液，又不会加重心脏负担。由于汗液中排出的水溶性维生素较多，尤其是维生素C、B_1、B_2，所以，应多吃新鲜蔬菜、水果，防止便秘。

(3) 不吃油腻、寒性食物

流产后的女性应控制脂肪的摄入量，要少吃脂肪含量高的食物，尤其是应忌食油炸和刺激性食物,如辣椒、酒、醋、胡椒、姜等,这类食物均能刺激性器官充血。此外,还要忌食螃蟹、田螺、河蚌等寒性食物。

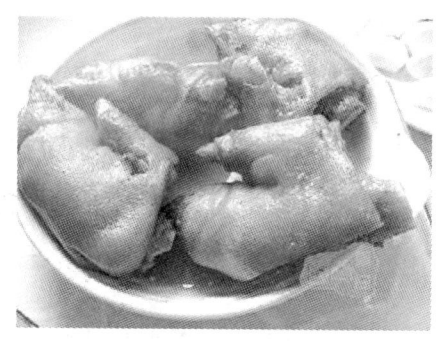

(4)补养时间

一般情况下,女性流产后补养半个月就能使身体恢复到一个良好的状态。不过,平时那些身体虚弱、体质差、失血过多的女性,可适当延长补养时间。

(5)补养食谱

下面为大家介绍几种适用于女性流产后食用的食谱:

①大枣鸡蛋汤

鸡蛋2个、红枣10个、红糖适量。三者冲调在一起,适用于贫血及病后、产后气血不足的调养。

②豆浆大米粥

豆浆2碗、大米50克、白糖适量。三者一起熬煮。具有调和脾胃、清热润燥的作用。适用于人流后体虚的女性。

③乳鸽枸杞汤

乳鸽1只、枸杞30克、盐少许。三者一起炖汤。具有益气、补血、理虚的作用。适用于人流后体虚及病后气虚、体倦乏力、表虚自汗等的女性。还可以直接去买些阿胶枣吃,既方便又有养血、补血的功效。

此外,女性在做无痛流产手术之后,还要注意以下事项:

①术后两周内,不宜立刻工作,特别是劳动强度大的体力劳动。应该适当静养休息,要少看报纸及电视。

②在手术后两周以内或者阴道流血未干净之前,最好采取淋

浴的方式，不要采用盆浴或坐浴。

③经常换洗内裤，保持外阴干净清洁。卫生巾要及时更换。每天用温开水把外阴部清洗一两次。

④一个月内严禁过性生活，防止生殖器官出现感染。如果出现发热、腹痛或阴道分泌物有臭味等症状，那么生殖器官就可能有炎症，要及时就医。

⑤人工流产后，如果恢复了性生活，要注意采取避孕措施，避免再次做人流手术。

⑥一般情况下，3~5天以后阴道流血会逐渐减少直至消失，最多也不会超过10~15天。如果阴道流血量超过月经血量，而且持续的时间过长，那么需要及时就诊治疗。

2．有了无痛人流，就不怕意外怀孕了

随着医疗技术的进步，特别是无痛人流的技术得到普及，人流再也不像过去那样麻烦和痛苦，人们对待人流也不像过去那样谨慎和重视。无痛人流技术把人流对女性身心的影响降到了最低，轻而易举地为育龄女性解决了肉体上的痛苦和心灵上的恐惧，让不少女性产生一种错觉，觉得人流就像来一次月经一样容易，甚至把无痛技术当成解决意外妊娠的灵丹妙药。

因此，很多女性平时不注意采取避孕措施，一旦怀孕就去做手术，甚至认为做手术比采取避孕措施更简单、更方便。

事实上，频繁的流产将会给女性健康带来极大危害，等于是慢性自杀。而且，女性多次流产可引起月经失调、子宫内膜异位等妇科疾病，从而患上不孕症。

那么，频繁的人工流产究竟会给女性带来什么危害呢？我们从怀孕入手，慢慢地认清这些危害都是从何而起的。人体怀孕说

起来好像很简单,其实它是一个很复杂的生理变化过程。

首先,表现在内分泌方面:女性怀孕后,身体发生了生理性变化。内分泌系统分泌出更多的黄体酮,子宫内膜也渐渐增厚,乳房明显增大,从而为孕育胎儿打好基础。然而,妇女进行流产后,内分泌便发生突然变化,暂时失去平衡,身体就要重新调整,如尚未调整好,又接着第二次流产,这样会使内分泌发生紊乱,影响内分泌系统的正常功能,给人体造成一次"隐性损伤"。

其次,人工流产作为一种手术,本身就有一定的危险性,也并不是人们想像中的那么简单、安全。因为这种手术大多是在简单的诊疗室内进行的,做手术的医生凭借自己的经验和感觉,使用医疗器械深入子宫把胎儿吸出或刮掉。如果女性怀孕的月份小,则疼痛就少些,若怀孕3个月以上,那就会比别人更痛苦。所以,有医生说人工流产好像是在子宫内做了一次"大扫除"。

如果对子宫清理不彻底,那么残留的血肉容易引发细菌感染和各种炎症,带来的后果会很严重。有的女性往往在术后不到一个小时就匆匆离开,以为没事,其实身体内早已埋下了祸根。

女性每次做流产时,子宫内膜都会受到不同程度的损伤,器械在子宫内进行操作,给子宫带来强烈地刺激。如果频繁做人流,刮宫的次数增多,子宫内膜就会受到明显损伤,最严重的情况会出现子宫穿孔。而出现子宫穿孔的女性,再次怀孕时就很容易发生胎盘置入、粘连,造成难产和胎盘滞留。此外,女性连续多次做人工流产手术,还容易造成子宫出血、子宫内膜感染、泌尿道感染、不孕症等疾病。

大量的医学临床实践表明,人工流产次数越多,引发上述疾病的可能性就越大。如果女性身体的"隐性损伤"和"显性损伤"一旦形成恶性循环,机体各方面的功能,包括免疫功能就会过早地衰退。那么,"人工流产过频,红颜易逝"的说法,并不是危言耸听。

所以,对女性来说,无痛流产是在避孕失败后不得已而使用的一种补救措施,它只能偶尔实施一次而不能多次施用。对那些已婚女性和那些追求"性自由"的女孩来说,千万别低估流产的危害,无论出于什么原因不想生育,都要坚持避孕,切勿依赖人工流产的办法来终止妊娠,以免造成无可挽回的终生痛苦。

3. 无痛人流是小手术,在哪里做都一样

近年来,无痛人流的广告在报刊、地铁和公共汽车上随处可见,"梦幻人流"、"绿色人流"的提法也屡有出现,让很多人误认为人工流产是一件非常简单的事情。据调查显示,因无痛人流操作不当引发的伤害事故也时有发生,主要有子宫穿孔、不孕症,甚至麻醉意外死亡等。所以,一些妇产科专家和妇女问题研究学者一致呼吁,有关部门应加强人工流产的管理,进一步规范人工流产。同时也希望意外怀孕的女性走出就诊误区,在终止妊娠时做出正确的选择,不要盲目相信无痛人流广告,因为它片面地夸大了"无痛",却隐瞒了可能会造成的健康风险,削弱了女性的自我保护意识。

无痛人流对医院和医生的要求都是很高的。因此,意外怀孕又不想生育的女性一定要到正规医院做人流手术。在做人流手术前,要做好充分

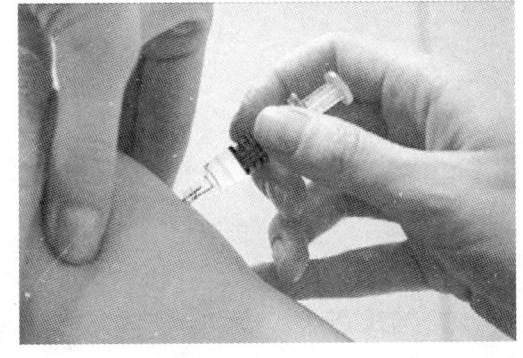

的准备，除人流手术要做的尿妊娠试验、阴道分泌物检查、B超、血14项、乙肝表面抗原检查外，还应做心电图等检查，这样才能减少人流中存在的盲目性，增加安全性。

另外，在正规医院做人流手术，抢救设备和药品都具备齐全，如麻醉机、气管插管设备、给氧设备、急救药品等，手术也是由经验丰富的妇产科医生实施，同时还配有专业的麻醉师，将人流的风险降到了最低。

女性如果在相关条件比较差的场所接受无痛流产，那么，一旦出现意外，后果就非常严重。

总之，无痛人流是避孕失败后的补救办法，是不得已的措施，对女性来说最好永远不要走这一步，女性应该学会保护自己，爱惜自己的身体。"无痛人流"属于高危手术，对医疗机构要求非常高。开展无痛人流所需设备，除计生手术需要的常规设备外，还需配备生命检测仪、面罩轴辅助呼吸仪、抢救药品等。该手术风险程度极高，必须在卫生部门许可的正规医疗机构才可以进行手术，而且手术中必须配备两名主治医师以上的麻醉师，必须由具备中级职称以上资格的专业医师来做手术。

下面为女性朋友介绍一些无痛人流的相关知识：

（1）最佳人流时间：妊娠6～8周，一般不要超过12周。

（2）有心、肺、肝、肾脏病史者，必须告知医生，由医生判断是否能做无痛人流。

（3）手术后一个月内严禁性生活，注意外阴卫生，阴道出血未净前不要盆浴。

（4）手术后应休息两周，不要着凉，并注意补充营养。

（5）手术后阴道一般会出现少量流血，量比月经少，但不超过一周。若流血增多，时间延长，请到医院就诊。

(6) 如果出现发热、腹痛、分泌物增多、有臭味，请尽快到医院复查。

4. 随意流产不会影响日后的生育

近年来，随着人们性观念的转变，加上流产技术得到明显提高，很多女性往往忽视了避孕，直接把流产当做是一种避孕的措施，以至于生育前反复人流、药流的女性不断增加。许多曾随意做人流的女性，在想要生宝宝时，却痛苦地发现自己已不能怀孕，患了输卵管阻塞或没有排卵，此时她们年龄已大，最佳生育期已近尾声，后悔莫及。

所以，专家提醒女性朋友，一定要采取安全可靠的避孕措施，避免意外妊娠的发生。要想生一个健康的宝宝，就要避免反复流产。这是因为：

(1) 多次流产会影响健康

女性多次流产，一方面容易引发各种妇科疾病，如盆腔炎、宫腔感染、子宫内膜异位症等，严重的还会出现输卵管阻塞；另一方面可能会导致月经紊乱，尤其是出现月经过少的症状。药物流产虽然相对简单，痛苦较小，但它常存在潜在危险，即胚胎组织排出不全，残留宫腔内而引起大出血，尚需再次清宫。另外，药物流产后阴道出血时间较长，一般在20天左右，甚至更长，而且，长期出血也可造成贫血或宫腔感染。

一般来讲，女性一生中只做一两次人工流产并不会给女性的身体健康带来不良影响。特别是在妊娠早期做手术，经负压吸引流产后，女性的身体很快就可以恢复正常。人工流产虽然是一种小手术，但不是在直视下进行，吸宫和刮宫等操作只能凭手的感觉，有时会因操作不慎而发生一些并发症或后遗症，如吸宫不全、子宫出血、子宫发炎、子宫穿孔、子宫内膜异位症、不孕症等。所以，人工流产千万不要随意去做，多次流产会对健康产生不利影响，并且这种影响将是长期而深远的。

（2）人工流产容易引起并发症

人工流产引起的并发症，根据发病的时间不同可分为以下四种情况。

①手术时并发症。子宫出血超过200毫升；人流综合征，也称为心脑综合征，临床发生概率为12%，手术者发作时会突然出现面色苍白、大汗淋漓、心动过缓、血压下降、心律失常等症状，严重者会出现昏厥、抽搐和休克；手术器械损伤子宫内壁造成子宫穿孔；没有把胚胎组织吸出，导致妊娠继续发展。

②近期并发症。人工流产不彻底，导致术后阴道出血在15天以上；手术后两个星期以内，由于感染病菌而出现子宫内膜炎、附件炎、盆腔炎等；由于宫缩无力而导致宫腔积血、宫腔粘连、术后闭经或经量显著减少，有时伴有周期性下腹疼痛或子宫增大积血。

③远期并发症。月经异常；继发不孕；慢性盆腔炎；子宫内膜异位症。

④再次妊娠时的并发症。不孕症；早产偏高；晚期流产偏高；围产期死亡率偏高；产前、产后出血率增加；新生儿溶血症增加。

此外，药物流产只适用于停经49天内的妇女。国产米非司酮的完全流产率可以达到90%；药物流产的副作用有头晕、乏力、恶心和呕吐等类似早孕反应的症状，下腹部会感到明显疼痛；药物流产所造成的出血持续时间比较长，平均约半个月，有的可至1~2个月，并有出现大出血的可能性，这是非常危险的；在药物流产中，有些女性停经在40天之内，此时临床上很难判断是不是有宫外孕发生，因此有时会误诊而使用药物流产，容易发生内出血休克，需要及时抢救。

从生殖生理角度来说，流产后的女性身体各部位，尤其是子宫和卵巢等生殖器官需要一个恢复过程。而且大多数的流产需要清除宫腔内的胚胎等残留组织，必须进行刮宫或吸宫术，它们会给子宫内膜组织造成一定程度的损伤。子宫内膜是受精卵种植和发育的"床"，流产后过快怀孕，使内分泌功能没有得到很好恢复，子宫内膜更没有生长好，受精卵便会在"贫瘠"的子宫内膜上着床不稳，而且营养也不好。除容易发生流产外，也不利于母子健康，所以，流产后不要急于受孕。

二、受孕随意

一个新生命的诞生起始于男女两性的结合，一个健康、聪明的宝宝来自于优良的精子和卵子所形成的受精卵。这就要求夫妻双方在怀孕前的生理和心理都必须处于健康状态，有一个适宜的环境和良好条件，尽量避开一些不利于优生的因素。

1. 在新婚后立即受孕

根据我国的婚嫁习俗，婚前男女双方都会有许多事情需要处理，在相当长一段时间内会奔波忙碌、过度操劳、休息不好，有一些人的饮食营养还会受到影响，体质明显下降，身体的健康状况可能在婚后一段时间内才能恢复。

这就是说，新婚不久，男女双方的身体并不是处在最佳状态。如果此时受孕，精子和卵子的质量并不能得到保证，女性的身体不利于受精卵着床，受孕的先天条件不是很理想，很难保证可以正常发育，有可能会出现畸形和痴呆儿等。甚至还有一些女性，婚后身体尚未恢复,很快就怀孕,怀孕后又有妊娠反应,还要供给胎儿营养以及分娩、哺乳等一系列的事情,结果使得很长时间内身体的健康状况不佳。

尤其是在婚宴上,新郎新娘为了招待客人,难免喝点酒,在酒宴上酩酊大醉也很常见,那么酒后受孕对胎儿的危害更大。而且,新婚夫妻初次同房,双方都很难达到性高潮,特别是女性,精神还很紧张,对怀孕更是不利,所以新婚后立即受孕的方法不可取。

2. 在旅行途中受孕

新婚夫妻在旅行途中,欣赏着秀丽的风景,享受着甜蜜的二人生活,如果带着快乐的心情在一个美丽的地方怀孕,这是多么浪漫的事情,更是具有特别的纪念意义!很多夫妻在心里就是这么打算的。殊不知,这种想法是错误的。有资料报道,在旅行中怀孕的女性,其中大约有20%发生了流产先兆或早期流产,10%在日后发展为继发性不孕。

从优生优育的角度看,旅行途中是不宜怀孕的,这是因为:

①夫妻旅行在外时,正常的生活规律被打乱,精神比平时更容易兴奋,身体也更容易感到疲劳,机体抵抗力明显变弱,这些都会使精子和卵子的质量受到影响,不利于优质的精子和卵子结合。

②在旅行过程中,从一个地方到另一个地方,尤其是空间跨度较大的旅行,会面临着气候和天气变化的问题,由于温差、风力、气压等变化,很容易受凉感冒;加之疲劳、人群混杂、污染广泛等因素,会诱发各种疾病。

③旅行途中卫生条件往往较差,缺乏良好的洗漱、淋浴等设施,换洗衣物也较为不便,很难保持会阴部和性器官的清洁卫生,泌尿生殖系统也容易出现感染,这对怀孕极为不利。

④在新婚期间，夫妻性生活会比较频繁，不但会影响精子的质量，也会影响受精卵在子宫中顺利着床。

⑤旅行中吃、住的卫生条件也无法得到保证，同时因常常接触比较密集的人群，发生呼吸道或消化道感染的可能性大为增加。无论是所患疾病还是服用抗菌药物都对胎儿不利。

所以，旅途中的这段时期属于不良受孕时间，夫妻双方还是要坚持做好避孕措施。

3．长期服药的女性急于怀孕

卵子大约需要14天的时间才能从初期卵细胞发育为成熟卵子，在这段时间里，卵子最容易受到药物的干扰和影响。有些女性因身体患病，需要长期服用某种药物，比如激素、抗生素、止吐药、抗癫病药、抗癌药、抗精神病药等，这些药物对生殖细胞都有不同程度的影响。

所以，长期服药的女性千万不要急于怀孕。一般来说，女性应该在停服药物30天后才可以怀孕。但实际上，各种药物的作用、在人体内贮存的时间以及对卵细胞的影响各不相同，不能一概而论。30天也只是个最低的期限，有一些药物的影响时间可能会更长些，对于这种情况，长期服用药物的女性在计划怀孕时，最好去医院请专科医生进行指导，然后再安排怀孕的时间。

如果女性患有某种疾病需要长期坚持服用药物，那么计划怀孕前需要先咨询医生，在医生的指导下确定能否怀孕和适宜怀孕的时间，并在怀孕期间要配合医生做好孕期保健。由于各种药物的作用时间、排泄时间、途径以及对生殖细胞的影响及维持时间各不相同，怀孕前后的用药既复杂又危险。所以，在怀孕前一定要获得医生的指导，以免发生意外。

4. 高龄受孕

在我们看来，35 岁的时候，我们的身体仍然处于比较年轻的状态。但从医学角度来说，如果女性第一次分娩发生在 35 岁，那么她已经属于高龄初产妇了。女性在 35 岁的时候受孕不但会有一定的难度，而且妊娠与分娩的危险系数升高。

超过 35 岁的女性，其卵巢功能已经出现明显下降，身体内的雌激素水平比年轻时低很多，身体的其他病症，随着年龄的增大也有所增加，这些因素都会使怀孕的几率出现明显下滑。而且不可忽视的是，35 岁以上的女性发生染色体畸变而导致胎儿畸形的比例，随着年龄增加呈上升的趋势。

有关资料显示，35 岁以上的女性和 25～30 岁的女性相比，分娩出的孩子发生先天性缺陷的几率高两倍以上。

另外，由于工作压力大以及渴望尽快生育一个宝宝，高龄女性容易产生恐惧、焦虑等不良情绪，这种情绪可导致内分泌出现异常而不能正常排卵。结果使很多生育能力就不强的高龄女性准备了很久也无法怀孕，做妈妈的愿望不能得到实现。

而且，最重要的是，35 岁以上的高龄产妇还将面临分娩这一难关。高龄产妇的阴道和子宫颈的弹性较差，骨盆关节也比较僵硬，子宫收缩能力明显减弱，分娩时间会比较长，出现难产的几率比较高。尤其是发生高血压和糖尿病等合并症的发病率很高。

因此，对女性来说，千万不可错过最佳怀孕时机。

5. 低龄受孕

从理论上说，只要女性出现月经，就有可能会怀孕。但是在

20岁之前，女性的生殖器官并没有完全发育成熟。特别是高级神经系统和骨骼系统，比性成熟还要晚好几年。若过早怀孕的话，胎儿与发育中的母亲争夺营养，对母亲健康和胎儿发育都不利。另外，女性在20岁之前，其精力、记忆力、时间等各方面都处于学习知识的最佳阶段，过早孕育会影响工作和学习等各个方面。

女性过早生育不但会导致低体重儿和胎儿畸形，比如幽门狭窄、多指、男孩尿道下裂、马蹄足等，还会提高早产和难产的发病率，增加新生儿的死亡率。据调查，准妈妈年龄在24岁以下者新生儿死亡率最高。而且，生育过早的女性也容易患其他疾病，比如早育女性患子宫颈癌者就要比晚育女性多得多。

男性虽然几乎终身都具有生育能力，但是也有最佳生育时期。在1989年，法国知名遗传学家摩理士曾经针对男性的生育能力进行了研究，力图发现男性的生殖生物钟规律。他的研究成果表明：30～35岁的男性所生育的孩子是最优秀的。男性精子质量在30岁时达到高峰，然后能持续5年的高质量。

现在，我国提倡晚婚晚育，这个政策符合现代医学理论，对优生优育有着很积极的指导意义。晚婚晚育并不是要求夫妻尽量推迟婚育时间，而是建议青年男女在一个比较合适的年龄结婚生子。生理学家认为，女性在23～28岁之间是生育的最佳年龄段。这一时期的女性全身发育完全成熟，卵子质量高，若怀孕生育，并发症少，分娩危险小，胎儿生长发育好，而且早产、畸形儿和痴呆儿的发生率最低。

有些女性如果必须以工作和事业为重，各种物质条件也不具备，那么暂时不适宜生育。在婚后一定要做好避孕措施，注意保养身体，但是选择生育的时间最迟不要超过30岁。

6．在停服避孕药后立即受孕

服用避孕药是女性比较常用的避孕方法之一。近年来，随着科技的进步，避孕药的成分也在发生改变，对女性身体造成的伤害也在不断减小。越来越多的新婚青年男女，因为暂时不想要孩子而选择口服避孕药避孕。但究竟停药后何时怀孕较好，也是许多夫妻非常关心的问题。其实，避孕药的致畸作用与停药后受孕的间隔时间关系密切，只要掌握好怀孕的时机，胎儿发育就是健康的、安全的。

避孕药含有孕激素和少量雌激素这两种有效成分，由人工合成，会给胎儿带来一定的危害。停服避孕药后，少则1个月，多则3个月，女性就能恢复排卵，但这个时候不宜立即怀孕。因为避孕药有抑制排卵和干扰子宫内膜生长发育的作用，所以怀孕后造成胎儿质量不高或胎儿畸形的可能性也会增加。

女性最好在受孕前半年就停服避孕药。等到有3次正常的月经周期后，身体已经恢复正常，这时才可以考虑怀孕了，而且，怀孕的成功率和宝宝的健康都能够得到保证。也就是说，女性在停服避孕药后，恢复3～6个正常月经周期后再怀孕，是非常科学的做法。

停药期间，如果有性生活，应该采取其他可靠的避孕措施，如避孕套、子宫帽等。有的女性在没有恢复月经正常周期的情况下就怀孕了，这样胎儿的质量不但无法得到保证，计算预产期也有很大难度。如果真的在此期间怀孕了，就应主动到医院检查一下，向妇产科医生说明详情，必要时可以进行染色体、羊水检测及超声波检查，正确处理妊娠。

7. 在取出宫内节育器后立即受孕

宫内节育器作为一种异物通过而导致子宫腔的无菌性炎症、干扰孕卵的种植而取得避孕的效果。使用宫内节育器避孕的女性，应当在取出宫内节育器后，必须让子宫内膜有一个恢复期，大约在月经恢复正常3～6次，也就是说3～6个月后才能怀孕。当然，女性取出宫内节育器期间，还可以采取其他避孕措施，比如使用避孕套等。

对女性的身体来说，节育环是一种异物，无论上环时间长短，都会对子宫黏膜形成一定的刺激，从而带来一系列的影响。子宫是孕育胎儿的场所，子宫内膜在受精卵着床后会发生改变，子宫内膜迅速发生蜕膜变，成为胎儿发育和成长不可缺少的部分。

子宫内膜受到手术损伤或者长期出现炎症，都不利于受精卵顺利着床和胚胎正常发育。如果子宫内膜发生蜕膜样变并不完全，使胎盘存在某种缺损或出现功能障碍，胎儿就无法通过胎盘从母体获得营养物质并把代谢废物排出，导致胎儿不能正常发育，甚至还会出现畸形、死胎、流产等情况。如果女性的子宫底部内膜有损伤、炎症，那么受精卵着床位置和胎盘发育不正常，也有可能会形成前置胎盘或分娩时出现胎盘早剥的现象，从而威胁母亲和婴儿的生命。

8. 在早产或流产后立即受孕

妊娠是一个复杂的生理过程，需要许许多多的因素在合理的调配下才能共同发挥作用，无论哪一个环节出现了问题，都会影响妊娠的过程及质量。对女性来说，无论是人流还是早产，她的身体已经步入了妊娠过程，各器官都会发生各种生理性变化来适应怀孕的需要，如子宫逐渐增大变薄；子宫峡部逐渐伸展拉长变薄，扩张成为子宫的一部分；卵巢增大，停止排卵；乳房增大，腺管发育；心肺负担和功能增强，心血排出量增强，血压变化，循环血容量增加；内分泌系统发生变化等。

面对这一系列的变化，女性的身体需要一个很长的时间来适应。而流产或早产突然中断了这一过程，不但对女性的子宫、阴道等器官会造成一定的影响，还会导致女性的神经系统和内分泌系统功能发生紊乱。如果在流产或早产之后，女性的卵巢、子宫内膜、激素和内分泌还没有调整好之前立即怀孕，就会使卵子质量、受精卵着床和胚胎的发育都有可能得不到很好的保障，这样，不仅对胎儿不利，也不利于女性的身体恢复。

为了使子宫等器官组织尽快恢复应有的功能，并为下一次妊娠创造良好的身体条件，早产或流产的女性应该在至少6个月后才可以再次怀孕。只有这样才有利于自身和胎儿的健康。

9．在抽烟或喝酒期间受孕

大家都知道抽烟、喝酒对优生优育不利。但仍有许多夫妻存在这样的疑问：怀孕前多长时间内应该禁止抽烟、喝酒呢？如果在怀孕期间抽烟、喝酒，会对胎儿产生什么后果？科学研究表明，抽烟、喝酒对精子和卵子的影响特别大，极容易导致缺陷儿的产生。让我们来详细地说明烟酒对生育造成的危害。

首先，男性如果有抽烟的习惯，香烟中的尼古丁等有害物质就会影响精子的发育，不但会降低精子的活力，还会增加精子的畸形率。据调查统计，每天抽烟20～30支，精子畸形率显著增高；超过30支，畸形精子更多，并且会导致精子活动能力下降。

女性如果抽烟或吸入了二手烟，容易引发月经失调，影响正常的排卵，降低受孕几率。女性如果处于妊娠期间吸烟，那么烟草中的毒素进入母体后,可以通过胎盘危害正处于发育状态中的胚胎,导致胎儿体细胞染色体出现畸变。尤其是在胚胎发育早期这一敏感时期内,烟草毒素不仅会增加染色体畸变几率,而胎儿染色体畸变与流产、死胎、多发畸形、先天性疾病等都有着密切的关系。

吸烟的女性与不吸烟的女性相比,容易出现早产、流产,而且新生儿的死亡率也比较高。怀孕的女性吸烟更易患贫血,产后母乳不足的情况也更为常见。此外,通过研究还发现,吸烟的女性生下的婴儿易患呼吸道疾病和皮肤病,易呕吐、腹泻。而且吸烟的女性生出的孩子在11岁之前,在身体和智力上的发育都较差。

其次,男性如果过量饮酒或长期饮酒,都会对精子造成损伤,影响受精卵的质量。由这样的受精卵所形成的胎儿,不但发育速度迟缓、反应迟钝和智力存在障碍,还可导致胎儿面部、骨骼、四肢和心脏等器官畸形。

女性如果在妊娠期间饮酒,有害成分可通过胎盘进入胎儿体内,导致胎儿产生"酒精中毒综合征"。胎儿出生后体力和智力等方面都比不上正常的孩子,生长发育迟缓,也容易夭折,有的还会出现小头畸形等。

那么,戒烟戒酒应该选择在什么时间呢?一般来说,在怀孕前3~5个月就应该开始戒烟戒酒,为生育后代做好生理上的准备。为了下一代的健康,夫妻俩千万不要存在侥幸心理。如果在这期间有过"破戒"行为,最好到医院与妇产科专家进行交流,征求专家的意见,再做出是否怀孕的决定。

10. 在冬春时节受孕

十月怀胎,宝宝呱呱坠地,年轻的爸爸妈妈有人喜有人忧。

有的夫妻发现生下的宝宝存在某些问题，并不像别人的宝宝那样健康、聪明，顿时非常失落。其实，要想做到优生优育，从结婚、怀孕时就应该开始注意。怀孕的时节也是非常重要的，妊娠的时间要避免在冬天和早春。

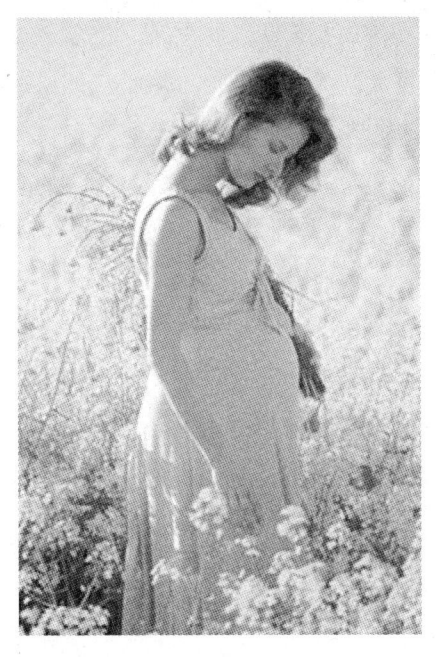

这是因为，冬季空气污染较重，如果在这个时候怀孕，发生缺陷儿的可能性要大于其他季节。有关研究表明，早孕胚胎出现畸形和室内外空气污染有密切关系。冬季大气二氧化硫、总悬浮颗粒浓度最高，出生缺陷儿的几率也较其他季节高，尤其是在空气污染较重的工业城市更应注意。冬季取暖、家庭生活使用的燃料对新出生儿缺陷也有影响。烧煤的家庭，新生儿缺陷率为8.6‰，使用液化气的家庭，新生儿缺陷率为7.4‰，用煤气的家庭，新生儿缺陷率为5.5‰。二氧化硫是空气重要的污染物之一，它对人体细胞内承载遗传物质的染色体也有一定的毒害作用，容易使胎儿出现畸形。

女性如果在早春时节怀孕，容易感染各种病毒，引发胎儿出现畸形的危险。春季空气湿度大，气温逐渐升高，有利于各类病毒的繁衍和传播，病毒性疾病在人群中暴发，增加了准妈妈的感染机会。如果准妈妈在早孕期间患风疹病毒感染，就会引发胎儿先天性心血管畸形，常见的有动脉导管未闭、肺动脉瓣狭窄；还可能会发生白内障、聋哑等先天性畸形。

尤其是巨细胞病毒感染会给大脑造成永久性的损伤，最终引发先天性精神障碍。流感病毒、疱疹病毒、水痘病毒、脊髓灰质炎病毒、流行性腮腺炎病毒等都可以通过胎盘对胎儿产生影响，引发先天性畸形。准妈妈感染病毒后会出现发热、流涕、头痛等上感症状，或者合并细菌感染，这时，必须去医院就诊，如果临床医生未问明早孕病史，往往会给患者服用阿司匹林、扑尔敏、四环素等药物，这样又增加了药物致畸的机会。

所以，为了优生优育，妊娠要尽量避开冬春季节。一般选择在5月至10月这段时间内怀孕为好。

11．在发生宫外孕不久后受孕

医学专家表示，异位妊娠就是平常说的宫外孕。虽然宫外孕在发病时十分危险，但在及时有效治疗后，很多女性再次怀孕的可能性非常大。

宫外孕治愈没多久，求子心切的夫妻便匆匆再次怀孕了。这种急切的心情我们可以理解，但是，这样做会很危险，如果输卵管并没有完全疏通，再次引发宫外孕的可能性非常大。资料显示，重复异位妊娠的发生率可达到15%左右。

所以，在宫外孕彻底痊愈后，女性一定要在一段时间内坚持避孕，千万不要急于怀孕。如果准备要孩子，在受孕前一定要接受医生的仔细检查，在确认身体状况一切都正常后，才可以取消避孕措施，考虑再次怀孕。

12．在性生活后阴道出血时受孕

通常来说，夫妻双方只要性生活方式正常并且和谐，阴道一般不会出血。如果在性生活过程中或结束后,女性阴道有出血的情况,这就说明生殖器官存在某种疾患。其中,最常见的疾病是生殖器官有炎症,如各种阴道炎及宫颈息肉等。

女性在患有滴虫性阴道病的情况下受孕,孕早期有可能会出现流产或胎儿畸形等情况,孕中期有可能会由于胎膜早破和胎盘早剥而引起胎儿感染,更为严重的是分娩时胎儿的眼睛可能会在经过阴道时被感染,使角膜受到影响。女性如果患有霉菌性阴道病,分娩时还可能会使胎儿受到霉菌感染,出生后引起鹅口疮。而宫颈息肉会使子宫颈在分娩时裂伤,引起出血。

因此,夫妻双方要注意,在性生活后,女性如果出现阴道有流血的情况,应及时去医院接受检查治疗,待病情得到控制或治愈后才可以受孕。

13. 在不良环境下受孕

很多夫妻都感到有些疑惑,自然环境和受孕之间会有什么联系?事实上,人体由于含有水分和电解质,是一种导体,并且人体内充满了电磁场。自然环境的变化,例如日食月食、太阳磁暴等,都会对生殖细胞构成影响,引起生殖细胞畸变,容易孕育出不健康的宝宝,所以,夫妻俩受孕最好要避开以下时间:

①避开各种自然界灾害

发生雷电、地震、日食月食等自然现象时,自然界有可能会产生各种电磁辐射,如 X 射线等,一旦生殖细胞受到这些射线的辐射后,就有可能会发生基因突变。

②避开每个月阴历的 14～16 日

在这段时间,月球对地球的引力达到最大值,这种引力作用于人体会引发情绪波动,精子和卵子的活力会受到一定影响,所以,准备生育的夫妻最好避开这段时间。

③避开太阳黑子高峰年

太阳黑子暴发的年份，太阳活动非常剧烈，会对人体造成一定的影响，有可能会影响受精卵顺利着床和胎儿正常的生长发育，甚至导致新生儿智力发育不良。通常，国际统一规定以1745年的零点来计算太阳黑子周，一般认为每隔11.2年出现一个太阳黑子周，所以，准备生育的夫妻最好计算一下时间，避免此时受孕。

14．受孕时双方达不到性高潮

如果夫妻双方在性爱过程中都出现性高潮，那么这对提高受孕率和实现优生优育都是非常有利的，甚至在一定程度上可提高生男孩的几率。由于女性易孕期是在两次月经中间的前3天到后4天，即排卵期前后，如果计划要怀孕，男性最好能自我控制一下，把精液相对集中在女性的排卵期使用。

生殖学专家指出，如果女性在性生活时不能获得性高潮，将不利于产生优良的受精卵。同时，性高潮会使女性子宫颈分泌更多的碱性黏液，不仅有利于提高精子的生存能力和运动能力，还会促使平时紧闭的子宫颈口松弛张开，方便精子进入子宫，使更多强壮而优秀的精子与卵子有结合的机会，形成优良的受精卵。

夫妻双方要想达到理想的受孕状态，可以通过以下两个"小妙招"来达到完美性高潮，享受优质性生活，孕育一个健康、聪明的宝宝。

（1）多一点视觉刺激

夫妻同房时，应根据男性和女性生理特点不同而采取不同的策略，给予适当地刺激。而激发男性性欲，让男性达到性高潮的最佳刺激是视觉，因此，妻子要尽量克服羞涩感，在居室内保留一定的灯光，让丈夫可以看清自己的身体；而促进女性达到性高潮的最佳刺激是触觉，丈夫不要一开始就直奔主题，要做足前戏，对妻子的身体进行触摸、亲吻等刺激，以促使妻子达到性高潮。

（2）温馨的居室氛围

同房受孕前，夫妻俩可以对居室进行一定的修饰，比如放置一些鲜花，布置一些装饰品，同时播放一些缠绵悱恻的音乐来营造一个温馨、浪漫的氛围，这些都将有助于夫妻享受和谐的性爱，共同进入性兴奋状态。

15．夫妻双方心情不佳时受孕

研究证实，夫妻双方在身体和精神状态都非常好的情况下同房，内分泌系统会分泌出大量对健康有益的酶、激素与乙酸胆碱等，使夫妻双方的体力、智力处于最理想的状态。这时，性生活最和谐，非常容易达到性高潮，形成优良的受精卵。

反之，夫妻双方只要有一人身体虚弱或心情不好，就无法保证形成优良的受精卵，受精卵的着床和生长也会受到影响，甚至

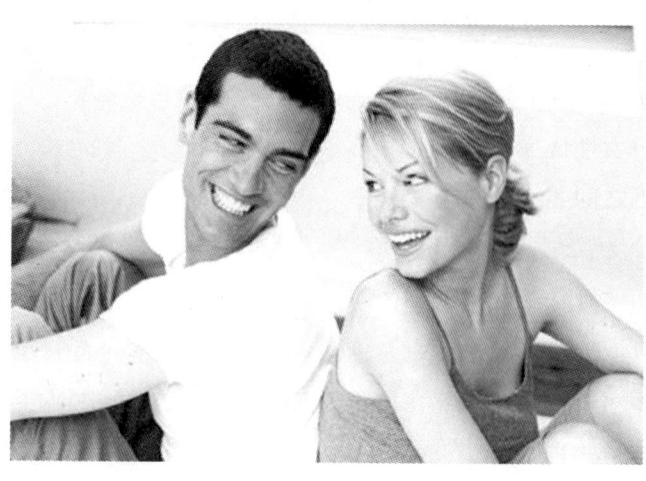

还会出现胚胎发育停滞、流产或胎儿脑神经发育不良等问题。另外，性生活次数的多少也会对精子的质量有影响，男性射精过频或精子过少，都不利于受孕。因此，夫妻双方可以通过以下方式来达到完美受孕的目的。

（1）要适当休息

准备孕育宝宝之前，夫妻双方要保证丰富的营养和充足的休息，保持心情愉悦，把身心调整到最佳状态。在受孕之前，为了保证精子活力旺盛，可以适当地禁欲 5～7 天。此外，夫妻双方还要相互理解，保持和谐、愉快地沟通，以提高性生活的质量。当然也更容易孕育聪明、健康的宝宝。

（2）控制性生活的次数

性生活的频率对精子质量有一定的影响，合理的性生活对精子的生成更新有积极作用。性生活频率过高，射精过于频繁会使精液趋于稀薄，精子数量减少；性生活频率过低，精子容易出现老化，更新不及时而导致活力不足。因此，准备受孕前，夫妻双方要合理地控制性生活的次数，通常每周以 2～3 次为宜。

16．在生理低潮期受孕

人体生理节律体现为体力、情绪、智力三方面的周期性变化。大部分女性认为受孕和身体节律二者之间没有什么关联，或者觉得它们之间的联系不值得重视。事实上，在身体生理节律低潮时受孕，受孕的质量不能得到保证。

科学研究表明，在人的一生中，身体内一直存在着体力、情绪及智力三方面的周期性变化，这种周期性的变化为人体生理节律。

通常，人体处于生理节律低潮期或低潮与高潮期临界日时，身体容易感到疲倦，情绪容易出现波动，会造成注意力不集中、记忆力和判断力下降、做事效率低等情况。同时，身体抵抗力也下降，易被病菌侵扰，感染疾病的几率增大。

夫妻双方如果在同时出现生理节律低潮的时候受孕，生下的宝宝容易体质虚弱、智力低下；夫妻双方如果仅有一方出现生理节律低潮，另一方处于生理节律高潮，宝宝出生后的健康和智力也大多一般。因此，夫妻受孕前要做到以下几点：

（1）找出夫妻双方生理节律高潮的时间

一般来讲，体力生理节律周期为 23 天，情绪生理节律周期为 28 天，智力生理节律周期为 33 天。每一种生理节律都有高潮期、临界日及低潮期，三个生理周期的临界日分别为 11.5 天、14 天和 16.5 天，临界日的前半期为高潮期，后半期为低潮期。如果夫妻能在 3 个节律的高潮期受孕，那么，孕育出的宝宝往往身体健康，智力也较好。

（2）可通过万年历计算人体节律周期

从出生那天起一直计算到受孕那天为止的总天数，还需加上闰年所增加的天数，然后分别除以 23、28、33 这 3 个数字，如果余数等于临界日的天数则为临界日，余数小于临界日则为高潮期，余数大于临界日则为低潮期。

（3）身体处于生理节律低潮期的信号识别

其实，我们完全可以通过人体在体力、情绪、智力上发出的信号来进行判断。如果出现健忘、思维愚钝、心绪烦躁、浑身无力等状况，那么你的身体就有可能是正处于生理节律低潮期。

一般来说，女性在每个月月经的前 1 周出现一次生理节律低潮。但是，每个人的身体状况不同，也有的女性在来月经的前一周特别亢奋，性要求也很高，恰好是很好的受孕时机。男性生理节律的低潮大约一个月或一个半月出现一次，平时可以细心体察自己在每个月的哪几天身心状态不佳。

对夫妻双方来说,在生理节律低潮阶段,要适当地缓释压力,维持一个平衡的心理状态来迎接受孕。

三、准妈妈运动误区

准妈妈拥有健康、强壮的身体,不但有利于平静地度过妊娠期,而且有利于顺利分娩。一个健康的女性比一个体质虚弱的女性更能经受住阵痛期和分娩期的高度紧张情绪,并有较好的恢复能力。

为了自身和胎儿的健康,准妈妈应该进行适当地运动。不过,准妈妈在孕期如何运动,应该咨询医生,采纳医生的建议:如要了解孕期的哪个阶段可以运动,哪些时候根本不能运动以及适合的运动方式、运动量的大小等都要根据个人的身体状况而定,不能一概而论。

1. 准妈妈不能运动

我们常见到很多怀孕的女性,尤其是那些高龄的女性,知道自己怀孕后,就变得高度戒备,不但辞去工作和停止各种文体活动,而且不做家务,躺在床上静养,等着宝宝出生。

实际上,妊娠期间适当地做些运动,不但可以消耗母体内多余的血糖,防止患上妊娠糖尿病,而且还有益于宝宝正常发育。但准妈妈在运动前,要先向医生咨询,并在医生的指导下,根据身体状况来做运动,具体做法参考如下:

(1)孕早期多做有氧运动

一般来说,处于孕早期(怀孕3个月以内)的准妈妈应该尝试多做一些有氧运动。游泳不但能有效地改善体质，还不容易造成运动伤害，对准妈妈来说是相当好的有氧运动。怀孕前就一直坚持游泳的女性，怀孕期间如果身体状况良好，那么从孕早期到后期都可以继续进行游泳。

最重要的是，准妈妈游泳可以让全身的肌肉都活动起来，能促进血液循环，对宝宝的神经系统发育很有好处。同时，准妈妈经常游泳，不但可以改善情绪，减轻妊娠反应，还可以增强心肺功能。由于水的浮力大，可以减轻关节的负荷，消除淤血、浮肿和静脉曲张等症状。

除了游泳以外，准妈妈每天还可以按时做一两种带有节奏的有氧运动，如慢跑、快步走、爬楼梯、跳简单的韵律操等。但是，像跳跃、扭曲或快速旋转运动都不能进行，骑车更应当避免。

准妈妈完全可以做些日常的家务，如买菜、做饭、扫地、洗衣服、擦桌子等都没有什么问题。如果妊娠反应严重，频繁呕吐，就要适当地减少家务劳动。

（2）孕中期加大运动量

怀孕中期（4～7个月），胎盘已经形成，这是整个妊娠期间最稳定的时期，发生流产的可能性比较小。这个时期，胎儿还比较小，准妈妈的身体还不是很臃肿，活动能力受到的限制也不是很大，所以可以适当地增加运动量。当然这里所说的加大运动量，并不是增加运动强

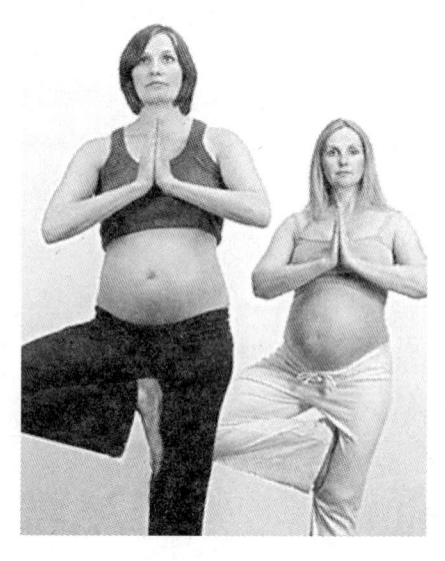

度，而是提高运动频率、延长运动时间。但需要强调的是，一定要根据自己的情况来做运动，不要勉强。

这一时期，散步是最合适的运动。散步既能加快肠胃蠕动，也能增加身体耐力和承受力，增强肌肉收缩能力，对于将来的分娩很有帮助。而准妈妈在走动的同时，胎儿也不闲着，可以刺激胎儿活动。

在晴朗的天气下，准妈妈应该选择在上午10点和下午4点左右散步，因为这个时候的阳光比较温和，边散步边晒太阳对身体很有好处，不但可以借助紫外线杀菌，还能使皮下脱氢胆固转变为维生素，这种维生素能促进肠道对钙、磷的吸收，对胎儿的骨骼发育特别有利。

散步要选择适合的环境，人车密集、声音嘈杂、空气污染严重的闹市区不适宜散步，要尽量选择环境优美的地方，如公园、树林、郊外的田野等，实在不行也可以选择绿化比较好的小区。散步每天1次，每次30～40分钟。

由于孕中期体重在不断地增加，身体的平衡性也越来越差，做家务会面临一定的困难。因此，要避免有危险性的家务劳动，如擦窗户等。而需要保持一种姿势、容易感到疲劳的家务活也要避免，如弯腰拖地等。

（3）孕后期做慢运动

怀孕后期（8～10个月），尤其是即将分娩的准妈妈，已经大腹便便，行动非常不便，身体负担很重。在这个时期运动，需要谨慎小心，应侧重于锻炼肌肉收缩能力和呼吸能力，这样，不但对胎儿健康有利，还能为分娩做好准备。

这一时期的运动要缓慢轻柔，既要达到锻炼的目的，又不会给自身和胎儿带来危害。但做运动时的速度要慢，做运动的时间不要过长,可以适当地增加运动次数,减少每次运动量。此时,适合准妈妈做的运动,除了稍慢的散步以外,还有孕妇体操、瑜伽等。

准妈妈可以早、晚各做一次专门为其设计的体操。孕妇体操做起来非常容易、简单,对分娩和产后恢复都大有益处。不但能防止由于体重增加和重心变化引起的腰腿疼痛及松弛腰部和骨盆肌肉,还能为分娩时胎儿顺利通过产道做好准备。

2.准妈妈不能外出旅游

准妈妈外出旅游,会让很多人觉得不可思议。大家可以想像一下:准妈妈外出旅游将会遇到多少麻烦和困难,卫生状况和营养需求都得不到保障,感染疾病和出现营养不良的可能性会大大增加,而且,旅途疲劳和颠簸还容易引发早产或流产等。

虽然麻烦很多,但准妈妈并不是绝对不可以外出旅行的。准妈妈如果一直待在家中就会感到无聊、焦躁,那么选择外出旅行,可以改变生活环境、欣赏美景、放松心情、转移注意力,有利于身心健康。所以,准妈妈可以适当地外出旅行,尤其是去风景优美的地方旅游。但是在旅行时,准妈妈要注意以下几点:

(1)制订合理的旅行计划

选择一个合适的旅游目的地,也就是要选择一个交通便利、信息发达、医疗技术先进、环境优美、基础设施完善、社会环境稳定平静的、最好是离家比较近、对这个景区有所了解的地方。千万不要前往传染病高发区。

准妈妈即使身体状况良好,旅途也不能过于疲劳。旅游时观赏景点不要贪多求快,避免过于劳累;合理安排行程,要保证休息时间,保证足够的睡眠。此外,在出发前准妈妈必须查明到达地区的天气、交通、医院等情况，若行程是难以计划和安排的，有许多不确定的因素的话，还是以不去为好。

（2）途中要有人全程陪同

准妈妈处于特殊时期，不能一个人独自出门，最好由丈夫或家人全程陪伴，一同前往。这样，不但会使旅途较为愉快，当准妈妈觉得累或不舒服的时候，也有人可以照顾。

（3）要多注意衣食住行

准妈妈在旅游途中要注意防寒保暖，根据天气变化随时增减衣服，要特别注意预防感冒。在盛夏，要注意防暑降温，要穿着舒适、透气的单衣，要注意补充水分，采取一些防暑措施，如涂抹防晒霜、戴太阳镜等。穿平底鞋、弹性好的袜子和戴托腹带，可减轻疲劳带来的不适；可以多带一些纸内裤应急。

准妈妈旅游期间要注意饮食卫生，饭前便后要洗手，禁吃生冷不洁食物。选择在卫生条件好的餐饮场所进餐，不吃小摊、小贩的食物，不要随意尝试当地特色小吃，不要随意尝试自己没有吃过的食物。合理膳食，保证营养需求，可随身携带一些营养保健品作为补充。要预防病从口入，防止患上胃肠炎、食物中毒、腹泻等消化道疾病。

准妈妈的住宿条件绝对不能马虎。不要选择那些周围治安环境差、卫生条件差的旅馆。旅馆中必须保证有淋浴、热水等必备的卫生设施。

准妈妈出行应该乘坐舒适、便捷的交通工具，最好选择快而平稳的车、船、飞机等。交通工具如果颠簸不稳，极易引起流产。坐车、乘飞机一定要系好安全带，而且要在落座前找好洗手间的位置。由于准妈妈会出现尿频现象，而且憋尿对身体是没有好处的。最好能每小时起身活动10分钟，如果颠簸得较厉害的话，就不要起身了,在座位上伸展一下身体即可。不要搭乘摩托车或快艇,走路的时候,步幅要短,步频要小,保持步态平稳,防止摔跤。

(4) 随身携带药品

准妈妈决定出门旅行的时候,要先去医院做检查,详细了解自己的身体情况,并询问旅游时应该注意的有关事项,并知道医生的联系方式,以备出现紧急情况时联系。一些胃肠药、治疗外伤的药水、药膏、创可贴、花露水等,在使用时要先看说明书上是否有孕妇慎用的字样。

(5) 运动量不要太大或太刺激

在旅游中,会有各种各样丰富多彩的文体活动和娱乐项目,准妈妈一定不要抱有侥幸的心理,以免给自身和胎儿带来伤害。有很多活动量大的项目,不但容易透支体力,而且容易导致各种意外伤害发生,从而导致流产、早产及破水等。太刺激或危险性高的活动也不能参与,如过山车、自由落体、高空弹跳等。

(6) 旅途中随时都要注意身体状况

旅途中,要注意休息,如果感觉疲劳,千万不要硬撑;若身体有异常,如腹胀、腹痛、下体出血、破水等,应马上就医。此外,准妈妈如果有感冒发烧等症状,就应该及时去看医生。总之,不要轻视身体上出现的任何症状而继续旅行,以避免造成不可挽回的损失。

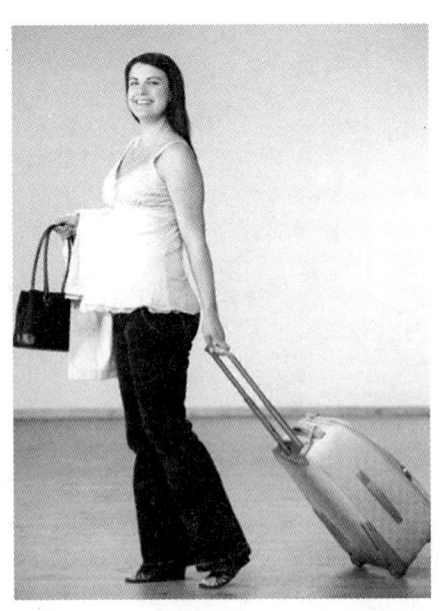

(7) 旅行的时间最好安排在妊娠中期

准妈妈出门旅游,特别是旅行距离较长的,最好安排在怀孕中期(4～6个月)。这个时期早孕反应已经消失,身体状况慢慢恢复平稳,腹部还不是很臃肿,行动还比较灵活,流产或早产的可能性相对来说比较小。

妊娠早期胎盘还没有发育完好,如果活动过多、旅途疲劳、不规律的生活等都容易引起流产。而且此时胎儿各个器官正在慢慢形成,在公共场所或交通工具上,人群密集,容易感染病毒、细菌而导致流产或胎儿畸形。妊娠晚期,准妈妈要定期接受产前检查,到了孕36周后胎儿已趋成熟,随时都有可能会分娩,所以这个时候也不宜旅行。

3. 准妈妈少动为妙,以防动了胎气

在很多人的传统观念里,准妈妈是不适合运动或劳动的,就怕动了"胎气",加上现今中国一对夫妻只生一个孩子,对准妈妈的照顾更是小心翼翼。于是,很多准妈妈"逃避"一切体力活儿。其实,现代医学证明,这种做法是错误的。

不论处于人生中的哪个阶段,运动都是每个人应该具备的一种良好的生活习惯,对准妈妈来说也是如此。其实,静养生、动健身,动静相结合才能更好地保持身体健康,但关键是运动要科学合理。准妈妈如果在孕期不运动,让自己始终处于安静、过分单一的生活状态,那么不但会很容易使身体发胖、胎儿过大,而且心情也会变得很沉闷,有时难免会滋生一些不良情绪,这对自身及胎儿的发育都是不利的。

当然,由于在生理上处于非常特殊的时期,所以准妈妈在进行运动时,身体要注意保持平衡性,动作应缓和而不要过猛、过急,避免摔跤、滑倒;运动中要量力而行。更不要单一地认为运动有

益于孕期保健，就进行某些剧烈的运动，如跳劲舞、打球等。准妈妈在运动中如发生腹痛、出血、破水或运动后胎动消失，应迅速去医院就诊。

准妈妈在孕期要坚持做到动静结合，使身心时时处在最佳状态，这对优生优育都是非常有利的。考虑到自己和宝宝的安全问题，准妈妈在运动时一定要遵守下面几点：

（1）穿着运动专用的服装

运动专用的服装往往宽松舒适、散热效果好、弹性好，有利于身体活动及伸展。而且有些由吸汗材质制作的服装吸汗效果强，不容易给皮肤带来不适的感觉。

（2）做好热身运动

由于孕期身体内的激素发生了变化，准妈妈的肌肉和关节都变得较为松弛，如果不做好热身运动让身体活动开，在运动过程中肌肉和关节就容易出现拉伤。因此，锻炼前一定要做好热身运动，避免抽筋。

（3）避免在天气炎热和闷热时做运动

准妈妈在非常炎热的天气里或在强烈阳光的直射下进行运动，将面临中暑的威胁。在夏季运动，准妈妈最好选择在凉爽的早晨和傍晚，或者阴凉的室内。

（4）运动强度要适当

运动时心跳会明显加快，准妈妈需要保持心跳速率每分钟不超过140次。

（5）避免跳跃和震荡性的运动

准妈妈如果进行震荡或跳跃性的运动，就很难保持身体的平衡性，如果发生摔倒或碰撞，使胎儿感受到撞击，就很容易造成宫缩或破水，甚至发生早产。

(6) 每次运动不应超过 15 分钟

一般情况下，运动超过半个小时身体才会开始消耗脂肪，普通人这样运动没有什么大问题。但是，准妈妈就不同了，应该在运动 15 分钟之后休息一下，即使体力能够支持也要休息后再开始运动。

(7) 运动前、中、后三个阶段都要尽量补充水分

运动时会不断地失去水分，同时身体温度上升。而及时补充水分不但能避免脱水，还可以有效地控制体温上升。准妈妈的体温一旦快速上升，胎儿心跳也会跟着加速。准妈妈体温每上升半度，胎儿的心跳会增加约 10～20 次，会相对增加胎儿状况的不稳定性。因此，准妈妈在运动的前、中、后三个阶段，一定要补充水分。

(8) 怀孕 4 个月后，禁止做仰卧运动

怀孕 4 个月后，准妈妈子宫的体积和重量都增加了很多，子宫会压迫其他器官和血管，阻碍血液循环，此时，如果做仰卧运动就会加剧这种状况。由于在怀孕期间准妈妈还有一些生理改变，所以在进行运动时要注意强度，切不可按照怀孕前的习惯去做各种姿势的运动。

4．准妈妈可以随便进行各种运动

随着生育观念的进步，我们逐渐认识到"准妈妈不宜运动"这种传统观念是不科学的。适当运动对准妈妈来说大有益处，能够帮助其调整身体，以适应妊娠和分娩的需要，使分娩变得更顺利、更轻松。但这并不意味着在孕期准妈妈就可以随便进行各种运动。准妈妈如果运动不当，就很可能会造成无法挽回的严重后果。那么，准妈妈究竟可以做哪些运动？哪些运动最好不要做呢？

准妈妈在运动之前,应该先去医院做一个关于骨质健康的检查,可以帮助准妈妈了解自己的骨质状况,并且在医生的帮助下,采取一些措施来改进骨骼质量。

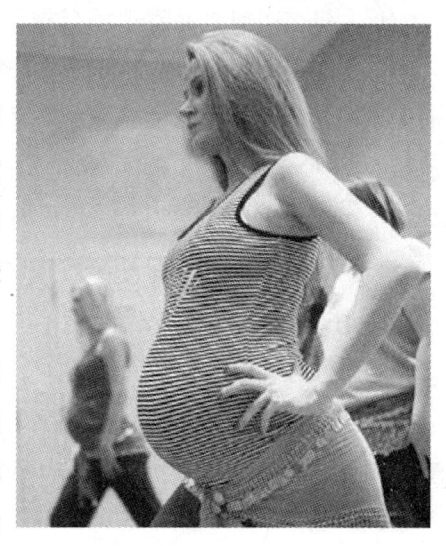

女性由于怀孕后,内分泌发生了改变,致使关节和韧带变得松弛,缺乏弹性;加上胎儿发育需要大量钙质,很容易造成准妈妈骨质密度降低。而持续的骨质密度降低,会使准妈妈患上妊娠期骨软化症或特发性骨质疏松症,其危害是,一旦轻微运动或不小心磕碰就会造成骨折。

医学专家随机抽取100名准妈妈进行骨质密度检测,调查结果表明,大约80%以上的准妈妈骨矿量数值低于正常水平,其中骨矿量丢失严重的准妈妈可达43%以上。也就是说,半数以上的准妈妈存在着运动健康隐患。

(1)准妈妈可以做的运动

①散步。准妈妈可以穿着一双舒服合脚的平底鞋,在准爸爸的陪伴下散步,让心情尽可能地愉快、放松。

②游泳。游泳对准妈妈来说是一项非常适合的运动项目,它可以使全身大部分肌肉都得到锻炼,肌肉协调能力增强,有利于提升准妈妈的耐力。由于浮力的作用,游泳过程中发生肌肉和关节扭伤的现象比较少见。如果是怀孕前就一直坚持游泳,而且怀孕期间身体状况良好,那么从孕早期到孕后期都可以继续游泳。

但是，如果游泳时水温过低就容易使肌肉发生痉挛，需要特别注意。

③孕妇体操。这个时期，准妈妈可以早、晚各做一次专门为孕妇设计的体操。该体操做起来非常容易、简单，对分娩和产后恢复大有益处。每次锻炼以不感到吃力为宜，不宜持续时间过长。需要注意的是，准妈妈如果原来就有颈椎病，在做某些动作时感到恶心、眩晕，应该立即停止，可找地方坐下来休息，防止晕倒。

(2) 准妈妈不宜做的运动

①快跑。准妈妈不适宜做快跑运动。不管有多喜欢，也不能像比赛那样卖力。遇到紧急情况，要意识到自己已经是准妈妈了，不能跑得太快。准妈妈快跑不仅会全身紧张，也会大大地影响胎儿的舒适感。特别是在怀孕初期，过分剧烈地快跑还可能会造成意外流产。

②滑雪。在低温的环境里，在复杂的地形中，滑雪既是一项充满刺激和挑战的运动，也是极具危险性的运动，即使是普通人也很容易发生骨折等意外，更何况是身怀六甲的准妈妈了。准妈妈本身负担就很沉重，如果还要使用沉重的滑雪工具来应付不断变化的坡度，那么肯定力不从心。所以，准妈妈最好不要尝试此项运动。

③骑马。骑马是一项很有挑战性的运动，骑马者需要掌握马的习性和脾气，这样才能驾驭它，没有长期系统的训练是很难做到的。马儿受到刺激随时都有可能会变得暴躁，即使在马夫牵马的情况下，准妈妈骑马也是很危险的，所以，准妈妈不宜骑马。

④负重登山。有些山峰如果地势平缓，海拔较低，地形简单，准妈妈以缓慢的节奏登上，而且在途中并不感到劳累，那么对身体有很大的益处。但如果负重太多，或是路程过远，就会让准妈妈感觉疲惫。准妈妈如果在登山过程中，大汗淋漓、失水过多，

或者不慎摔跤都是非常危险的，所以不宜登山。

除了上述运动外，像跳远、跳高、拔河、潜水、篮球、足球、滑冰、单双杠、蹦极等运动项目，准妈妈也应禁止做。

5．准妈妈绝对不可以运动

很多人都认为，女性怀孕以后是不能运动的，因为，准妈妈运动之后产生的大量热量会对胎儿造成不利的影响。其实，这种说法是错误的。

人体的血液循环具有自行调节的功能，准妈妈由于运动而使体温上升时，通往胎盘的血液循环系统就会马上发生相应的变化，消除母体过热对胎儿的影响，保证胎儿始终处在一种稳定的环境之中。

随着胎儿的生长发育，准妈妈的身体负担也会越来越重，出现腿部浮肿、腰背酸痛、便秘等症状。此时适量地运动，不仅可以锻炼肌肉、关节和韧带，还能缓解身体的疲劳和不适，为日后的自然分娩和抚育孩子做好准备。

比较困扰准妈妈的就是一个运动量的问题。一般来说，在怀孕头3个月，胎儿尚处于胚胎阶段，此时活动量宜小不宜大，以免引起流产。妊娠中期3个月，胎儿着床已经稳定，此时可以根据个人体质及过去的锻炼情况适当地加大运动量，进行力所能及的锻炼。当妊娠进入最后3个月，准妈妈应再次减少运动量，可以散步或适当做一些家务劳动代替运动，但要避免用力过大，尤其不能抬、提重物。

6．准妈妈运动前不需要热身

几乎所有的人都知道，在进行剧烈运动之前一定要先热身，以免使肌肉和关节受到损伤。即使是小幅度的运动，也最好先放松一下，消除身体的紧张感。对准妈妈来说，运动前的热身就更为重要，除了能够避免肌肉出现僵直和痉挛之外，适当热身还能对血液循环起到刺激作用，保证自身和胎儿的供氧。在运动之前，准妈妈可以参照以下几点来热身：

(1) 头颈部

先将头偏向一侧抬起下颌，再转到另一侧，回位后重复几次。然后将头轻轻地转到右面，之后回到前面，再转向左面，之后回到前面，可重复几次。

(2) 腰部

双腿交叉采取坐姿，将背部伸直缓缓向上伸展颈部，呼气的同时将上身右转，把右手放在身体后面，左手放在右膝上，缓缓地将身体扭转，使腰部肌肉慢慢舒展。正反方向可以轮流做几次。

(3) 手臂和肩部

采取跪姿，将右臂缓缓抬起伸到最大限度，然后弯曲肘部使手落到背后，同时把左手放到右肘上，将肘向下压向背部，左臂向下放在背后，左手抓住右手互相拉伸数次，放松后换手重复几次。

(4) 腿部

采取坐姿将背伸直，腿向前伸出，双手放在臀部两侧，先将一条腿慢慢弯曲，然后伸直，再换另一条腿重复上面的动作。

(5) 全身运动

采取站姿，将一条腿抬高，脚背向上弯曲，背部伸直，离开地面时向外翻，然后用踝关节在空中做圆圈动作，可重复几次。

在进行以上几个热身动作时，有几点是需要特别注意的：

(1) 一定要选择平坦的地面。

(2) 锻炼时，应该先从轻微的活动开始。

（3）背部要保持伸直，可以靠在墙壁或者是垫子上。

（4）呼吸要均匀、缓和，以免造成胎儿供血不足。

（5）双脚要放松，防止痉挛。

（6）如果热身时出现疼痛、不适或者是疲劳等，一定要马上停止。

7．准妈妈不能游泳

有很多准妈妈认为，游泳时水会通过阴道进入子宫，从而导致感染。其实，这种观点是不正确的。经过实验证明，洗澡水不会通过阴道进入子宫，况且妊娠时阴道上皮细胞糖原积聚，在阴道杆菌作用下分解产生乳酸，使阴道酸度增高，在这种情况下是不利于细菌生长的。

据报道，在日本的一家医院，医生为一位准妈妈实行水中分娩，结果母子平安，母亲在整个分娩过程中感觉舒畅，而且和采用以往分娩方式相比，准妈妈的痛苦较小。这主要是因为，准妈妈在水中分娩模拟了胎儿在母体中的环境，同时加上对准妈妈的按摩以及镇静作用，使得整个过程变得更加和谐顺利。因此，怀孕并不代表着身体就要远离水。

在怀孕期间，准妈妈的韧带和关节要比平时更加松弛和柔软，如果进行剧烈运动，就很有可能会造成伤害。而游泳就是一项比较柔和的锻炼方式。但是，任何体育锻炼都有其适当的限量，游泳也不例外。在游泳时，下面一些事项是需要特别注意的：

（1）游泳前的准备工作

①水温要保持在30℃左右，这样肌肉不容易抽筋，也不太容易疲劳。

②选择水质清洁、过滤消毒设备完善、管理好的游泳场馆，以保证游泳时的卫生和安全。

③游泳之前必须办理健康证，如有心脏病、肝炎、皮肤病等疾病，应严禁游泳。

④要考虑室内温度及通风情况，以防在锻炼或休息时因环境温度等不适而感冒。

⑤在下水之前应先沐浴，将身上的汗渍冲洗掉再游泳，这样可以使自己很快适应水温，同时也维护池水清洁。

⑥游泳之前，要补充一定的液体食物，以防脱水。游泳时，人虽然在水中，但毕竟是在运动，同样要消耗能量。

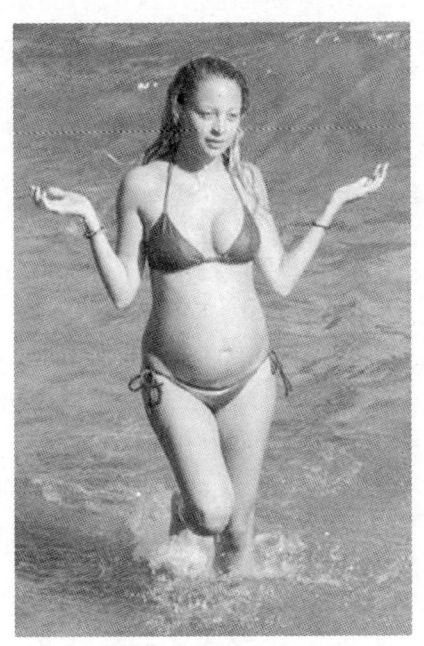

⑦运动前不要过饱或过饥，过饱会增加身体的负担而引起不适，过饥因能量补充不足，容易发生眩晕。

⑧为了避免入水前或出水后摔跤，最好穿着防滑拖鞋，到了池边再脱掉，或者一出水后就马上穿上防滑拖鞋。

⑨下水前应活动一下身体，以防在水中发生腿抽筋。

(2) 游泳时的注意事项

①不要脚朝下跳入池中，这样很容易使水进入阴道造成感染，而且，跳水容易对腹部造成冲击。

②不要潜入水中。潜水可能会给腹部造成过分地冲击，整个孕期都应避免挤压和震动腹部的运动。

③游泳的时间不宜太长，应以游泳后不觉太累为宜。

④不要穿着湿游泳衣到处乱坐，不要借用或租用游泳衣游泳。细菌也喜欢阳光、沙滩和水，越热越潮湿，细菌繁殖得就越快。如果穿着湿游泳衣到处乱坐，细菌容易侵入阴道繁殖，引起阴道炎。

⑤游泳时应有人在旁边或在岸上监护。

（3）游泳后的注意事项

①马上将身体冲洗干净。

②立即解小便，预防发生阴道炎。

③用氯霉素眼药水点眼，以防眼睛感染病菌。

④游泳后，体表温度有所降低，要注意保暖。

⑤及时补充水分或果汁。

⑥游泳之后，如果感到腹部疼痛或发生出血现象，要立即找医生诊治。

此外，不会游泳或游泳技术不熟练的准妈妈，最好不要选择在妊娠期间学习游泳。还有习惯性流产的准妈妈，尽量也不要选择在妊娠期游泳。

8．准妈妈做运动无所顾忌

有的准妈妈认为自己的身体一直都很好，做运动也就无所顾忌。其实，这是很危险的。女性在怀孕以后生理上发生了很大的变化，不能再像以前那样随心所欲地蹦蹦跳跳，运动时稍有不慎，就可能会对自己和胎儿造成危害。

准妈妈在进行运动前，一定要先询问医生，得到医生的许可后，从比较轻微的运动开始做起，等身体适应后，再逐渐地增加运动量。如果运动时感到身体不舒服的话，就要立即停止或者就医。准妈妈在运动时要注意的是：

第一，如果在怀孕以前就一直锻炼，那么妊娠后仍可继续进行，但是时间和强度要有所控制。如果平时没有锻炼的习惯，就要从轻微的运动开始逐渐加强，或者是做一些家务来代替锻炼。

第二，怀孕期间不能做仰卧起坐和举重等运动，否则会妨碍血液流向肾脏和子宫，影响到胎儿的发育，甚至会导致流产。同时，也要避免过分跳跃、弹跳、弯腰过度和大幅度的动作，以免对胎儿造成伤害。

第三，避免身体过热。当准妈妈的体温超过39℃时就会对胎儿的发育造成影响，因此运动量一定不能过大。夏天运动也要尽量选择在早、晚的时间，并且及时补充水分，保证充足的睡眠。如果身体出现异常，就要立即停止。

第四，妊娠晚期，有的准妈妈在做运动时可能会突然感到头晕、呼吸不畅、心跳加快等，此时要立即停止运动，并仔细检查身体的状况。准妈妈如果出现血压一直较高、阴道出血、羊水破或者心跳不规律等情况，就要及时就医。

第五，怀孕期间，准妈妈身体的生理改变会导致韧带的松弛，因此在做伸展运动时不要过分地拉伸肌肉和关节。

第六，在运动时，准妈妈要避免做容易跌倒或者容易受伤的高风险运动，避免肢体碰撞和激烈的运动，以免造成意外。

9．相同的运动可以在不同的孕期来做

一般来说，孕期可以分为早期、中期和晚期，有些准妈妈认为，同样的运动在整个孕期做都是可以的，并且早、中、晚做都没有关系，如游泳等。其实，这种观点是不正确的。不同的运动会对身体产生不同的影响，尤其是对于准妈妈来说，自己更要知道在

某个时期应该选择一些合适的运动。

（1）孕早期

这个时期，游泳是准妈妈首选的运动，它不仅可以促进血液循环，让胎儿更好地发育，也能改善情绪，减轻妊娠反应。此外，像慢跑、快走、韵律操和爬楼梯等有氧运动，准妈妈也可以每天定时做一下。但跳跃、扭曲或者快速旋转的运动应该禁止。

（2）孕中期

此时胎盘已经基本形成，不太容易出现流产的可能，可以说是准妈妈运动的最佳时期。如果怀孕前就一直运动，这时可以继续坚持，也可以适当地提高频率和延长时间。如果孕前没有运动，那么应选择一些比较轻微的运动，如散步、健身球等。当然，像爬山、蹦跳、登高之类的剧烈运动应避免，以免发生意外。

（3）孕晚期

此时离预产期已经越来越近，准妈妈的身体负担比较重，这时，无论做什么运动都要特别注意。一般以速率稍慢的散步为宜，并且每次运动最好不要超过15分钟。

此外，在散步时准妈妈还可以做一些骨盆底肌肉和腹肌的锻炼，或者是做一些比较慢的健身操，为分娩做好准备。值得注意的是，千万不能过度劳累，家务活也要尽量少做，以保证母体和胎儿的安全。

10. 所有的准妈妈都适合进行体育锻炼

每个人的体质都不相同，因此，并不是所有的准妈妈都适合进行体育锻炼。如患有心脏病、高血压、糖尿病、肾脏和泌尿系统疾病，或者是习惯性流产和下肢严重水肿的准妈妈禁止进行体育锻炼。即使身体健康的准妈妈在锻炼时也要适度，并且选择合适的运动项目。

一般来说，像散步、打乒乓球、文艺活动、游泳、划船和保健操等轻松愉快、活动强度不大的运动，都是比较适合准妈妈。在锻炼时要注意心跳不要超过120次/分钟，每次锻炼的时间也应保持在20～30分钟。

在运动时最好有家人陪在身边，如果出现不适，就要及时采取相应的处理措施，避免发生意外。

11．准妈妈可以照常开车

私家车越来越普及，不少准妈妈都是自己开车来医院体检。可是有些准妈妈却认为，怀孕前3个月和后3个月都不能开车，其他几个月都是可以开车的。主要是她们觉得怀孕前3个月妊娠反应大，对汽油味比较敏感，容易引起流产，而怀孕最后3个月肚子已经比较大，行动不便，不方便开车。其实，为了保证准妈妈的安全和胎儿的健康发育，整个怀孕期准妈妈都不适合开车。

这是因为，开车的时候，准妈妈坐在座位上必须弯曲身体，影响骨盆和子宫的血液循环。开车时易紧张、焦虑，车内的密闭环境会造成空气质量比较差，不利于胎儿发育。遇到紧急刹车时，腹部很容易受到冲撞。而且，准

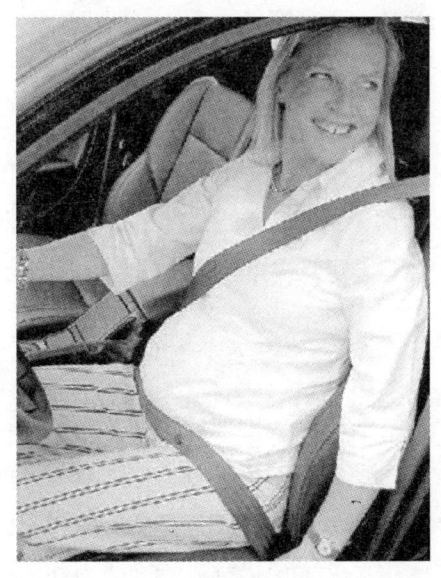

妈妈的脑细胞受到孕激素的影响，降低了反应的灵敏度，再开车很容易带来交通危险。所以，以车代步不利于胎儿成长发育，更不利于顺利分娩。

女性一旦怀孕就最好不要开车。如果无法避免开车，一定要遵守以下原则：

（1）新购置的车皮革等气味很重，车内空气污染严重，不利于自身和胎儿健康，因此，准妈妈不宜开新车，最好也不要乘坐新车。

（2）开车每天只走熟悉路线，保持慢速、匀速的驾车习惯，时速勿超过60千米，避免紧急刹车，而且连续驾车尽量不要超过1小时。

（3）开车上路前要做好路况调查，尽可能避开交通堵塞的高峰时段，减少汽车尾气的危害。

（4）车内要保持适宜的温度，禁止吸烟，要经常开车窗通风换气。

（5）安装防晒窗帘或者粘贴车窗防晒膜，在紫外线强烈的天气最好不要驾车，如果开车也要采取一些防晒措施，如戴太阳镜、涂抹防晒霜等。

（6）准备一些舒适的头枕、靠垫等，可减轻驾车的疲劳感。

（7）准妈妈系安全带和常人不同，需要认真对待。安全带的肩带不要紧贴肚子，要置于肩胛骨的部位；肩带部分应尽量穿过胸部中央，腰带应置于腹部下方，防止压迫到隆起的肚子。身体姿势要尽量端正，防止安全带滑落压到胎儿。

12．准妈妈不能骑车

大多数的准妈妈都会觉得，怀孕以后骑自行车是一件很危险的事情，稍不留神就会造成意外，如流产等。其实，这种想法是没有科学根据的。最新的医学研究表明，准妈妈骑自行车不仅没有危险，还能增强心肺和肌肉功能，只要把握合理就是一项十分有益的运动。下面是准妈妈骑自行车需要特别注意的几点：

（1）妊娠早期，是胚胎分化、形成的重要时期。因胎盘功能也不健全，所以自然流产现象普遍存在。准妈妈如果骑自行车稍有不慎就容易发生流产。据统计，在妊娠的头3个月内自然流产率达30%以上。因此，在这个特殊的时期，准妈妈忌骑自行车。

（2）妊娠晚期，子宫明显膨大，身体重心前移，腰部曲度也明显增加，加上身体笨重，行动很不便，在这种情况下骑车应小心谨慎，一旦发生撞伤，就很可能会引起软组织损伤、羊水早破甚至早产，外伤还有可能会引起胎盘早剥、阴道大出血，危及胎儿的生命。所以准妈妈不宜骑车。

（3）如果遇到天气不好，路面较滑，或交通拥挤、秩序混乱、道路条件较差等情况，准妈妈忌骑自行车。

（4）准妈妈骑车时要适当地调节车座的坡度，使车座后边略高一些，坐垫也要柔软一点，最好在车座上套一个海绵垫子，以缓冲车座对会阴部的压力。

（5）准妈妈忌骑男式自行车，因为男式自行车车身长，而且有横梁，上下车不方便，稍微不注意就很容易发生意外。

（6）有的准妈妈常有不规则子宫收缩、流产、早产等迹象，或已确定前置胎盘、胎盘功能不全者，忌骑自行车。

（7）准妈妈怀双胞胎或多胞胎，由于身体负担过重，行动起来很不方便，为了确保自身和胎儿的安全，忌骑自行车。

（8）患有妊娠高血压综合征、妊娠水肿以及其他系统疾病，为了避免途中发生意外，忌骑自行车。

最后，车流量很大的街道也不适合准妈妈骑车，因为机动车排放的废气中所含的微小颗粒容易对人的血管造成严重损害，可增加骑车者患心脏病的风险。

四、保胎误区

很多女性一旦知道自己怀孕后，兴奋之余，总觉得好像有什么事情要发生，在心里不断地问自己：肚子里的胎儿会不会自己掉了？上厕所后，也要仔细地检查一遍，胎儿是否会随小便流出来。或平时稍有点儿磕磕碰碰，就像如临大敌一样，既敏感又恐慌，总觉得自己身体出现了异常，唯恐出现流产，整日不得安宁。为了确保胎儿安全，很多准妈妈或家人要求医生打保胎针，或根据过来人的经验，对肚子里的胎儿采取一种万全之策，也不管对与否。总之，只要能用得上的方法都要试一试，保胎是第一位。由此，很多准妈妈便陷入了保胎误区。

1．准妈妈都需要保胎

随着社会的不断发展，竞争越来越激烈，很多人都觉得压力很大，特别是现在年轻人的工作压力越来越大，面对来之不易的工作，许多女性在怀孕期间也不敢轻易休息，甚至还加班工作，过度劳累，精神紧张，加上频繁使用电脑及环境污染，发生自然流产的准妈妈越来越多。因此，很多专家建议，只要采取科学合理保胎措施，有些流产就是可以避免的。

但是，并不是所有的准妈妈都需要保胎。除了由于孕激素分泌不足，或由于宫颈机能不良造成的流产先兆可以保胎外，有些由于受精卵质量不好造成的想保胎却保不住，这时就没有必要保胎。如果胚胎发育良好，由于胚胎着床问题造成的流产先兆，可以采取卧床休息的方法来保胎。如果是准妈妈体内激素水平异常造成的流产先兆，可以适量补充黄体酮或绒毛膜促性腺激素。对于习惯性流产的准妈妈可采取同样的治疗方法。但是,到了怀孕3个月左右时,胎盘的激素分泌可以代替卵巢的激素分泌,这时激素治疗就可以适时停止。如果准妈妈没有很明显流产先兆而使用人工合成孕激素类的药品,一旦药物过量,就有可能会影响到胎儿的生殖器官发育。

只有出现以下3种情况的准妈妈才真正需要保胎:

(1) 曾有过不孕不育史。

(2) 出现腰酸、小腹隐痛或出血等症状。

(3) 曾有过两次以上复发性流产或习惯性流产。

2.多吃动物胎盘好安胎

有的准妈妈按照"吃什么补什么"的传统观念,到处寻找动物胎盘来进补安胎。

因为在动物的胎盘和卵巢里含有孕酮,这种激素能够起到稳定妊娠的作用。一旦准妈妈出现阴道少量流血等流产先兆时,补充这种激素就可以作为一种辅助治疗。但是,如果没有很明显流产先兆就没必要使用人工合成孕激素类的药品。

那么,在什么情况下需要安胎呢?在怀孕早期(12周以内),如果发现阴道有少量出血,时有时无,颜色多为鲜红或淡红,同时伴有轻微下腹痛、腰痛及下腹下坠感等,这很可能是先兆流产的症状,需要及时去医院诊治。

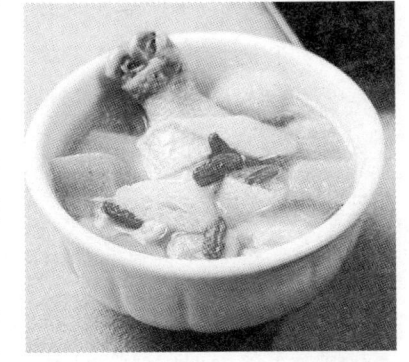

出现先兆流产后,要对各种诱因进行筛查,如果发现仅

仅是由于身体疲劳、腹部外伤、不合理活动方式等引起的,那么就不用过度担心。在适当卧床休息后,经专科医生检查子宫大小和停经月份一致,超声波检查胎儿发育情况良好,胎心搏动正常,可以考虑综合性的安胎治疗。具体方法如下:

(1) 饮食调养保胎

当准妈妈出现流产先兆时,应该根据不同的症状来安排饮食调养。阴道出血量比较少并且颜色多为淡红色时,可以加入阿胶、陈皮这两种药材和母鸡一起炖制并服用。不过,有胃口不好、大便稀烂或者腹泻的女性不宜多吃;腰酸、腰痛明显的可用猪腰加杜仲、桑寄生适量,熬汤喝;面色苍白或者萎黄、心慌、失眠者可用首乌或者桂圆适量,煮鸡蛋糖水,睡前进食为佳;胃口差、大便烂者,可以用淮山、莲子等煮粥喝;有咽喉肿痛、口干舌燥、口臭便秘等症状,可以用玉竹麦冬煮汤喝。总之,采用饮食调养需要在医生的指导下根据自己的体质来采取不同的措施。

(2) 卧床休息保胎

有很多女性,知道自己怀孕后,就变得格外小心,特别是那些高龄的准妈妈,不但辞职在家,而且大门不出,整日待在家中静养,连吃饭、大小便都在床上进行,以为这样就可以保胎。其实,准妈妈拥有健康、强壮的身体,不但有利于妊娠和分娩,而且能抵抗各种疾病的侵袭。而且适当、合理运动可以促进母体及胎儿新陈代谢,既能增强母体的体能,又能刺激胎儿的大脑、感觉器官,促进胎儿生长发育。

相反,准妈妈若长期卧床休息,不注意运动,不但会使自身及胎儿的身体机能处于停滞状态,也容易导致胎儿死亡的情况发生。特别是有习惯性流产的准妈妈,更应避免卧床保胎,应主动咨询医生，了解哪个阶段可以运动，哪个阶段需要静养以及有哪些适合自己的运动方式等。

准妈妈如果不能进行户外运动，那么可以在家里从事一些力所能及的家务劳动，比如洗碗、擦桌子、叠被子等，都是很好的锻炼方法。

准妈妈如果有3次流产史，一定要查清造成流产的真正原因。特别是在孕初期应接受B超等相关检查，了解胚胎的发育情况，寻找病因。如有异常，要积极配合医生对症治疗，而不是单纯地卧床休息。值得准妈妈特别注意的是，如果阴道没有出血可下床活动，有出血就要及时到医院查找原因。医生将根据情况判断是否需要进一步治疗以保胎。

（3）服用药物保胎

生个健康的宝宝是每对父母的心愿。然而，准妈妈在孕育胎儿的过程中，既充满希望和快乐，又不可避免会遇到流产问题。

对于想要孩子的夫妻来说，如何才能抓住这来之不易的受孕机会，这就是保胎。

保胎是优生的保护性措施之一。日常生活中，一些有流产先兆的准妈妈滥用药物来保胎，以为这样就可以达到保胎的目的。其实不然，这样会造成很多严重的后果。

那么，如何正确使用保胎药呢？

保胎药的主要成分是激素，孕激素对妊娠起着重要的作用。如果妇女妊娠期孕激素不足，就会造成流产和其他不良后果。但是，保胎药并非多多益善，更不是人人都需要保胎药。一般情况下，妊娠期孕激素的量是足够的，不必补充。需要用孕激素保胎时，应在医生的指导下使用。如果自行滥用，不仅无益反而有害。

3．健康的准妈妈也要保胎

有些女性怀孕后,看到身边许多准妈妈都在用不同的方法来保胎,心里就焦急,也跟着保胎,特别是身体稍微有些"风吹草动",就觉得天都要塌下来了。虽然自己的身体一直很健康,但宁信其有,不信其无,总觉得胎儿说不定哪天就掉下来了。于是,费尽心思地搜集各种各样的信息,准妈妈对关系到自己切身利益的资讯的获取非常在行,也非常热衷。所以,凡是听说有益于保胎的方法,都会积极地去尝试。

准妈妈如果是健康的,经医生检查也没有发生异常情况,那么,保胎纯属多此一举,甚至会弄巧成拙。健康的准妈妈保健无需额外服用药品。因为保胎药与针剂的主要成分是孕激素,它是针对妊娠期女性体内孕激素水平低而额外补充,使得子宫内膜增生,保证胎儿正常发育。如果准妈妈服用过多的孕激素就会导致妊娠过期、胎儿畸形或男胎女性化。

对于保胎,不管是准妈妈还是家人都应该本着一颗平常心去看待。胎儿在母体中的生长发育有一定的规律。如果出现先兆性流产症状,那么有可能是自然淘汰的一种信号,勉强保胎意义不大。

保胎既是一种辅助方法,也是一种人为地阻挠。人类繁衍已有几千年的历史,在伟大而神秘的进化体系里,早已形成一套完备的"种子筛选"系统,将优秀的"种子"保留,将劣质的"种子"淘汰。在妊娠早期,有的准妈妈出现先兆性流产症状,其实就是一种筛选"信号"。有可能是胚胎出现问题,导致母体中的孕激素出现急剧下降,外界补充也无济于事。也有可能是子宫存在问题,如子宫肌瘤或子宫内膜受损,无法提供适合胚胎生长的良好环境。

健康的准妈妈如果平时稍加注意，做到生活有规律，注意个人卫生，保持心情舒畅，定期做产前检查和慎房事，就可以安全度过妊娠期而不需要保胎。

4．乱服中药保胎

从中医角度来看，孕期女性的气血下聚养胎，使准妈妈的身体处于一个阴血相对不足、阳气相对偏亢的状态。所以，许多准妈妈都会有燥热、口干、恶心、呕吐等早孕反应。这种身体状况是准妈妈在这种特殊时期所特有的，人体能通过自身的调节系统来平衡这种状态。在正常情况下，不用服中药补品，尤其是那些大辛大热的补药。如果是阴虚内热的症状较重，那么，可在医生的指导下服用一些滋养阴血的补品，如银耳汤等。

5．乱用食补保胎

近年来，巨大儿的出生率越来越高，主要是与遗传因素及孕期营养过剩有关。大部分准妈妈认为，吃得越多对胎儿越有益处。有的准妈妈只吃大鱼大肉和昂贵的保健品，结果导致自身体重严重超标，胎儿体重也随之猛增。从医学上讲，出生体重等于或大于4000克就可以诊断为巨大儿。巨大儿中发生心脏畸形的比例高于一般正常体重儿，并且在长大后患肥胖症的几率也较大，成为糖尿病、高血压等多种疾病的易患人群。同时，剖腹产的巨大儿容易患低血糖、红细胞增多症、高胆红素血症和其他疾病，肺部的并发症也明显高于顺产分娩的宝宝。所以，准妈妈要合理搭配饮食，不要乱进补各种营养品来保胎，适当锻炼身体，控制体重，对胎儿和自身都有好处。

五、准妈妈吃得越多越好

女性一旦得知自己怀孕，心里难免就会紧张，总是担心肚子里的胎儿会出现什么问题。家人和周围的朋友出于关心往往提倡多吃。所以，导致许多准妈妈担心胎儿营养不足，总是拼命地进食才能安下心来。其实，这种做法是不对的。在孕期，准妈妈只要保证饮食正常合理，胎儿一般就不会受到营养不足的影响。而且，准妈妈吃得过多，反而会给自身和胎儿带来一些麻烦。

下面是一些有关准妈妈在饮食上的误区。

1．多吃多得营养

"一人吃两人补，你这个时候一定要多吃……"很多准妈妈对这句话一定不会陌生，甚至每天都会听好几遍。

的确，许多人受传统滋补观念的误导，认为女性怀孕时吃得越多越好。其实，这个观点是不科学的。准妈妈在怀孕期间应合理膳食，均衡营养，如果盲目追求数量的话，就会导致营养过剩。

由于营养过剩，很多准妈妈的体重都超过正常标准。和孕前相比，体重增加20公斤～30公斤的准妈妈非常普遍，体重增加40公斤～50公斤的也并不稀奇。而且，这些准妈妈们不得不在医生的指导下减轻体重。

准妈妈营养过剩对母婴健康都有不利的影响。

(1) 对母亲的影响

对产妇来说，如果胎儿过大，分娩时将会遇到很大困难。在生产时，即使产力、产道及胎位均正常，胎头经过产道时也会给产妇带来一定程度的损伤，造成极大的痛苦，也容易发生各种危险，很多时候不得不改为剖腹产。近几年来，剖腹产几率上升和巨大儿的出生几率增多有密切的关系。如果剖腹产处理不当，就可能会发生子宫破裂，胎儿容易因为手术损伤，如颅内出血等而死亡。此外，怀巨大儿的准妈妈，产后大出血的概率也比较高。

(2) 对胎儿的影响

对胎儿来说，如果出生后体重出现超标，身体也就需要更多的营养物质，由于宝宝的摄入能力非常有限，身体容易变得虚弱，导致抵抗力降低，有可能会患上多种疾病，而且也容易发展成肥胖儿，如果不加以控制，在幼年时就会成为"小胖墩儿"。进入中老年后，患糖尿病、高血压的概率要高于体重正常的孩子。

对准妈妈来说，在保证饮食充足、丰富的同时，要注意合理搭配。不但要改掉偏食、挑食的毛病，还要注意节制饮食，避免营养过剩。每天的食谱保证足够营养。另外，每天适当地活动也很有必要，以防体重过度增长。

一般来说，怀孕早期胎儿发育速度比较慢，再加上早孕反应，在此期间，准妈妈的体重增长得并不明显。妊娠反应期结束后，随着胎儿营养需求增加和准妈妈食欲大增，准妈妈的体重存在增长过快的可能，这时需要特别注意。怀孕后每月体重增加不宜超过2公斤，整个妊娠期，准妈妈体重增长最好控制在13公斤以内，总体重增长在10公斤～12公斤之内最为合适。

2．补充营养越多越好

生活中，经常见到很多女性，知道自己怀孕后，马上进入了全程"戒备"状态，抱着一种在怀孕期多吃多补的心理，大补特补。不论是高级白领还是普通工薪族，只要是对胎儿有利的东西，只要经济上能承受，不论多贵，她们都会买来吃。

准妈妈们的这种心情可以理解，但带来的危害准妈妈们又是否考虑到呢？据有关临床资料显示，高达90%的准妈妈在产检时被发现体重超标，需要控制体重。因为营养摄入过多不仅会使准妈妈肥胖，胎儿过大，容易造成难产，而且易出现妊娠高血压综合征等，对宝宝以后的健康发育也会造成一定的影响。

因此，女性在孕期一定要保持合理饮食，这对自身和胎儿的健康尤为重要。专家建议，准妈妈应该有选择地吃多种多样的食物，不挑食、不偏食，保证均衡营养。事实上，大多数的准妈妈都是健康的，她们只需在医生的指导下，补充所需的食物和营养即可。而对那些身体欠佳的准妈妈来说，也不要盲目乱补，应在医生的指导下，缺什么补什么。

那么，究竟应该怎样搭配各种食物，才算营养合理呢？下面我们就根据孕期的不同，提供几个方法供准妈妈参考：

（1）怀孕初期

这个时期，大部分准妈妈都会有早孕反应，胃口受到影响，吃不进去东西。所以就没必要严格遵循一日三餐制，不要等到饭点才吃东西，只要想吃就吃，可以少吃多餐。准妈妈要尽量保证营养，尤其应该多吃含丰富蛋白质和维生素的食物，如牛奶和水果等。如果讨厌牛奶味，可以喝一些脱脂奶粉，或把牛奶放在菜中做成奶汤，或在果汁中加入少量牛奶做成果汁牛奶，这样，既适合自己的口味又能保证营养。

在妊娠早期即3个月内,准妈妈的饮食营养原则应该是高蛋白、少油腻、易消化。每天应保证有优质蛋白质、充足的碳水化合物和维生素,可以多吃水果和蔬菜,并保持心情愉快。尽量少吃油炸、辛辣等不易消化以及刺激性强的食物。

(2)怀孕中期

这个时期,准妈妈的早孕反应一般都消失了,子宫也不会再压迫胃部,食欲变得比平常旺盛一些。由于胎儿生长发育速度非常快,需要的营养物质非常多,所以准妈妈要充分吸取营养,以保证母体和胎儿需要。但是,碳水化合物类食物不要摄入过多,要充分保证钙、磷、锌、铁、蛋白质和维生素的摄入量。提倡多吃高蛋白、低脂肪的食物,如牛奶、鸡蛋、猪肉、牛肉、鸡肉、鸭肉、鱼肉以及富含纤维素、维生素的蔬菜和水果。

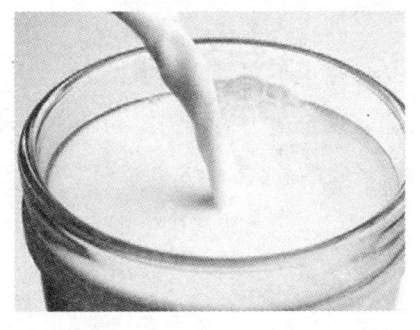

(3)怀孕晚期

孕晚期,胎儿生长迅速,需要保证充足的营养,但此时应把握好食物的量,防止出现营养过剩的问题。营养过剩给准妈妈和胎儿都会带来不利的影响。一方面,容易造成胎儿过大,增加分娩难度,也容易给产妇带来产伤;另一方面,产妇容易出现各种妊娠期并发症,如妊娠期高血压、妊娠期糖尿病等。所以,除了增加一定的蛋白质、碳水化合物和必要的脂肪外,还需要补充各类维生素和矿物质,特别是含铁丰富的食物,如肝、蛋、蔬菜等,因为铁质是胎儿造血的重要原料。

此时由于很多准妈妈会出现下肢浮肿,为了预防和减轻这种症状,应当控制食盐的摄入量,尽量不吃味精、鸡精等调味品,同时要减少摄入高糖、高脂肪的食物。

总之,在生理发生变化、机体消耗增大的情况下,准妈妈只要合理均衡地摄入营养物质,就能保证自身健康,满足胎儿正常生长发育的需要,同时也为产后身体恢复和哺乳奠定了基础。因此,准妈妈在孕期补充均衡的营养是非常重要的。

3. 维生素补充多了也没关系

准妈妈在孕期需要更多的维生素,适当补充有利于保证胎儿正常的生长发育。然而,这并不意味着补充维生素越早越好,补充过量也不要紧。专家指出,女性怀孕后开始的3个月内是胎儿器官发育最为活跃的时期,如果过量补充维生素,就会对胎儿造成严重的危害。

(1) 过量服用维生素A

正常人一般每天维生素A的需求量为4000～5000国际单位,而准妈妈的需求量会多一些,每天大约需要8000国际单位。只要准妈妈饮食结构比较合理,肉类、鸡蛋和新鲜蔬菜中的维生素A一般就可以满足需要,没有必要再额外补充。

在孕早期,有些准妈妈早孕反应非常严重,造成食欲不振或饮食紊乱,不能保证从食物中获取足够的维生素A,这时就需要通过服用维生素A制剂来进行补充。但如果过量服用或滥补维生素A,就会引起胎儿畸形。尤其是孕前3个月内,每天所摄入维生素A的量超过15000国际单位,否则会增加胎儿致畸的危险性。

(2) 过量服用维生素D

准妈妈在补钙的时候，适当补充一些维生素 D 可以提高钙的吸收率。如果摄入的维生素 D 超过了需求量，就会引起胎儿出现高钙血症，造成主动脉和肾动脉狭窄，导致高血压和智力发育迟缓等病症。

（3）过量服用维生素 E

准妈妈过量服用维生素 E，可造成新生儿腹痛、腹泻和乏力等症状。

（4）过量服用叶酸

准妈妈补充叶酸可以有效地防止胎儿发生神经管畸形。不过，补充叶酸并非多多益善。如果准妈妈长期过量服用叶酸就会导致锌代谢出现异常，造成体内锌元素不足，影响胎儿的正常发育。

还有一点不能忽视的是大多数复合维生素中会有多种矿物质，有些准妈妈对一些微量元素有特殊要求，需要在医生的指导下来补充营养，自己不能擅自服用。

如果准妈妈需要补充维生素制剂，最好是在妊娠 4～6 个月后进行。可以选择孕妇专用的复合维生素，如玛特纳、安儿康等。市场上销售的各种维生素制剂，是按国际推荐的孕妇每日需要量作标准，按一定的比例来配制的，相对安全一些。

4．吃水果多多益善

很多准妈妈认为水果营养价值高，多吃也不容易发胖。于是每天都吃大量的水果，甚至把水果当饭吃。对健康的准妈妈而言，排除过敏因素，没有任何一种水果是绝对不能吃的。但这并不等于多吃水果就一定有益。主要有以下两个方面的原因：

首先，大多数水果中的维生素和矿物质含量远不及绿叶蔬菜多，而且水果中含有的脂肪、蛋白质也相对不足，特别是许多水果中的糖分含量高，容易被人体吸收。如果准妈妈拿水果当正餐，摄入过多糖分，就容易诱发妊娠期肥胖、妊娠糖尿病、巨大儿等症。造成分娩困难的同时，还会影响胎儿对蛋白质等的摄入，这对胎儿生长发育是不利的。身体健康、不需要额外补充营养的准妈妈，每天吃200克左右的水果是最合适的。体重超标或患有妊娠糖尿病的准妈妈，不能随意摄入水果，应根据医生的指导来调整。

其次，水果各有不同的属性，有的寒凉，有的温热。准妈妈本身的体质也大不相同，而且在孕期身体状况随时都会发生变化。

怀孕早期，受精卵正在慢慢地发育成为胚胎，胎儿着床还不是很稳定。山楂、西瓜、香瓜等水果寒凉而滑腻，对子宫内的肌肉有兴奋作用，容易使子宫收缩强度增大，收缩次数增多，引起流产。特别是体质虚寒、有过流产史的准妈妈更应引起注意。

当妊娠处于中后期时，准妈妈常常体质偏热，阴血不足，容易上火，如果再过多食用温热的水果，如荔枝、芒果、龙眼等，很容易出现咽痛、湿疹、便秘等症状，甚至还会引起胎儿躁动不安。所以，准妈妈要有针对性地选择水果，尽量选择性味比较平和、不寒不热的水果，这样才能有利于母婴健康。

下面我们推荐几种比较适合准妈妈吃的水果：

（1）苹果

苹果酸甜可口、性味平和、营养丰富，含有多种矿物质、维生素和细纤维等，是最适合准妈妈食用的水果之一。苹果中的纤维可以调节胃肠道功能,缓解腹泻,能够润肠通便,对防治便秘有一定的疗效。此外,贫血是妊娠期间十分常见的症状,准妈妈吃苹果能起到很好的食疗功效。

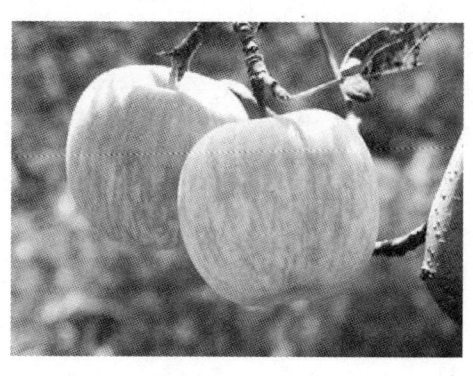

(2) 秋梨

秋梨清润微寒,有止渴生津、清心润肺、镇咳祛痰、清热利尿的功效。初秋正值梨丰收,天气干燥,准妈妈容易出现口干咽燥、咳嗽少痰等症状,多吃秋梨对防治秋燥非常有效。此外,秋梨对妊娠水肿及妊娠高血压也有较好的食疗功效。

(3) 红枣

红枣性平味甘,含有丰富的氨基酸、糖类、有机酸、维生素C、维生素P以及微量元素钙、磷、铁等。准妈妈多吃红枣能改善虚弱体质,有补血安神、养胃健脾、增强免疫力、促进胎儿大脑发育等功效。

(4) 西柚

西柚不但含糖量少,还含有丰富的维生素C和维生素P,以及可溶性纤维素。而且,因富含叶酸而受到准妈妈们的欢迎。如果准妈妈缺乏叶酸,容易导致胎儿神经管发育缺陷。所以,准妈妈通过饮食来补充叶酸,既可以保证胎儿神经系统正常发育,又可以防止发生早产。

(5) 葡萄

葡萄营养价值很高,不但含有丰富的维生素和矿物质,而且还含有多种人体所必需的氨基酸。其中,葡萄含铁量相对较高,贫血的准妈妈应该多吃。《本草纲目》认为,葡萄性味甘平无毒,对"胎上冲心"和"水肿"有辅助治疗的功效,是准妈妈滋补的佳品。值得准妈妈注意的是,要食用新鲜葡萄。由于葡萄糖分含量高,所以不可过多食用。

总之,准妈妈吃水果需要注意:水果要保证新鲜;尽量少吃反季节水果和外地产的水果;食用水果不宜过量,否则不但容易扰乱肠胃功能,而且还会有更大的危害。

5.多吃苹果少吃西瓜

因为苹果的"苹"和平安的"平"是谐音,所以有吃苹果保平安的习俗。不少准妈妈认为多吃苹果,可以保证生产顺利、母子平安,因此对苹果情有独钟,天天吃苹果。而西瓜因为是性凉的水果,吃了怕容易流产,总是不敢吃,家里的老人也不让准妈妈吃西瓜,就怕保不住肚子里的宝宝。

其实,这些做法是毫无科学依据的。苹果性味平和、营养丰富,非常适合准妈妈食用,但没有安胎特效,而且吃多了还会产生腹胀感,容易便秘。所以,苹果也不是说多吃就对身体好,而是要适量地吃。

至于西瓜,准妈妈究竟能不能吃呢? 除去水分外,西瓜含有的营养物质如糖、蛋白质、粗纤维等有机物,钙、磷、铁等无机盐,以及核黄素、尼克酸、硫胺素、抗坏血酸、胡萝卜素等维生素,都是对准妈妈的身体很有益处的。

妊娠期间,准妈妈的新陈代谢本来就很旺盛,在炎热的夏天更是如此,常吃些西瓜,对于补充母体的营养消耗和丰富胎儿的营养供给都有好处。而且,在妊娠早期准妈妈吃些西瓜,有助于减轻早孕反应和缓解烦躁心情。在妊娠末期,准妈妈常常会出现血压升高和不同程度的水肿现象,常吃些西瓜,不但可以降低血压,还能够利尿消肿。

孕妇和产妇常常会出现贫血症状,在分娩前后适量吃些西瓜,可以有效地预防和治疗贫血。如在盛夏生产的女性,吃些西瓜不但可以防暑降温,还可以补充能量,保护肝脏。分娩过程中,许多产妇因为精神紧张、产程过长、失血出汗而导致身体非常虚弱,再加上因胃肠蠕动减弱而出现食欲不振、大便秘结等症状。这时,吃些西瓜不仅可以补充营养,使体力尽快得到恢复,而且可以通过刺激胃肠蠕动,使大便保持通畅。此外,还可以增加乳汁分泌,有助于术后产妇的伤口愈合。

西瓜虽然有很多的优点,但也不是任何准妈妈都可以吃,无限制地吃。为了未来宝宝的健康,准妈妈在吃西瓜时,要注意以下一些事项:

(1)饭前、饭后别吃西瓜。

西瓜含有大量水分,饭前饭后食用,胃液会被冲淡,影响食物的消化吸收。

(2)不要吃"冰西瓜"

酷暑难耐,有的准妈妈喜欢把西瓜放入冰箱内冷藏,然后趁凉吃。准妈妈吃了冰西瓜,其身体受到寒冷刺激容易出现宫缩,有引发早产的可能,甚至会危及胎儿的生命。因此,千万不能掉以轻心。同时,为避免引起肠胃疾病,准妈妈购买西瓜时,要选择新鲜

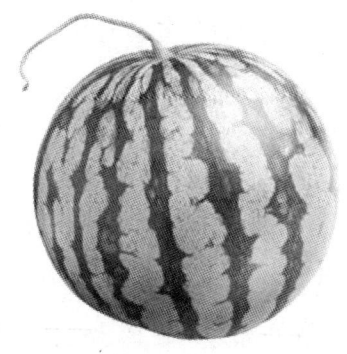

的、熟透的西瓜。

（3）吃西瓜要适量

在孕期，女性内分泌的生理特点和平时有所不同，体内胰岛素数量相对不足，而且其功能会受到抵制，对血糖的稳定作用明显降低，造成血糖浓度偏高，容易引发妊娠糖尿病。而妊娠糖尿病又是引发流产和早产的一个重要原因。另外，西瓜中的糖分含量比较高，多吃容易造成血糖升高而引发妊娠糖尿病。因此，准妈妈吃西瓜要适可而止。

6．准妈妈要多补钙

在孕期，准妈妈体内的钙除了要满足自身需要外，还要供应给胎儿，于是体内的钙在悄无声息地流失。这时，相应地增加钙的摄入量是每个准妈妈必须要做的。但有很多不了解孕期补钙知识的准妈妈，认为只要多补钙就可以了，以至于盲目地进行补钙。

事实上，准妈妈一人补钙，两人受益。准妈妈补钙的时候，不但要注意数量，而且还要注意钙剂的质量和补钙的方法。那么，准妈妈在孕期该如何补钙呢？

（1）少量多次补钙

人体对营养物质的吸收利用能力是有限的，所以少量多次补钙比一次性大量补钙的效果要好得多。所以，在购买钙片时，最好选择剂量小、每天分多次口服的。同样500毫升牛奶，如果分成2～3次喝，补钙效果要优于一次全部喝掉。

（2）选择最佳的补钙时间

钙容易与食物中的草酸、植酸等成分发生化学反应，生成一些不能被人体消化吸收的物质，这样就会使补钙的效果大打折扣。因此,补钙要选准最佳时机,即在两餐之间、睡觉之前,注意要距离睡觉有一段的时间,最好是在晚饭后休息半个小时即可。

(3) 补钙的同时要适量补充维生素 D

维生素 D 可以促进人体对钙的吸收,可以调节人体内钙和磷的代谢,从而维持骨骼和牙齿的正常生长。准妈妈除了可以从食物中获得维生素 D 以外,皮肤也可以在紫外线的作用下合成维生素 D。每天只要在阳光充足的室外活动半个小时以上,就可以合成足够的维生素 D。如果准妈妈服用维生素 D 过量,就会引起食欲减退、乏力、心律不齐、恶心、呕吐等不良反应。

(4) 药补不如食补

食物中的钙质是天然的,并且易于吸收,因此补钙要重视食补,这种方法既安全又合理,也容易被人们所接受。准妈妈平时应该注意均衡饮食结构,尽量从膳食中获取钙质。乳制品是一种理想的补钙食品。此外,禽蛋、豆制品、海产品等含钙量也很丰富。

7. 准妈妈可以多喝可乐

有些女性平时就喜欢喝可乐,怀孕后仍然喜欢喝,觉得喝多喝少没有多大的关系。其实,这是准妈妈的一个误区。1 瓶 340 毫升的可乐饮料中含有 50 毫克～80 毫克的咖啡因。准妈妈一次喝 1 克以上的咖啡因就会导致中枢神经系统兴奋、呼吸加快、心动过速、失眠、眼花、耳鸣等症状。准妈妈即使服用 1 克以下的咖啡因,由于它对胃黏膜的刺激,有时也会出现恶心、呕吐、眩晕、心悸等症状。

事实上，胎儿对咖啡因很敏感，准妈妈喝含有咖啡因的饮料后，会迅速地通过胎盘作用于胎儿，胎儿直接就会受到咖啡因的影响。早在20世纪60年代初期，研究人员就用小老鼠做实验，给小老鼠喝咖啡因饮料，能使小老鼠发生腭裂、趾或脚畸形。在怀孕的老鼠身上注射相当于两杯可乐所含的咖啡因量，结果这些小老鼠骨骼发育极其缓慢。

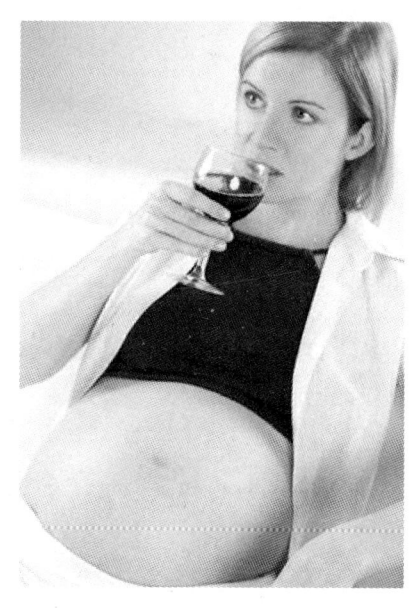

咖啡因还能引起遗传性疾病，这是因为咖啡因的化学结构与人遗传基因DNA大分子中的一个酸的原子核非常类似，这样，咖啡因就可以与DNA结合，使细胞发生变异。德国科学家还证明，咖啡因能破坏人体细胞的染色体。

为了未来的宝宝健康，准妈妈要管住自己的嘴，不要长期喝含有咖啡因的饮料，更不要大量喝咖啡。

8．准妈妈可以多吃油条

我们都知道，准妈妈的饮食要搭配得当，尽量避免食用带有刺激性及不容易消化的食物。油条就是属于不容易消化的食品，准妈妈最好少吃。

我们在日常生活中经常吃的油条在制作时加入了白矾，每500克油条中加10克~15克的白矾，准妈妈如果每天吃2根油条，就等于吃了 2 克～3 克的白矾，白矾会慢慢地在身体里蓄积，天长日久体内会积累高浓度的铝。铝可以通过胎盘进入胎儿大脑，使胎儿大脑发育出现障碍，增加痴呆儿的发生率。

同时，油条经过高温，油脂中所含的必需脂肪酸和脂溶性维生素 A、维生素 D 和维生素 E 遭到氧化破坏，使油脂的营养价值降低。而且，准妈妈在吃油条时，不仅难以起到补充多种营养素的作用，反而会造成厌食症。所以，准妈妈不要把油条经常作为早点来食用。但为了调剂口味，偶尔吃一次对身体也无妨。

9. 补充蛋白质越多越好

蛋白质是生命的物质基础，是各种生命活动所必需的物质。在胎儿生长发育过程中，蛋白质参与构成身体的各个组成部分，包括细胞、血液、肌肉等，特别是对胎儿的大脑发育有着至关重要的作用。

根据食物来源不同，蛋白质通常分为动物蛋白和植物蛋白两种。准妈妈只有摄入充足的蛋白质，才能满足胎儿生长发育的需要。一个新生儿体内含有大约 440 克的蛋白质，加上胎盘和母体其他有关组织增长的需要，准妈妈大约需要 920 克的蛋白质。准妈妈在维持妊娠的同时，还在为将来的泌乳做准备，而且子宫、乳腺和其他组织都在不断地增长。所以，准妈妈每天需要 75 克～108 克的蛋白质。

肉类、鱼、蛋、奶、豆类等食物都含有丰富的蛋白质，准妈妈每天可以吃 2 个鸡蛋、200 克肉类、100 克豆或豆制品。特别是奶或奶类食品中含有丰富的钙质，能促进胎儿的骨骼和牙齿发育。

鱼、肉类和蛋奶类除了都含有丰富的动物蛋白，还含有丰富的维生素、无机盐、饱和脂肪酸等。植物蛋白主要存在于豆类、米、麦、坚果等食物中。所以,准妈妈补充蛋白质要注意合理搭配,即动物蛋白和植物蛋白要互补,如在喝牛奶的同时要吃一点豆制品。

准妈妈保证蛋白质的充足供应是非常重要的。但并不是说补充蛋白质多多益善。如果摄入过多的蛋白质就会加重人体代谢负担,还可能会导致钙缺乏。

鱼、肉等富含蛋白质的食物在进入人体后经过代谢会产生一些酸性物质,使得人体体质偏酸性。为了维护机体酸碱性平衡,通常会借助钠和钙这两种碱性物质来中和或缓解酸变。准妈妈如果摄入的碱性物质不足,就不得不动用骨骼里的钙来进行补充,并且,氨基酸随尿液排出的同时也会把钙带出体外。由此可知,准妈妈补充蛋白质要适量。

10. 喜欢吃的就多吃,不喜欢吃的就少吃或不吃

家人对准妈妈都非常宠爱,要什么都尽量满足,并尽可能让她保持心情愉悦。很多准妈妈都有自己的饮食偏好,特别是在孕早期出现早孕反应时,家人抱着顺其自然的心态,由着准妈妈的性子来,认为只要她吃得多,偏食不是什么大问题。殊不知,这种观点实在是大错特错。

有的女性因为在怀孕时偏食、挑食,结果导致胎儿出生后弱智。胎儿出生时只有2公斤多,直到3岁才开始会叫爸爸妈妈。宝宝5岁了,在幼儿园无法听懂老师讲课,而且不能和小朋友们在一块儿玩耍,反应也很迟钝。

针对这一情况,有的女性对此很疑惑,自己和丈夫做过孕检,又没有什么遗传性疾病,妊娠期间也没有接触过有害物质。最后到医院检查,一开始也没有发现什么问题。后来医生询问

她们在孕期的饮食情况，她们才明白问题出在哪里。原来她们在怀孕期间为了能够保持苗条的身材，只吃蔬菜和水果，而且拒绝母乳喂养，最终导致宝宝连智商数最低限度的45都达不到的悲惨结果。

可见，准妈妈一定要保证充足的营养，这样才能生出健康、聪明的宝宝。孕期准妈妈的饮食关系到胎儿的脑部能否正常发育。一个孩子的脑细胞、髓鞘、脑细胞膜的成长发育都需要很多的氨基酸、磷脂及脂类。千万不能像有些准妈妈那样，为了控制体重、保持身材，对含有脂肪的食物唯恐避之不及。殊不知，脂类物质是脑细胞膜发育的主要原料，如果准妈妈摄入不足就会影响胎儿脑部的正常发育，造成宝宝智力低下等严重后果。

六、准妈妈服药误区

准妈妈在孕期服药和常人不同，不但要考虑到自己，还要考虑到胎儿。如果准妈妈不合理地服用药物就会伤害到胎儿。但要想让准妈妈完全做到不生病，这也是不现实的。为了治病，准妈妈难免要使用一些药物。在这种情况下，准妈妈如何安全、有效地使用药物就显得尤为重要。

1．准妈妈生病后绝对不能服药

有病吃药，这是大家都知道的生活常识。然而，当很多准妈妈了解到孕期用药可能会伤害到胎儿之后，却走向了另一个极端，一旦生病，就自己硬抗，不敢服用任何药物。

对准妈妈来说，用药的确不能随意，但这并不意味着任何药物都不能服用。有些病如果不及时服药治疗，就会使病情恶化，危害到自身和胎儿的健康，甚至会造成更严重的后果。

胎儿需要从母体吸收营养，并且通过母体排出代谢废物，这些物质交换都是通过胎盘来完成的，只有这样胎儿才能正常生长发育。而且，母体内的各种物质都可以通过胎盘进入胎儿体内，其中也包括药物。由于胎儿肝肾发育不全，功能不完善，所以对药物缺乏解毒与排泄功能。虽然某些药物对母体无害，但对胎儿却有害，甚至会造成流产或死胎。尤其是在孕早期，胎儿的器官正处于形成与发育阶段，最容易受到一些有害因素的影响与干扰。到了孕晚期，虽然胎儿日趋成熟，但仍然对药物致畸因子保持一定敏感性。

于是，很多准妈妈在孕期对"孕期不能乱用药"误解为"孕期不能用药"，矫枉过正，使一些通过服药可以及早治愈的疾病丧失了最佳治疗时机，结果发展成大病、重病。那么，准妈妈应该如何用药呢？

（1）不能擅自用药，应该在医生、药师的指导下服用。

（2）能少用的药物绝不多用；可用可不用的，则不要用。

（3）根据治疗效果，尽量缩短用药疗程，及时减量或停药。

（4）必须用药时，尽量选择对胎儿无损害或损害小的药物。如果需要长期服用某种有致畸作用的药物，则应该考虑终止妊娠。

（5）市场上不断推出各种新药，治疗效果差别不大的情况下尽量选用旧药，因为新药的安全性还有待于检测。

（6）服用药物时，应注意包装上的"孕妇慎用、忌用、禁用"等字样。

（7）准妈妈服用了有致畸或可能会有致畸的药物之后，应及时到医院就诊，将自己的年龄、妊娠时间、用药量及用药时间的长短等情况反映给医生，并测定胎次等了解胎儿情况，听取医生的建议，然后决定是否终止妊娠。

2. 准妈妈生病不能服西药，但中药是绝对安全的

许多准妈妈都知道西药副作用比较大，容易导致胎儿畸形、流产和早产等，于是便想到了中药，认为中药是安全的，没有什么不良反应。其实，这是一种错误而危险的做法，因为中药也并非都是绝对安全的。

中药虽然多为一些天然动植物或矿物，但其中的化学成分也是非常复杂的，许多中药都对人体有一定的危害。特别是各味中药相互配伍以后，其产生的作用差异较大，有的可直接或间接影响到胎儿的生长发育。因此，在怀孕期间，特别是在怀孕的最初3个月内，无论是西药还是中药，准妈妈都要慎用，以免造成畸胎或早产、流产等。

有很多中草药都有兴奋子宫的作用，子宫强烈收缩时，可引起胎儿宫内缺血、缺氧，导致胎儿发育不良而出现畸形。

即便是一些补药，如人参和鹿茸等准妈妈也不可以随意服用。这是因为，女性怀孕后，一般都有阴血偏虚、阴气偏盛的情况，正如俗话所说的"有胎始有火"。一些药性温燥的药物，如附子、干姜、肉桂、核桃肉、胎盘等，准妈妈使用的时候要慎重，能少用就少用，否则可能会出现咽喉干痛、心神不宁、烦躁失眠等症状。

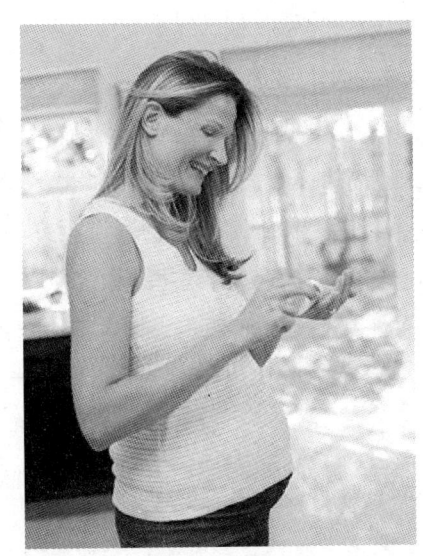

下面一些中药,准妈妈是绝对不能服用的:

(1) 大毒大热药物

如生南星、甘遂、朱砂、雄黄、大戟、附子、商陆、斑蝥、蜈蚣、砒石等,本身就是具有一定毒性的药物。雄黄的致畸作用已经被证实,准妈妈内服是绝对禁止的。不同质地的朱砂含有不同数量的可渗性汞盐,准妈妈长期服用会在体内蓄积而中毒,导致新生儿出现斜视、耳聋、小头畸形、智力低下等症。

(2) 活血化瘀药物

如桃仁、红花、枳实、蒲黄、益母草、当归、三棱、莪术、水蛭、虻虫、穿山甲、乳香等药物,能加快血液循环,并刺激子宫产生强烈收缩,容易使胎儿处于缺血、缺氧的危险境地,导致胎儿发育不正常而出现畸形,甚至会造成流产、早产和死胎。

(3) 滑利攻下药物

如滑石、木通、牵牛子、冬葵子、巴豆、芫花、大戟、甘遂等药物,大多具有通利小便、泻下通腑的作用,有伤阴耗气之弊。阴伤则胎失所养,气耗则胎失固摄,胎儿易下坠。

(4) 芳香走窜药物

如丁香、降香、麝香等,多辛温香燥,有疏通气机的作用。气行则血行,以致迫胎外出。

以上提到的中草药常以配方的形式出现在中成药中,准妈妈在选用中成药时,要注意它的成分,对已经注明孕妇禁用或慎用的中成药要避免服用,可选择功效相似而无副作用的药品代替。

当准妈妈患病时,不要有排斥服药的心理,要选择值得信赖的医院和医生,对治疗疾病抱有积极的心态。在诊疗时,向医生主动介绍受孕情况,请医生权衡利弊,选择适合自己病症的药物,这样才能有利于自身与胎儿的健康。

3．准妈妈感冒可自治

女性在怀孕期间,身体负担加重,抵抗力有所下降,再加上平时不注意天气的冷暖变化,很容易患上感冒。这时,很多准妈妈都认为感冒不过是小病,不用小题大做去看医生,自己随便吃点感冒药就行了。

事实上,女性在妊娠后,身体内的酶会发生一定的变化,会影响到生物化学反应的正常进行,于是某些药物的代谢过程就变得不正常,药物不容易被分解为无毒物质或被排出体外,造成蓄积性中毒。尤其是在孕早期,胚胎器官刚刚形成时,药物对胎儿的影响是相对比较明显的。

一些抗感冒药,如常见的有快克、白加黑、新康泰克、感冒通、康必得、速效伤风胶囊等,这些药品大多数是复合制剂,含有多种化学成分,其中最重要的成分是组胺药,准妈妈是不宜服用的,特别是怀孕4周以内。所以,准妈妈感冒最好不要吃感冒药,更不能自己随便吃感冒药。

当然,任何事物都有两面性,要一分为二地看问题。准妈妈生病的时候要权衡其中的利弊,需不需要服药,如何服药都要听取医生的建议。如果只是一般的感冒,没有并发感染,感冒症状较轻,一般不会对胎儿造成什么影响,可以不用服药,多喝开水并进食维生素C含量高的食物,多休息就会很快痊愈。在妊娠早期,胚胎正处于发育的关键阶段,各个器官刚刚开始形成,准妈妈如果患上流行性感冒,并且症状较重,就应该及时去看医生。否则,如果治疗不及时,将会导致胎儿出现低能、弱智、各种畸形及早产、流产,甚至死胎。

下面，我们详细地介绍各种感冒用药，以便准妈妈服用时做到心中有数。

（1）抗病毒药

这一类型的药物都会对胎儿造成不良的影响，准妈妈使用时不要自作主张。如果必须要使用这类药，那么要在医生的指导下使用。

（2）退热药

感冒伴有高热，这往往表示病情已经比较严重，应该及时看医生。消炎痛是准妈妈禁用的退热药。怀孕32周后，准妈妈不宜使用阿司匹林。

（3）抗生素

准妈妈感冒时，如果没有出现流浓涕、咳黄痰、血压高、扁桃体炎等细菌感染，或者经检查没有发现并发感染，就没有必要使用抗生素。因为抗生素可通过胎盘作用于胎儿，有20%～40%的可能性对胎儿构成危害，所以，准妈妈要在医生的指导下，选择安全的抗生素。

（4）祛痰、止咳药

这些药物大部分都是比较安全的，但有些止咳药含有碘制剂，不适合准妈妈服用。

准妈妈需要积极预防感冒，这样才能保证胎儿健康生长。准妈妈预防感冒应从以下几个方面入手：

（1）平时要保证自己能够获得丰富、充足的营养，蔬菜、水果等都含有丰富的维生素，有助于提高人体的免疫力，准妈妈可多吃一些。

（2）多注意天气变化，及时增添衣物。

（3）多注意休息，不要过于疲劳。加强锻炼，保持身体强壮。

(4) 家中要经常通风换气，保持温度、湿度适宜。用醋熏蒸房间对杀灭病菌有一定的效果。

(5) 保持良好的心境，有助于增强对疾病的抵抗能力。

(6) 在流感暴发期间，准妈妈要注意个人卫生，尽量不到人口密集的场所，不接触感冒的病人，外出时最好戴上口罩。

准妈妈一旦患了感冒，既不要惊慌失措或乱服药物，也不要对此疏忽大意，应及时到医院找医生咨询。

4．准妈妈不能用抗生素

近年来，媒体报道了许多连体婴儿事件，导致出现这种畸形的因素之一就是药物。妊娠期用药可能会对胎儿带来不利影响，甚至会引发畸形、流产等，这让许多准妈妈精神都高度紧张，甚至谈药色变，有很多准妈妈患有严重的"恐药症"，得了病尤其是感染性疾病，硬扛着不治。

准妈妈患上感染性疾病，需要及时治疗，否则有出现发烧的可能，一旦准妈妈体温过高就会给胎儿带来不良影响。因此，准妈妈患病后，应该积极治疗，要比普通人更加重视。只要药物使用恰当，一般就不会给胎儿带来什么影响。有些抗生素如红霉素、青霉素、先锋霉素类等，对准妈妈和胎儿是比较安全的，副作用轻微，治疗效果较好。提醒准妈妈的是，青霉素类药物在使用前必须做过敏试验。

不同的抗生素对准妈妈和胎儿的影响是不同的，医学上根据这一点把抗生素分为孕妇禁用、慎用和可以用三大类。如氨基甙类的抗生素、卡那霉素等，可通过胎盘进入胎儿体内，也可进入羊水，引起胎儿先天性耳聋及肾脏的损害，对胎儿十分不利，准妈妈应禁用。

另外，服用抗生素常常会使阴道的微生态环境发生改变，有导致霉菌感染的可能。当然，即使感染了，也没有关系，无论是否使用药物进行治疗，都可以痊愈。

5．准妈妈用药可自作主张

人吃五谷杂粮，并非钢铁之躯，无论身体多么健壮，平时多么小心谨慎，还是难免会患上疾病，何况准妈妈正处在一个特殊的生理时期。准妈妈不同于常人，一旦生病最好不要自作主张，而是应该咨询医生，进一步采取诊治措施。已经被证明不会对胎儿产生负面影响的药物有青霉素类、维生素类、促消化类、某些止咳药物，以及不具有毒副作用的中药。

（1）准妈妈禁用的药物

①激素类药物，特别是含有性激素的药物，它可能会导致胎儿生殖器官发育障碍或畸形。

②抗肿瘤药物，会引起胎儿畸形或流产。

③某些抗生素类药物，如四环素类药、氯霉素、庆大霉素等，都会导致胎儿发育不良或对胎儿有毒害作用。

④磺胺类药物，在孕早期有致畸作用，孕晚期可引起高胆红素血症等。

⑤作用于神经中枢的药物，如镇静催眠药、抗癫痫药。

⑥维生素类药物，过量使用会产生毒副作用。

当然，准妈妈如果病情确实需要上述各种药物进行治疗，则应权衡利弊，在医生的指导下使用。

值得注意的是，中药与中成药相对西药要安全一点，但也应该根据病情来选择适当的药物，并且要注意药物的禁忌事项，绝不能盲目服用，否则会造成严重后果。

(2) 准妈妈用药的基本原则

①避免不必要的用药。

②在妊娠早期，尽量避免使用药物进行治疗。

③尽量减少同时服用的药物种类，尽量口服药物而不采用注射的方法，尽量选用中药或中成药而不用西药；尽量选用无毒副作用或低毒副作用的药物。

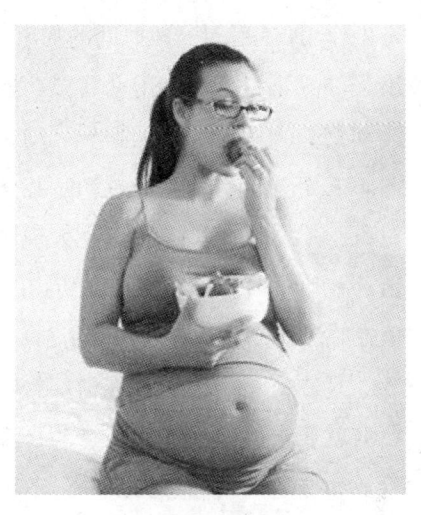

④准妈妈用药应在医生指导下进行，不要擅自用药。

女性怀孕后应该去正规的医疗机构进行优生咨询及做优生检查。生病之后，应及时去医院诊治，积极配合医生的治疗，争取尽快彻底康复。既不要去药店买药自行服用，也不要因为担心药物的副作用，给自己造成恐慌。

在孕期，准妈妈如果想做到少用药，那么提高身体素质，增强免疫力才是最根本的途径。平时，应加强营养，适量运动，多晒太阳，注意休息，不管对自身还是或胎儿都有好处。

6. 新药的效果一定好

新药的效果就一定好吗？不一定，是药三分毒，药能治病的同时也会产生副作用，新药也是如此。当你在使用新药治疗时，不良反应会危害你的健康，甚至会危机你的生命。因此，我们应正确认识新药，防止滥用药物。

一般来说，新药的安全性需要长期的临床观察总结才能确定。在动物实验阶段和临床应用初期，许多药物并没有发现有明显的毒副作用，在经过一段时间的临床应用之后，却发现病人有发高烧、出虚汗等不良反应。用动物做药物试验只有一定的参考价值，毕竟动物与人有着种别的差异，动物实验中安全有效的药，在人体内不一定安全有效。经过初步临床验证安全有效的药，受到试验对象、例数、时间等限制，在大规模使用时不可能万无一失。另外，新药在审批时难以了解许多药物的相互作用会不会产生不良反应，但在临床上却广泛存在合并用药，这就增加了新药的使用风险。

现在有些病人特别迷信广告的宣传，只要得了病，不管病情如何就要求医生给开新药特药，滥用新药、贵重药现象越来越严重。如有的人稍有感冒发烧，不论是否有病原菌感染，也不论感染是否会对所用抗生素敏感，就要求医生开"最新、最贵、最好"的抗生素。殊不知，这样做会带来很多问题，如细菌耐药性增强、过敏反应、毒性反应增多、二重感染等。

实际上，一种新药问世后，如何使用更安全、更有效果，医生要慢慢摸索熟悉。而我们说的那些"老药"，长期的临床应用证明了它们的安全性和有效性，如果出现不良反应，医生也有丰富的经验去应对。所以，那种一味地认为新药比旧药好的观点实际上是一种偏见。近年来，有许多旧药被人们发现了它的许多新用途，如解热镇痛药阿司匹林，最新研究显示，它还具有抗糖尿病性心脏病、老年痴呆症、结肠癌、食管癌等作用。

要想对一种新药有一个客观、全面的了解和认识，需要一定时间的实践过程。我们需要保持冷静、稳妥而积极的态度来对待新药的应用，不要受新药广告宣传的影响，出现求贵求新的心理。总之，滥用新药的危险很大，严重的会危及生命。临床上用药由医生根据患者的病情来决定，病人应该信任医生，保持良好的治疗心态，不要盲目地追求新药特药。

7. 准妈妈呕吐盲目服用止吐药

许多准妈妈都有过这种痛苦的经历，在妊娠早期会出现恶心、呕吐、食欲减退、头晕等妊娠反应，而且一般在清晨时较重。如果症状较轻，那么对母子的健康不会有什么影响，随着妊娠时间的增加可以不治自愈。但有些妊娠反应严重的准妈妈则是吃什么吐什么，甚至滴水不进，吐出胆汁，出现尿少、皮肤干皱、脱水、消瘦、营养不良等状况，甚至还有些准妈妈头昏眼花、眩晕，甚至晕倒等严重症状。

大多数的准妈妈都会出现早孕反应，目前认为这种现象和准妈妈的内分泌状态和精神状态有关系，出现呕吐的主要原因是因为精神过度紧张。所以，当准妈妈出现早孕反应时，应对其进行安慰、鼓励，然后再好好地卧床休息，吃可口的饭菜。但不宜盲目服用止吐药，特别是三甲氧苯扎胺。因为三甲氧苯扎胺对胎儿的致畸率明显高于其他止吐药。

准妈妈发生严重的呕吐时，除了保持心情放松、平静外，还可以先在家中试用下列药物：维生素 B_6，每次 20 毫克，每天 3 次；适量维生素 B_1 和 C 及镇静止吐药。

当然，服用中药也可取得较好的效果。如伏龙肝 100 克，捣烂后用布包，水煎，分数次服；葡萄干 30 克，水煎或泡开水频服；藿香 9 克，竹茹 9 克，生姜 3 克，陈皮 6 克，黄连 3 克，吴茱萸 1.2 克，水煎服，每日一剂。

8. 准妈妈使用外用药对胎儿不会有影响

随着医药知识的普及，越来越多的准妈妈了解了妊娠和哺乳期用药的安全问题。然而，很多准妈妈只注意到了内服药或注射用药的安全,而忽略了外用药物的安全。

有的准妈妈发现身上出现皮疹等皮肤病,去医院确诊为花粉过敏等,医生认为症状比较轻微,没有必要使用药物,平时注意远离过敏原就行了。但是有的爱美的准妈妈觉得脸上出现皮疹让自己无颜见人,心想:只要不乱吃药对胎儿应该没有关系。于是,她们自作主张地到药店买了一些外用药擦。事实上,这种做法是错误的。

有关资料表明,女性在妊娠期间使用外用药也要保持谨慎,许多外用药都能透过皮肤进入血液,引起胎儿中毒,损害胎儿的神经系统器官。准妈妈需慎用的外用药有:

(1) 杀癣净

杀癣净主要成分是克霉唑,多用于皮肤黏膜真菌感染,如体癣、股癣、手足癣等。动物实验发现它对胚胎有毒害作用。哺乳期女性外用,可以在乳汁中发现它的药物成分,而它会不会对婴儿造成不良影响,目前还不清楚。

(2) 达克宁霜

达克宁霜含硝酸咪康唑,使用后对皮肤有一定的刺激,皮肤局部如果比较敏感,容易产生过敏反应而发生接触性皮炎等。用药时如出现不良反应,应及时停用,以免皮损加重或发生感染。

(3) 百多邦软膏

百多邦软膏属于局部外用抗生素药物,适用于各种细菌性皮肤感染。此软膏中的聚乙二醇会通过皮肤进入人体并蓄积起来,有引发不良反应的可能。所以,不少专家认为,妊娠期准妈妈最好不要使用该药。

(4) 阿昔洛韦软膏

阿昔洛韦软膏属抗病毒外用药。这种药物对胎儿有致畸作用,属于准妈妈禁用药。

（5）皮质醇类药

皮质醇类药有抗炎、抗过敏的作用，一般会应用于皮肤病，如湿疹、药疹、荨麻疹、接触性皮炎等。准妈妈如果长期外用或大面积使用，就会影响胎儿肾上腺皮质的分泌功能，并且它能通过皮肤吸收，小剂量分布到乳汁中。此外，这类药还可能会造成女性闭经、月经紊乱，故欲生育妇女最好不要使用。

总之，准妈妈应该在医生的指导下使用外用药物，这样才能保证用药安全、有效。

9．准妈妈能打所有的预防针

为了保护准妈妈的健康，在必要的时候应该打预防针。但对准妈妈来说，并不是所有的预防针都能打，有些活体疫苗应该慎用。

（1）准妈妈禁用的疫苗

①麻疹疫苗。麻疹疫苗是活疫苗，准妈妈不能使用。准妈妈如果过去没有患过麻疹，在孕前也没有注射过麻疹疫苗，而在妊娠期间和麻疹患者有过接触，那么应立即注射丙种球蛋白。不过，在人的一生中，从未患过麻疹，也没有注射过麻疹疫苗的情况是极为罕见的。

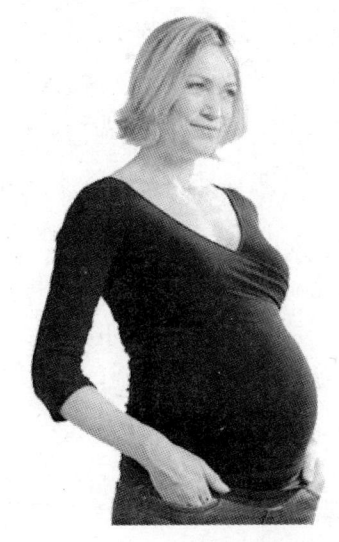

②风疹疫苗。风疹疫苗也是活疫苗，准妈妈也应该禁

用。没有风疹病史的准妈妈,如果在妊娠早期和风疹病人有过接触,最好考虑终止妊娠。因为风疹有很强的致畸作用。

③其他情况。水痘、腮腺炎、卡介苗、乙脑和流脑病毒性减毒活疫苗、口服脊髓灰质炎疫苗和百日咳疫苗,准妈妈都应忌用。

当准妈妈有必要注射预防针时,应该向医生详细介绍自己的病史、过敏史及目前的健康情况等,让专科医生决定是否需要注射疫苗。值得注意的是,有过流产经历的准妈妈,也不宜打预防针。

(2)准妈妈可以接受必要的预防接种

①破伤风类毒素。在我国,新生儿破伤风是一种发病率比较高的疾病,而该病的死亡率很高,严重威胁到新生儿的生命。准妈妈接种破伤风类毒素,可以有效地预防胎儿出生后染上破伤风。准妈妈如果已染上破伤风,则不宜使用破伤风类毒素,以免引起过敏反应,可用人血破伤风免疫球蛋白。

②狂犬疫苗。狂犬病一旦发作,死亡率几乎是100%。准妈妈只要染病,母子都难逃过一劫。因此,在狂犬病流行区,准妈妈若被狗或其他的动物咬伤,或在非流行区被疯狗或疑似疯狗的动物咬伤,皆应注射狂犬疫苗。对于严重咬伤者应立刻注射狂犬免疫球蛋白或注射抗狂犬病血清,然后再注射狂犬疫苗。

③乙型肝炎疫苗。这个疫苗适用于以下情况:准妈妈生活在乙肝发病率比较高的地区;准妈妈的配偶或家庭成员有HBsAg阳性及E抗原阳性;一些女性从事感染乙肝机会比较高的职业,一旦怀孕,应该马上注射乙肝疫苗。

准妈妈如果检查发现HBsAg阳性,尤其是伴E抗原阳性,再注射乙肝疫苗就没有任何效果了。但是,可以采取补救措施,在分娩后给孩子及时注射乙肝疫苗,可以避免孩子受到乙肝病毒的危害。

目前，很多国家对准妈妈进行流感疫苗注射，目的是保护准妈妈和胎儿健康，防止发生早产；有些国家还规定为育龄孕前女性接种风疹疫苗，以减少胎儿发生先天畸形的机会。

七、准妈妈生病掉以轻心

许多准妈妈的性格是大大咧咧的，自己怀孕了，也没有觉得和孕前有什么不一样，生活习惯没有什么变化，一切都按部就班。其实，在孕期，有许多事情都需要准妈妈格外注意。特别是染上小病后，不及时治疗，结果发展成大病，容易造成严重后果。

1. 怀孕后身体出现异常现象不去医院检查

有很多女性在得知自己怀孕后，悬着的心终于放下了，自己一心一意地坐在家里孕育宝宝。事实上，女性一旦确定怀孕后，必须要去医院做一次检查来确定，同时需要在医生的指导下制订出一个完整的产科检查计划，以确保自己与胎儿的健康。

在正常情况下，女性如果在12周内确诊怀孕并继续妊娠，一定要去医院进行产前初诊，并进行登记及检查。以后，准妈妈要从怀孕4个月开始，每4周检查1次；怀孕28周后，每2周检查1次；怀孕36周后，每周检查1次。

此外，准妈妈除上述例行的检查外，遇到以下情况，一定要尽快去看医生。

(1) 出血

妊娠期，准妈妈只要有出血现象就必须尽快去妇产科进行检查。在孕早期，阴道出血可能是流产先兆或宫外孕的症状，也可能是和怀孕无关的其他妇科疾病的症状，如宫颈息肉、子宫发炎或子宫颈癌等。怀孕中期以后则要注意是否有早产、前置胎盘、胎盘早期剥离、子宫颈闭锁不全等症状。

（2）腹痛

妊娠期间准妈妈的腹痛和怀孕有密切的关系。在妊娠初期多由流产、宫外孕引起，中期以后则可能是由早产、胎盘早剥所引起。但也有可能与怀孕没有直接关系的其他症，如阑尾炎、肠梗阻、消化道溃疡等。

（3）羊水早破

羊膜囊包裹着羊水，胎儿就位于羊水之中。羊膜囊作为一道天然屏障来保护胎儿，缓解撞击和震动，并使胎儿与外界隔离，避免接触母亲生殖道内的细菌而受到感染。准妈妈如果在怀孕37周以前羊水破裂，有可能会造成早产、胎儿感染、脐带脱垂，这时需要立即住院治疗。

（4）胎动减少或消失

大多数准妈妈在怀孕20周以后可以感觉到胎动。尤其是在饱餐一顿或者心情高兴时，胎儿会比较活跃，就像是在肚子里手舞足蹈。胎动减少是一个警示的信号，胎儿可能会受到某些因素影响而丧失活力，所以，出现这一现象应立即去医院检查。

（5）瘙痒

瘙痒是胆汁淤积症患者的一个非常明显的症状，常见于怀孕28～32周。瘙痒症状随孕期的增加而加重，以四肢为主，其次是腹部，尤其是夜间瘙痒严重，其危害会影响胎儿的安全。

（6）下肢浮肿

怀孕后期，许多准妈妈的小腿会出现浮肿现象，运动时会加重。如果浮肿症状比较严重，休息之后也没有消退或减轻，那么可能是患了妊娠高血压综合征、肾脏疾病及其他并发症。

2．孕期小毛病不要紧

人都难免会生病，准妈妈更是如此。准妈妈一旦生病，自己和家人往往会比较担忧。如果是一些不起眼的小病，则常常疏忽大意。但有时这些小病，也可能会影响准妈妈和胎儿的健康，酿成严重后果。因此，在日常生活中，准妈妈要特别注意以下几种小毛病。

（1）发烧

妊娠早期，准妈妈的体温如果处于36℃～37℃，那么这种低热一般属于正常的生理现象。但如果是因为肾炎、病毒性呼吸道感染、急性胃肠炎等所致的发烧，那么就有可能会损害胚胎的正常发育，特别是中枢神经系统。

准妈妈感觉自身发热时，首先要测量一下体温，如果长时间发热或体温过高就应该尽快去医院诊治，找到发热的原因。准妈妈短时间的低热对胎儿危害不大，但长时间的发热或高热，不但会导致自身器官功能紊乱，还有可能会刺激子宫收缩或引起子宫感染而导致流产。如果是细菌、病毒干扰器官的正常分化和发育，就有可能会引起胎儿畸形或死亡。

准妈妈和普通人相比，抵抗力比较弱，容易感染多种病毒，平时应根据天气变化及时加减衣服，注意防寒保暖；不要去拥挤的或空气不洁的公共场所；不接触发热患者；平时要适当地运动，注意营养和休息，勿疲劳，居室注意通风。

准妈妈一旦发生长时间高热，应该尽快对症治疗，并咨询医生是否可以继续妊娠。值得准妈妈注意的是，自己不能盲目地用药或滥用药物，特别是链霉素、庆大霉素等副作用较大的药物，如果是必须用药应由医生决定。

(2) 尿频

妊娠中期以后，准妈妈盆腔出现淤血状况，加上受到增大的子宫和胎儿的压迫，膀胱的位置发生变化，出现排尿不畅或尿液潴留等症状。女性的尿道口与肛门非常接近，容易受到大肠杆菌的污染，如果细菌上行至膀胱内，膀胱内的尿液潴留就会很容易引发膀胱炎、尿道炎。而且，这些炎症如未及时治疗就会继续向上蔓延。

因此，准妈妈要适当运动，提高抵抗力，防止因过度劳累、营养不良等情况而导致抵抗力下降。同时，准妈妈也要特别注意卫生，如勤换内裤，勤洗外阴等，不要使用盆浴。

(3) 贫血

贫血是妊娠期常见的一种并发症。这是因为女性怀孕以后，胎儿和胎盘不断发育增长，准妈妈新陈代谢加快，使得肌体内的血容量增加。在增加的血液中血浆的增加要比红细胞多，因此形成了孕期血液稀释的现象，这都属于正常的生理过程，医学上称为生理性贫血。

准妈妈如果在产前就患上贫血，而且没有及时发现和治疗，那么在孕期就很容易出现脑供血不足，大脑会处于缺氧状态，很容易晕倒。另外，贫血还可能会造成胎儿营养不足的情况，轻者能使胎儿发育缓慢，重者发生早产、胎儿宫内窘迫等状况。

女性应该重视体格检查，一旦发现贫血，就要在怀孕前治疗。如果正处在怀孕期间，可多吃些富含蛋白质和铁质的食物，如蛋类、动物肝脏、黑木耳等。此外，准妈妈口服或肌注铁制剂，也是预防和治疗缺铁性贫血的有效措施之一，如果用中药治疗就要选择适合的中药来服用。

（4）便秘

怀孕后，很多准妈妈为了给胎儿提供充足的营养，拼命地吃很多富含营养的食物，并且这些食物都往往过于精细，再加上有许多准妈妈坚持静养安胎，整天躺在床上而缺乏运动。这样，随着胎儿的发育，子宫不断增大压迫直肠，造成胃肠的蠕动减弱。但排便需要腹肌的力量协助，在腹部增大后腹肌的力量却在逐渐减弱，因此造成了排便困难。

此外，一些器质性病变也是孕期女性出现便秘的主要原因。如一些女性孕前就有痔疮、肛裂等肛门病，到了孕期很容易使病情加重，这些都会增加准妈妈患便秘的几率。

准妈妈患上便秘是很常见的，这算不上什么大病。但便秘的危害却不容忽视，有可能会因为准妈妈用力解便而造成早产、流产。

总之，预防便秘，应从日常生活做起。多吃粗粮和富含膳食纤维的蔬菜、水果等；定时排便，保证每天排便1次，不要随意减少排便的次数；准妈妈大多数体虚，每天早上起床后，可空腹喝一杯温开水或蜂蜜水，适当补充水分，增加肠道内的津液。

（5）腹泻

腹泻是身体发出的一个危险信号，准妈妈出现腹泻绝对不能大意。调查显示，导致准妈妈出现腹泻的最常见原因是消化道感染，如沙门氏菌感染等。所以，在怀孕期间，尤其是怀孕早期，准妈妈一定要吃干净的食物。

当准妈妈出现腹泻时，首先应该及时补充水和电解质，并观察胎儿的情况，对流产或早产的征兆要保持警惕。准妈妈使用治疗腹泻的药物，特别是抗生素类应格外小心，如氨基甙类、磺胺类、喹诺酮类及四环素、甲硝唑、病毒唑等药物，虽然对感染性腹泻有效，但对胎儿有致畸作用或潜在的危害，所以，这些药物准妈妈都不能使用。

青霉素类药物对母婴来说比较安全，可以用于抗感染的治疗。准妈妈也可以服用一些制剂，如丽珠肠乐、整肠生、金双歧等，能增加有益菌，使肠道菌群逐渐恢复正常。思密达药物有多层结构，吸附面大，又不被母体所吸收，比较安全，不但可吸水，而且还可吸附一些致病菌，有止泻和抗菌的双重作用。

八、准妈妈饮食误区

孕期饮食要讲究，如什么东西可以多吃，什么东西应该少吃，什么东西不能吃等。的确，饮食对准妈妈来说是一件日常生活中的大事，绝对不能马虎。毕竟，这关系到肚子里的胎儿能否健康成长。那么，准妈妈在饮食上需要注意哪些问题呢？下面我们来梳理一下孕期常见的饮食误区。

1．准妈妈的饮食越清淡越好

许多准妈妈都知道辛辣的食物会刺激胎儿，所以准妈妈只青睐清淡的饮食，以小米粥和鸡蛋为主食。可这样问题又来了，这些清淡的食物很容易影响准妈妈的食欲。没有食欲，营养就没法摄取，这可怎么办呢？

在孕期里，准妈妈的饮食如果以清淡为原则，这对准妈妈和胎儿都非常有利。但是，考虑到准妈妈的感受，清淡也应该有个度，不要过于执着。只要准妈妈不吃那些过于辛辣的食物，其他饮食方面就可以和正常人一样。

准妈妈应注意避免喝浓茶和含咖啡因的饮料。准妈妈往往喜欢吃酸味食品，而且适当吃一些酸味食品的确对身体有好处。但是，要注意选择健康的酸味食品，可以吃些有酸味的新鲜果蔬，不但可以改善胃肠道不适症状，还可增进食欲，加强营养，有利于胎儿生长。但腌制的酸菜或者醋制品含有亚硝酸盐等有害物质，准妈妈一定不要多吃。

2．想怎么吃就怎么吃

女性刚刚怀孕的时候在很多方面都不适应，尤其是饮食方面，不再像以前那样随心所欲地吃自己想吃的东西，对很多食物都有所忌讳。下面这些食物准妈妈要少吃：

(1) 罐头食品

为了取得改善口味、延长保质期等效果，一般的罐头食品中会加入一些食品添加剂，如香精、防腐剂、人工色素等。这些添加剂对健康的成人并没有多大影响，如果准妈妈摄入过多则对健康不利。另外，罐头食品营养价值并不高，经高温处理后，其中的维生素和其他营养成分都已经受到破坏。

(2) 冷饮

怀孕后，准妈妈本来就有肠胃蠕动减慢等现象，一旦冷饮进入消化道后，就会刺激胃肠血管而使其突然收缩，胃液分泌减少，消化功能出现异常而导致腹泻、腹痛等。现代医学研究表明，胎儿对冷的刺激十分敏感，当准妈妈吃过多的冷饮后，胎儿会躁动不安。

(3) 菠菜

菠菜富含铁质，有补血功能，多吃菠菜可以预防孕期贫血。但菠菜中含有大量草酸。草酸可影响锌、钙的吸收。准妈妈过多食用菠菜，会使体内钙、锌的含量减少，影响胎儿的生长发育。

（4）巧克力和山楂

准妈妈食用过多的巧克力容易产生饱腹感，导致食欲不振，长期如此身体会缺乏必要的营养物质。有的准妈妈比较喜欢吃酸的东西，山楂便成了首选果品。但是，山楂对子宫有兴奋作用，

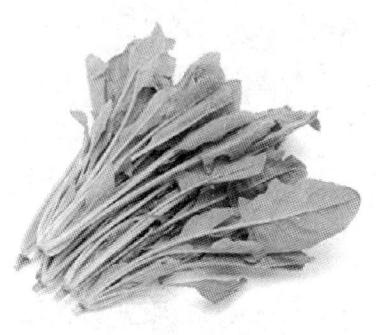

准妈妈过多食用会使子宫收缩，有引起流产的可能，故要少吃或不吃。

（5）久存的土豆

人们都知道，发芽的土豆含有毒素，吃了会中毒。而那些贮存时间很长又没有发芽的土豆对人体有什么影响，知道的人却并不多。土豆中含有生物碱，存放越久的土豆生物碱含量越高。因此食用这种土豆，可影响胎儿正常发育，导致胎儿畸形。所以，准妈妈最好不要吃长期贮存的土豆。

（6）热性香料

香辛料可以改善食物的味道，促进食欲，但是它们也会消耗肠道水分，使胃肠分泌的消化液减少，造成肠道干燥，容易形成便秘。准妈妈发生便秘后，必然用力屏气解便，使腹压增加，从而压迫子宫内的胎儿，易造成胎动不安、早产等不良后果。

（7）味精

味精的主要成分是谷氨酸钠，它会和血液中的锌结合，然后从尿中排出。准妈妈摄入过多味精会消耗大量的锌，导致体内缺锌，而锌是胎儿生长发育之必需品，故要少吃味精。

3．绝对有害的食物也敢吃

父母们的最大心愿就是宝宝平平安安、健健康康地来到这个

世界上。因此，在怀孕时，准妈妈应该先了解哪些食物可以吃，哪些食物不能吃。下面这些食物，准妈妈一定要忌口。

(1) 含有弓形虫的食物

怀孕早期，准妈妈如果感染急性弓形虫就会导致胎儿脑积水、小头畸形、脑钙化、流产、死胎等，新生儿可能会出现抽搐、脑瘫、视听障碍、智力障碍等症，其死亡率达72%。

几乎所有的哺乳动物和禽类都可以传染弓形虫。家猫是主要的传染源，接触家猫就有可能被感染。如果食用没有熟透的肉类，也会增加感染风险。吃火锅或烧烤时，生肉和熟食共用菜刀或砧板，都会增加感染的机会。所以，肉类一定要煮熟了再吃，生肉和熟食一定要分开放。

(2) 金枪鱼

美国环保组织发现，包括金枪鱼在内的一些海产品，含有的水银严重超标，准妈妈经常食用金枪鱼会产下畸胎。香港医生指出，胎儿在母体内吸收过量的水银，会影响脑部神经发育，将来会出现学习能力差、智力发展迟缓等后遗症。

(3) 受污染的食物

近年来，随着污染加重，出现了越来越多的畸形儿，这一点已经引起了环保组织和整个社会的关注。越来越多的证据表明，胎儿畸形和准妈妈食用被污染的食物有很大的关系。如果受DDT、六六六等有机氯及有机汞等蓄积性较强的污染的食物进入准妈妈机体，毒物就会在体内蓄积，经血液循环进入胎盘，导致胎儿中毒，从而引起流产、畸胎、死胎等。

4．动物肝脏毒性物质多，准妈妈不宜吃

动物肝脏因为具有较高的营养价值而受到人们的青睐。不过，

许多人认为动物体内的毒物都要进入肝脏进行解毒,这就意味着动物肝脏蓄积了很多的毒性物质。因此,为了胎儿的健康,准妈妈不能吃动物肝脏。其实,这是一种误解。在新陈代谢过程中,门静脉从腹腔收集血液,血液中的有害物质包括一些微生物抗原类物质等,都是由肝脏解毒和清除的。肝脏可以保护机体免受损害,使毒物成为无毒的或溶解度大的物质随尿液排出体外,这是维持生命的重要功能。

在正常情况下,如果动物的肝脏没有发生病变,其功能保持正常,那么它就可以把体内有毒物质转换为代谢废物,然后通过肠道和肾脏将其排出体外。有毒物质在正常动物体内都不能存在,更不可能在肝脏中存在。

因此,准妈妈只要学会鉴别动物肝脏的质量就没有问题。通常,正常猪肝新鲜清洁,没有什么异味,呈红褐色或淡棕色,没有胆汁,没有水泡,表面光洁润滑,略带血腥味,边缘如叶状,切开后肝管内没有胆汁、虫体和异物。

在烹饪猪肝之前,应该把它冲洗干净,然后切成小块在水里泡半个小时,这样可以去除肝小叶中的淤血和杂物。另外,猪肝不能吃得太多,一个人每天从食物中摄取的胆固醇不应超过300mg。而每100克新鲜猪肝中所含的胆固醇竟高达400 mg以上。所以,准妈妈也不能多吃,以两周吃1次,或每周吃1次为宜。

5.食物越精细越好

许多准妈妈只吃一些精细加工后的精米精面,她们认为只有这样的食物才能给宝宝提供最好的营养。

事实上,准妈妈长期吃精米或出粉率低的面粉,如富强粉等,会造成维生素和矿物质缺乏，尤其是 B 族维生素缺乏，可导致发生相应的疾病，从而影响自身的健康和胎儿的生长发育。

在日常生活中，准妈妈要适当地吃些粗粮，至少要做到粗细搭配、营养合理。精米精面作为调剂生活的食品是可以吃的，但不能成为食物中的唯一。

虽然粗粮营养更全面，但是准妈妈吃粗粮有很多讲究。因为粗粮富含纤维素，可能会影响准妈妈吸收钙、铁等微量元素，如燕麦片等，如果和补铁剂或者补钙剂一起吃，那么会影响对铁、钙的吸收。而且，摄入大量的纤维素还会影响对脂肪、胆固醇的吸收。

虽然准妈妈适量补充粗粮对自身和胎儿的健康都有益处，但值得注意的是，粗粮不能和奶制品、补充铁或钙的食物或药物一起吃，最好间隔 40 分钟左右再吃，这样可以保证营养得到充分吸收。

6．肥胖的准妈妈可以减肥

对许多准妈妈来说，肥胖不但会给生活带来不便，而且容易引发妊娠高血压、妊娠糖尿病等症。不少肥胖的女性就是因为害怕怀孕带来的并发症，在怀孕时就拼命地减肥，甚至以节食、吃药物来达到减肥的目的。

妊娠期间，准妈妈要为宝宝的生长发育提供充足的营养，如果一味地盲目减肥，那么自身和胎儿的健康将难以保证。胎儿不仅要从母体流经胎盘的血液中汲取营养以满足自身的需要，而且总是无限制地从母体血液中汲取营养物质，并不会考虑到母体的营养状况。所以，即使肥胖的准妈妈也要尽量避免节食。

值得准妈妈注意的是，体重稳步上升往往是身体健康的主要指标之一。孕中期是准妈妈体重明显增加的阶段,一般会增加7千克~9千克。而且那些饮食良好、体重增加适当的准妈妈更有可能会生下健康的婴儿。

当然,准妈妈肥胖也不可不进行预防和控制。准妈妈肥胖不但会导致巨大儿诞生,还会使妊娠糖尿病、妊娠中毒症、产后出血等并发症增多。因此,准妈妈一定要注意防止身体肥胖。

肥胖准妈妈在饮食上需要注意以下几点:

(1) 控制进食量

对肥胖的准妈妈来说,糖类和脂肪含量高的食物的摄入量都应该控制,米饭、面食等主食都不能超过每日的标准供给量。动物性食品可多选择脂肪含量相对较低的鸡、鱼、虾、蛋、奶等,少选择脂肪含量相对较高的猪、牛、羊肉等,并可适当地增加一些豆类,这样既可以保证蛋白质的供给,又能控制脂肪量。

(2) 多吃蔬菜和水果

准妈妈主食的进食量突然减少,会产生强烈的饥饿感。如果多吃一些蔬菜和水果,不但能够缓解这种感觉,还能增加维生素和矿物质的摄入。

(3) 选择有益健康的零食

有些准妈妈懒得进行一些适量的运动,而是喜欢边看电视边吃零食,这样摄入的能量在不知不觉中增加了很多。这种生活习惯非常不好,容易导致营养过剩。尤其是已经肥胖的准妈妈,饮食要有规律,按时进餐;多选择热量比较低的水果做零食,不要选择饼干、糖果、瓜子、油炸土豆片等热量比较高的食物做零食。

7. 牛奶怎么喝都有营养

牛奶是人们日常生活中最喜爱的食物之一。喝牛奶的好处如今已越来越被人们所认可。牛奶中含有丰富的钙、维生素 D 及人体生长发育所必需的全部氨基酸,其消化率可高达 98%,是其他食物无法比拟的。所以,牛奶是准妈妈补充营养的最佳食物。

牛奶虽然营养丰富,但饮用牛奶一定要讲究方法,否则会适得其反。下面是喝牛奶的常见误区,准妈妈一定要注意避免:

(1) 牛奶越浓越好

有人认为牛奶的营养价值与它的浓度成正比,其实不是这样的。在牛奶中加入适量的奶粉,就增加了牛奶的浓度,这样就成了浓牛奶。如果准妈妈经常饮用浓牛奶,就会出现腹泻、便秘、食欲不振等症状。

(2) 用牛奶服药

有的准妈妈认为,反正要喝牛奶,就用牛奶服药吧。其实,这种做法是错误的。牛奶能减慢人体吸收药物的速度,而药物容易与牛奶中的钙、镁离子发生化学反应,从而降低药效。所以,在服药前后的 1～2 小时内,不要喝牛奶。

(3) 牛奶必须煮沸

为了消毒,很多人都把牛奶加热至沸腾。事实上,这样做也是不科学的。因为牛奶中的乳糖会焦化成致癌的焦糖,所以煮牛奶要采取正确的方法,而且一定要用文火慢煮。

(4) 早、晚喝牛奶

很多人会在早上或临睡前喝一杯牛奶,认为这样有益于身体健康。其实,这种饮用方法是错误的。牛奶最好在临睡之前的半个小时饮用。

早晨喝牛奶不利于消化吸收,这是因为牛奶中的蛋白质要经过胃和小肠的分解形成氨基酸后才能被人体吸收,而早晨空腹时,胃肠的排空是很快的,牛奶还没来得及消化就被排到了大肠。而且,食物中被吸收的蛋白质只有在热量充足的基础上才能构成人体组织的一部分。所以，早晨人体的热量不足，吸收的蛋白质很快就会变成热量而被消耗掉了。

（5）空腹喝牛奶

空腹喝牛奶会使胃肠蠕动加快，牛奶在胃的停留时间短，使牛奶中的营养素不能被充分吸收利用。牛奶最好与一些含淀粉类的食物同食，如馒头、面包、玉米粥、豆类等，这样才有利于消化吸收。

（6）食物搭配不当

牛奶不宜与含鞣酸的食物同吃，如浓茶、柿子等，这些食物易与牛奶结成块，影响消化。

（7）牛奶越凉越好

很多人喜欢把牛奶放进冰箱里冷藏，以为牛奶温度越低越好。其实，牛奶的温度不宜过低。因为冷牛奶会增加胃肠蠕动，引起轻度腹泻，特别是对有溃疡病、结肠炎及其他胃肠病的患者，会使病情加重。此外，牛奶也不宜冰冻或放入热水瓶中保存。牛奶冰冻后，牛奶中的脂肪、蛋白质等都发生变化，解冻后又会出现凝固沉淀和上浮脂颗粒，使牛奶中的营养成分多数不能被利用，营养价值也会随之降低。

（8）牛奶与鸡蛋同煮

牛奶不能与鸡蛋同煮。这是因为牛奶不能长时间煮沸，牛奶加热到63度时乳清蛋白就开始凝固，不但维生素 B_1、B_2 和维生素 C 会受到破坏，而且蛋白质也会凝固变性，矿物质中的钙、磷也会受到一定程度破坏，导致牛奶的营养成分受到损失。

8. 准妈妈可以多吃冷饮

在炎热的夏天，有的准妈妈贪吃冷饮，认为冷饮既能防暑降温，又能补充水分。其实，多吃冷饮对身体健康不利。因为胎盘会产生大量孕激素，使肠道平滑肌张力减小，胃肠蠕动减弱，胃酸酸度降低，加上胃肠对冷热刺激非常敏感。所以，准妈妈如果吃过多的冷饮就会使胃肠血管突然收缩，胃液分泌减少，消化功能减弱，出现食欲不振、消化不良、腹泻、胃痉挛等症状。

由于准妈妈的呼吸道黏膜往往会充血并产生水肿，如果突然吃很多冷饮，充血的血管遇冷会突然收缩，导致血流量减少、局部抵抗力下降，潜伏的致病微生物会引起嗓子痛哑、咳嗽、头痛等症，严重时还可引起上呼吸道感染和扁桃体炎等症。

此外，冷饮对胎儿也不利。胎儿对冷的刺激很敏感，当准妈妈喝冷水或者吃冷饮时，会引起子宫内的胎儿躁动不安，胎动变得频繁。所以，准妈妈要有节制地吃冷饮。

9．妊娠早期饮食无禁忌

这种说法是不正确的。这是因为妊娠早期，正是胎儿发育的关键时期，而且准妈妈往往也会有早孕反应。所以，这个时候的饮食安排显得尤为重要。准妈妈应遵守以下原则：

（1）烹调方法多样化

家人可根据准妈妈的口味和妊娠反应状况来选择烹调方法。可适当增加酸辣调味料，以刺激食欲。如果准妈妈呕吐脱水，可多吃一些水果和蔬菜来补充水分和无机盐、维生素。虽然冷食气味小，不容易引起呕吐，但应适量食用。

（2）食物应易于消化

准妈妈可食用大米粥、小米粥、烤面包、馒头、饼干等易于消化的食物。它们在胃内存留时间短，可减少呕吐。

（3）少吃多餐

准妈妈不同于常人，不必像正常人一样遵守一日三餐，想吃就吃，细嚼慢咽，少喝汤，多饮水。尤其是清晨吃一些东西还可以减轻呕吐。

10．准妈妈不必因月择食

妊娠期，准妈妈的身体每天都在发生改变。不同的月份，准妈妈的身体状况不同，胎儿发育的情况也不同，准妈妈和胎儿对营养的需求也就不一样。所以，准妈妈应根据妊娠的月份不同，调整饮食，做到均衡营养。

妊娠1个月，胎盘刚刚形成。辛辣、腥臊食物应尽量少吃。可选择一些熟烂绵软、容易消化的食物。主食可选择麦粉、米粥等，可以适量吃些酸味食品来调整口味。

妊娠2个月，早孕反应较重的准妈妈早餐适宜选择一些干食，如薄饼、饼干、面包、烤馒头片等，不要吃稀饭和汤菜。饭菜要清爽可口，胃口不好可少吃多餐。

妊娠3个月，准妈妈易喜易怒可服雄鸡汤：取肥公鸡一只，加甘草、茯苓、阿胶、党参各6克，白术、黄芩各3克，麦门冬9克，白芍12克、大枣12枚，生姜若干，炖汤，此食可调肝养胎。另外，准妈妈还要多吃蛋、奶、鱼、瘦肉和豆制品等含蛋白质丰富的食物。

妊娠4个月，可多吃糙米。若欲吐不思食，可喝菊花汤：取乌鸡一只，加菊花10克，麦门冬5克，阿胶9克，甘草、当归各6克，党参3克，半夏12克，大枣12枚，生姜若干，炖汤，可调和胎气，清肝养胎。

妊娠5个月，胎儿生长最迅速，需要大量的营养物质，饮食的数量和质量都要保证好。可多吃些肉制品，特别是牛、羊肉；

每天吃两个鸡蛋，吃些豆制品；多吃些坚果，如核桃、松子等；常吃些海产品，如海带、海参等；多吃些新鲜蔬菜和水果。

妊娠6个月，多吃糙米粥，少吃寒凉食物，可食麦门冬汤，即以麦门冬10克，黄芩、芍药、白术、甘草各6克，阿胶12克，干地黄9克，大枣15枚，生姜若干，炖雌鸡一只，食后可使皮肤、肌肉细密，外毒不易侵入。

妊娠7～9个月，胎儿日趋成熟。如果胎儿发育良好而准妈妈有些发胖，可适当减少饮食。相反，如果准妈妈体质较弱，胎儿发育状况不好，需要适当增加营养。

总之，不同妊娠时期的生理特点不同，准妈妈要根据这个规律科学地安排饮食，保证营养均衡，使自身和胎儿的健康都有良好的保障。

11．怀孕早期呕吐厉害就多吃零食

怀孕初期，准妈妈出现胃口不佳和恶心、呕吐等症状，会导致食欲不佳，而有酸辣味的食物可以刺激胃液分泌，增强食欲。有的准妈妈以为餐餐吃话梅、果脯等零食就可以压制孕吐。

其实，这样做是不对的。准妈妈由于内分泌发生生理性变化而出现孕吐，伴随着胃酸分泌不足、胃肠功能不正常。如果长期大量食用酸辣口味的食物来刺激胃酸分泌，终究会损害肠胃功能。准妈妈如果孕吐很厉害，那么应尽快到医院检查治疗，以改善症状。

12．准妈妈不需要摄入脂肪

怀孕期间，母体内必须要有脂肪蓄积，以便为分娩及产褥期作必要的能量储备。有一些脂肪人体可以合成，而另外一些脂肪就需要靠食物来进行补充。

但是,有的准妈妈早孕反应强烈,不喜欢吃含脂肪多的肉类或者其他含油脂多的食物。也有的准妈妈为了保持身材苗条而偏食清淡的食物。这样就会导致准妈妈摄入脂肪不足,出现营养失衡。

脂肪是早期妊娠女性体内不可缺少的营养物质,胎儿神经系统的发育以及细胞膜的形成都需要脂肪来参与。而且,脂肪还有利于脂溶性维生素E的吸收,起到安胎的作用。脂肪可以使子宫恒定在盆腔中央,保持一个良好的位置,给胚胎发育提供一个安宁的环境。此外,脂肪还有保护皮肤、神经末梢、血管及脏器的作用。

所以,在准妈妈的饮食结构中脂肪不可缺少,而且摄入脂肪时最好是动、植物油合理搭配,最好选择豆油、花生油、菜籽油、橄榄油、果仁榨出的油及鱼油。

13. 水果可以代替蔬菜

很多女性不喜欢吃绿叶蔬菜,认为水果一样能补充维生素及足够的营养素,多吃水果、少吃一点蔬菜没有什么关系。

其实,这是一个不好的饮食习惯。虽然蔬菜和水果中都含有维生素,可是水果与蔬菜比起来,水果中的维生素和矿物质含量明显偏低。在水果家族中,除柑橘、鲜枣等小部分之外,其余都不能作为补充维生素和矿物质的食物。如100克辣椒里含有80毫克的维生素C,100克韭菜中含有56毫克的维生素C。相比起来,100克梨中仅含有4毫克的维生素C,100克香蕉里仅含有6毫克的维生素C。

由此可见,蔬菜不仅可以补充人体所需要的维生素,而且有一些蔬菜里的特殊物质能防治各种疾病,甚至还能预防癌症的发生。而这些特殊物质都是水果所不具备的,如大蒜中含有的辣素

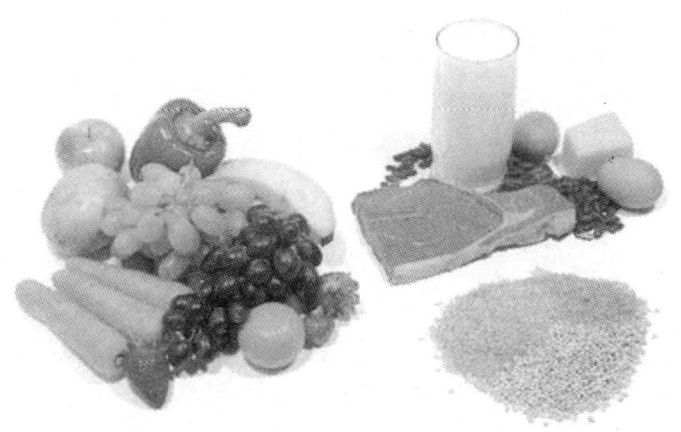

和硫基化合物,胡萝卜里含有 β—胡萝卜素等。

此外,蔬菜中还含有大量的纤维素,这也是水果不能相比的。准妈妈多吃蔬菜可以增强胃肠蠕动,缓解便秘。水果虽然能提供维生素,但准妈妈长时间不吃蔬菜,会对身体带来以下危害:

(1)发生便秘

水果的营养很丰富,如果准妈妈长期食用水果而不吃蔬菜,就会导致食物纤维摄取不足,这样就会对肠壁的刺激减小,以至于肠蠕动减慢而发生便秘。

(2)破坏肠道环境

蔬菜中的纤维素可以促进肠道中有益菌的生长,而这些有益菌担负着抑制肠道中有害菌的重任。如果摄入蔬菜不足,有益菌就得不到更好地生长,肠道吸收随之也将受到影响。

总之,水果虽然好吃,但要吃得适当,就算觉得蔬菜不好吃,也要适当地吃。水果与蔬菜有着互补的营养元素,准妈妈只有同时吃适量的水果和蔬菜,才能健康地度过孕期。

14. 孕期一定会长胖

很多准妈妈都想做到既能补充营养,又不长胖。但是多吃往往会长胖,少吃营养又不足,最后,爱美的准妈妈不得不痛下决心:为了宝宝的营养,长胖又算什么! 爱美是女人的天性,但怀孕后面对大量的营养需求又不得不吃,镜子里那个日益膨胀的身体,确实能让人理解准妈妈们那种左右为难的心情。

事实上,准妈妈们或许还不知道,下面这些食物不仅能满足整个孕期需要,而且吃了又不会发胖。

(1) 麦片

准妈妈如果每天的早餐不是豆浆、油条就是烧饼,那么不妨试一试麦片粥。麦片不但含有丰富的营养,还能降低体内的胆固醇,是早餐的最佳选择。

准妈妈在购买麦片时,要注意营养最丰富的麦片是天然麦片,那些经过加工而成的麦片所含的营养,会因加工次数的增加而逐渐降低。

(2) 脱脂牛奶

准妈妈从食物中摄入的钙要比平时多一倍,但很多食物里都只含有少量的钙,而脱脂牛奶中含有很高的钙。准妈妈每天大约需要1000毫克的钙,只要喝3杯脱脂牛奶就能让准妈妈如愿以偿。

(3) 瘦肉

对准妈妈来说,铁是非常重要的一种微量元素,而瘦肉中可以提供大量的铁,这种铁很容易被人体吸收,所以,准妈妈可多吃瘦肉,更不必担心自己吃瘦肉会长胖。

(4) 柑橘

柑橘中除了含有大量的维生素C、叶酸和食物纤维外,其他90%都是水分。准妈妈吃柑橘不仅能补足所需的营养,还可以补充大量的水分。

（5）全麦面包

准妈妈如果喜欢吃面包，那么全麦面包要比精面粉制成的面包营养更丰富、全面。

（6）绿叶蔬菜

很多女性在孕前不爱吃绿色蔬菜，但事实上，绿叶蔬菜中含有丰富的叶酸和锌，不可不吃。绿叶蔬菜的营养含量有一个特定的规律，那就是颜色越深的蔬菜，它的营养含量也就越高。

15. 蔬菜怎么吃都有营养

众所周知，蔬菜中既含有维生素和食物纤维，又能缓解孕期便秘，准妈妈应该多吃。但是，很多人在食用蔬菜时，却容易犯下各种错误。不但没有达到补充营养的目的，还会让自己的健康受到威胁。

（1）绿叶蔬菜长时间焖煮

很多女性喜欢吃比较软的食物，在烹饪时总是想把食物煮得更软一些，所以喜欢用焖煮的烹饪方法做蔬菜。但事实上，如果绿叶蔬菜长时间焖煮，就会使蔬菜中的营养素大量流失。

（2）西红柿餐前吃

怀孕的女性很容易饿，往往肚子饿得"咕咕"叫的时候，锅里的菜还在成熟阶段。这时，准妈妈会拿一个西红柿充饥。如此一来，空空的胃分泌的胃酸与西红柿里的酸性物质发生结合，引起胃内压力增高，出现腹痛、腹胀等现象。

（3）苦瓜不用沸水焯

很多人认为苦瓜在沸水中焯过之后，可以降低它的苦味；还有人认为焯过之后的苦瓜营养素会流失在沸水中，因此，采取直接烹饪的方法。

正确的做法是，先把苦瓜用沸水焯一下，这样做的目的是去除草酸，让苦瓜中的钙不至于流失得太多。

（4）香菇用水浸泡或洗得太干净

香菇表面粘有很多灰尘，如果不仔细清洗，吃了之后可能会生病。所以，为了安全起见，很多准妈妈在煮香菇之前会先用清水或盐水浸泡，觉得只有这样才是最卫生的。

事实上，香菇中含有的麦角甾醇可以在紫外线的作用下转换为维生素D，过度清洗和浸泡会损失麦角甾醇，从而失去摄入维生素D的大好机会。

（5）过量食用胡萝卜

有些准妈妈喜欢钻牛角尖，整天围着胡萝卜打转。这边刚喝完了胡萝卜汁，那边的胡萝卜糕又摆在了餐桌上。而且刚吃完了胡萝卜糕，又打算吃一碗胡萝卜粥，直到吃得自己的面部和手部皮肤都变成了橙黄色。

虽然胡萝卜中含有胡萝卜素，确实是准妈妈补充营养的好食物，但过多地食用胡萝卜可能会发生胡萝卜血症，出现食欲不振、烦躁不安、睡眠质量下降、夜惊等症状。

（6）过量食用菠菜

菠菜能补充铁，所以很多准妈妈都喜欢喝菠菜汤、菠菜粥以及吃炒菠菜、拌菠菜等各种以菠菜为主要原料的菜肴。其实，菠菜中含有大量的草酸，草酸能影响人体对钙的吸收，这样在补钙的同时丢失了大量

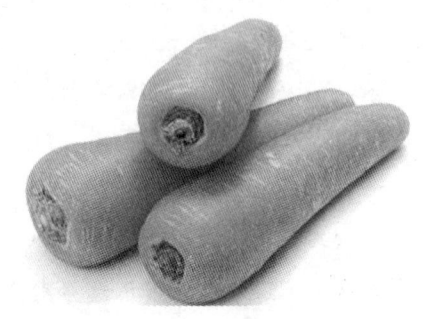

的钙。所以，菠菜不宜食用过量。

（7）胡萝卜和白萝卜一起吃

大家都知道胡萝卜和白萝卜的好处，因此有些准妈妈就在想，是不是这两种萝卜混在一起吃效果会更好呢。

其实，白萝卜中含有很高的维生素C，胡萝卜中则含有一种对抗维生素C的分解酶，能破坏白萝卜中的维生素，两种萝卜混合在一起吃，会使白萝卜中的维生素完全被破坏，并不能增加营养的摄入。

所以说，蔬菜虽是好东西，但食用时进入误区就不好了。准妈妈不要一味地认为多吃蔬菜就能多补充营养。值得准妈妈注意的是，在吃蔬菜之前，一定要先弄清楚应该怎么吃才能更好地吸收营养。

16．孕期应远离茶叶

很多女性喜欢在平日里泡上一杯茶，晒着太阳，听着音乐，这种悠然的休闲方式总是让人顿觉豁然开朗。可怀孕后，家人、朋友不停地告诫：茶叶中含有咖啡因，咖啡因对胎儿的发育有很大的影响，你可不能再喝茶了。突然听起来好像很有道理，为了胎儿的健康，准妈妈们真的就不敢再喝茶了。

其实，茶叶中含有咖啡因，不适合准妈妈饮用的这种观点有些绝对了。有一些茶叶，不仅不含有咖啡因，还能在孕期内有效地帮助准妈妈修身养性。

（1）花草茶

不同的花草茶有着不同的功效，经过一番巧妙搭配后，就会成为适合准妈妈饮用的功能茶。如薄荷茶、柠檬马鞭草、菩提茶、玫瑰花茶、树莓叶等。

①薄荷茶和柠檬马鞭草

薄荷茶能清爽提神；柠檬马鞭草能爽口安神。准妈妈妊娠反应剧烈时，饮用这两种茶可以有效地缓解呕吐症状。

②玫瑰花茶

玫瑰花茶含有丰富的维生素C，是美容的最佳饮品。准妈妈多喝玫瑰花茶，在增加吸收铁的基础上，还能帮助准妈妈消除贫血的困扰，是孕中期不可多得的饮品。

③菩提茶

菩提茶主要是以西洋菩提树的树叶为原料制成的，准妈妈睡前饮用此茶，能有效地帮助入睡。

④菊花茶

菊花茶是用晒干后的菊花制成的，准妈妈饮用此茶，能有效地舒缓疲劳。

花草茶虽然不含有任何咖啡因，但有些准妈妈喝后却有加速子宫收缩的作用。所以，准妈妈在选择花草茶时，一定要听从医生或其他专业人士的意见。而且，准妈妈饮用花草茶的量也不要太多，每次餐后喝一杯就可以了，尤其是孕早期，更要控制花草茶的种类及用量。花草茶在饮用过后总能让人心旷神怡，所以，准妈妈在冲泡时，应该让花瓣充分地展开后再饮用。

(2) 谷物茶

大麦茶是以大麦煎炒而成的，不但不含咖啡因，还能有效地防止血液黏稠；黑豆茶是由黑大豆煎炒而成的，其中黑豆皮中含有的花青素具有抗氧化的作用。

可见，准妈妈并不需要远离茶叶，而是应该有选择地喝茶。当然，有一些准妈妈习惯喝绿茶，只要改变一下冲泡方法，就可以大大地降低茶叶中咖啡因的含量。

17．孕期吃糖容易得糖尿病

有些女性担心怀孕后患上妊娠期糖尿病,就杜绝吃糖或含糖丰富的食物。其实,准妈妈误解了妊娠期糖尿病的发病原理,更没有必要过度担心。

碳水化合物在正常人的体内会转化为葡萄糖,转换成热量后剩余的部分会通过胰岛素的作用,转化为糖元储存在肝脏或转变为脂肪。妊娠期间,为了保证胎儿获得充分的糖供应,胎盘会分泌物质对胰岛素进行抵抗。准妈妈如果摄入过多的糖,而胰岛素消耗又比较多,同时又会遇到胎盘分泌物质的抵抗,以致不堪负荷,就会出现糖尿病症状。

专家提醒,正常的女性,特别是偏瘦的女性不需要刻意排斥糖。肥胖女性、或以前在妊娠期曾患过糖尿病的准妈妈,的确不宜多吃糖。但在日常饮食中有时很难避免完全不摄入糖分,准妈妈只要谨慎一些就可以了。

18．补钙就要喝骨头汤

民间流传有喝骨头汤来补钙的说法。为了补钙,有的准妈妈便用猪骨头或牛骨头煮汤喝,希望达到补钙的目的。有的准妈妈喝了很多汤,可是仍然缺钙。

补钙就要喝骨头汤吗?经过现代科学检验,这种传统说法根本无法立足。专家指出,按照营养学标准进行衡量,喝骨头汤补钙很难达到理想的效果。这是因为骨骼中虽然含有丰富的钙,但是其最难分解的是骨筋,将骨头敲碎熬汤或者将骨头炖酥只能使骨髓溶出更多一些,而且在骨筋中以结合状态为主要形式的钙质,即使在高温燃烧条件下也很难释放出单纯的钙离子。所以,有些人认为,只要煮骨头汤的时候加入一些食醋,就可以使骨头中的钙质溶解在水中。其实,这种做法实际上效果也是非常有限的。

营养学家做过实验,用高压锅把猪骨头持续煮4个小时,然后检测汤中的钙含量,结果令人感到吃惊的是,一碗猪骨头汤中仅仅含有1.9毫克的钙。如此说来,为了获得人体每日所需的钙质,每天至少要喝下400碗骨头汤,这是不现实的,而且人的肠胃也根本无法承受。当然,准妈妈平常喝一些猪骨汤,对于促进食欲和健康还是有一定帮助的。但如果喝得太多,汤中含有较多的动物脂肪,也可能会因为油腻等原因引起不适。

相对而言,一些补钙制剂更容易被人体吸收,如葡萄糖酸钙、活性钙、碳酸钙等。其实,正常情况下人体每天需要1500毫克的钙量,如果膳食平衡,通过食物就可以吸收到足够的钙质。

19.准妈妈什么鱼都可以吃

鱼是健康食物,含有优质蛋白质。有些鱼的脂肪可以保护心脏。准妈妈多吃鱼,胎儿的大脑就会发育得好,将来就聪明。但是,近年来随着水的污染加剧,鱼体内的毒素也越来越多,如汞是一种对人体有害的天然元素,它在不同种类的鱼体内含量不同。

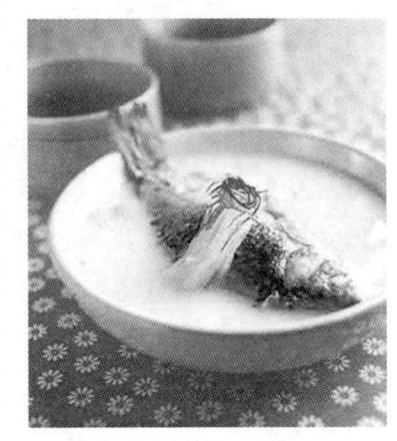

专家提醒:计划怀孕的女性及准妈妈不要吃鲨鱼、鲭鱼、旗鱼及方头鱼,因为这4种鱼的汞含量比较高,可能会影响胎儿大脑的生长发育。

金枪鱼虽然没有被禁食,但它含有的少量汞也应该值得我们注意。尤其是在怀孕期间准妈妈吃罐装的金枪鱼一定要严格控制数量,每周不得超过 198 克。

20．食用被农药污染的食物

现代农业生产中农药使用非常普遍,化学农药的危害性越来越受到人们的重视。由于使用不当,农产品中农药的残留量超过了安全标准,或流入河流,污染河水,最后使鱼类、河蚌等体内也贮积残留农药。在农产品中,特别是水果、蔬菜上残留的农药,如果准妈妈吃了以后,轻微者就会损害母体和胎儿的健康,产生慢性疾病,严重者就会发生慢性中毒并可致癌、致畸、致突变,且有损伤胎儿大脑的危险。因此,有残留农药的食物在食用前一定要充分冲洗干净。

21．食用被真菌污染的食物

如果食物存放时未经过彻底干燥,真菌可能会生长繁殖,而且,有些真菌会产生各种毒素,常见的有黄曲霉毒素、红曲霉毒素、青霉毒素、镰刀菌素等。黄曲霉素耐热,在一般烹饪温度下很难被破坏,其潜在的危险性比较大,摄入一定剂量后可在 24 小时出现肝细胞坏死、中毒性肝出血而死亡。除急性中毒外,准妈妈食用后还能诱发胎儿畸形,主要有露脑、耳或下颌不正常、脐疝、无眼、唇裂等。所以,准妈妈不要食用受到真菌污染的食物。

22．食用被有毒金属污染的食物

有毒金属包括汞、铜、铅、砷等,随着工业污染越来越严重,并日益威胁人类的健康。一旦这些有毒金属进入食物中,对人体的健康危害极大。铅中毒可引起头痛、失眠、贫血等症。有机汞可穿过胎盘在胎儿体内蓄积,阻止胎儿脑细胞发育,使胎儿出生后呈脑性麻痹样症状,连生活都不能自理。因此,准妈妈绝对不能食用受到有毒金属污染的食物。

23. 食用被放射性物质污染的食物

食品的放射性污染主要来自地壳中的天然放射性物质,以及来自核武器实验或和平利用放射能所产生的放射性物质。放射性污染是一种新的食品污染因素,其来源、危害性质、检测手段和控制措施都很特别。剂量过大的放射线照射食品可破坏营养成分,造成致癌物、诱变物及其他有害物质的生成,并使伤残微生物产生耐放射性等,可对人类健康产生新的危害。放射性物质对人体内各种组织、器官和细胞会产生低剂量长期内照射效应,主要表现为对免疫系统、生殖系统的损伤和致癌、致畸、致突变作用。在怀孕期间,准妈妈摄入放射性污染的食物,可导致染色体的畸变,即使小剂量也会对遗传物质和遗传过程产生意想不到的影响。因此,准妈妈应避免食用这类食物。

24. 准妈妈可以随便吃罐头食品

水果罐头酸甜适口,便于家庭保存,在没有鲜水果的时候还可以代替水果。鱼、肉罐头也同样味美、方便。许多准妈妈因为胃口不好,喜食罐头食品。但是,罐头食品可能会给准妈妈和胎儿带来不良后果。

这是因为,罐头食品在加工制作的过程中,为了保鲜和改善食品口味,一般要加入一些人工合成色素,如香精、甜味剂、防腐剂等化学物质,一般人食用也许不会造成很大的影响。但对准妈妈来说，这些化学物质会影响身体各系统的生理变化，若该物质作用于胎儿，则会危害胎儿的生长发育，最后会造成流产、早产、死胎和胎儿畸形等。所以，准妈妈食用罐头食品要慎重，最好不要吃罐头食品，尽量食用新鲜的食物来补充营养。

25. 准妈妈可以随便吃熏烤的食物

熏烤食物如果用木材和煤炭做燃料，就会在熏烤过程中产生一种叫苯并芘的有毒物质，它可以污染被熏烤的食物。而苯并芘属于多环芳烃化合物，是目前已知的强致癌物质。它一旦进入人体后，就会改变细胞核脱氧核酸的分子结构，从而导致癌变。所以，准妈妈最好不要吃熏烤的食物。

26. 准妈妈可以多吃酸菜

妊娠期，准妈妈因为生理变化而常常想吃酸味的食物。

这是因为，女性怀孕后，胎盘会分泌一种叫绒毛膜促性腺激素的物质，这种物质会抑制胃酸分泌，使胃酸减少，消化酶活性降低，并且会影响胃肠的消化吸收功能，从而使准妈妈产生恶心欲吐、食欲下降、肢软乏力等症状。由于酸味能刺激胃液分泌，提高消化酶的活性，促进胃肠蠕动，增加食欲，有利于食物的消化吸收，所以，多数准妈妈都爱吃酸味食物。

酸性食物有助于满足母亲和胎儿的营养需求。一般怀孕2～3个月后，胎儿骨骼开始形成。骨骼发育需要大量的钙，有酸性物质参加，游离钙才能形成钙盐在骨骼中沉淀下来，因此，准妈妈多吃酸性食物有利于胎儿骨骼生长发育。此外，准妈妈吃酸性食物还有利于铁的吸收，促进血红蛋白的生成。酸性食物往往富含维生素C，胎儿形成细胞基质、产生结缔组织以及心血管的生成、造血系统的健全都离不开维生素C的作用。维生素C还可增强母体的抵抗力，促进准妈妈对铁质的吸收利用。

有的准妈妈喜欢吃人工腌制的酸菜，此类食物中的维生素、蛋白质、无机盐、糖分等多种营养几乎丧失殆尽，而且酸菜中的致癌物质亚硝酸盐含量较高，准妈妈过多食用会危害母体与胎儿的健康。所以，喜欢吃酸性食物的准妈妈，应少吃酸菜，最好选择营养丰富的番茄、杨梅、橘子、葡萄、青苹果等新鲜水果。这样，既能改善胃肠道不适，又可增进食欲，补充维生素、无机盐等营养物质。

27．准妈妈可以多吃土豆

土豆是一种营养丰富的食物。土豆中的蛋白质不但含有18种人体所需的氨基酸，还含有大量能预防心血管类疾病的黏体蛋白质。土豆中维生素B_1的含量也非常丰富。但是，准妈妈却不适宜多吃土豆或者土豆类食品。

由于土豆中含有一种叫龙葵素的毒素，在发芽、变绿和溃烂的部分含量最高，一旦进入血液后就有溶血的作用，而且会刺激胃黏膜，可麻痹运动、呼吸中枢，最终会因呼吸中枢麻痹而死亡。

龙葵素的结构与人类的甾体激素如雄激素、雌激素、孕激素等性激素相类似。准妈妈若长期大量食用土豆，龙葵碱蓄积在体内会产生致畸效应。土豆中的生物碱并不能因常规的水浸、蒸、煮等烹调而

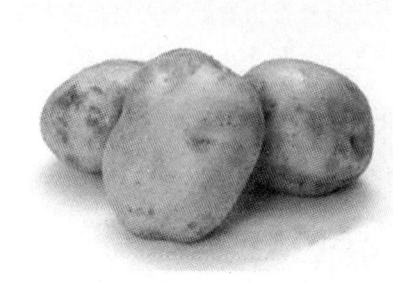

减少。

女性在怀孕期间食用土豆等块茎状蔬菜会提高孩子患 1 型糖尿病的几率。而且土豆极易受链霉菌感染，链霉菌会产生一种诱发 1 型糖尿病的毒素。这种毒素可以通过遗传，诱发儿童患 1 型糖尿病。实验表明，在怀孕期间，这种毒素会通过母体使胎儿的胰腺发育受到严重影响，导致胰岛素分泌不足，以致宝宝患上 1 型糖尿病。

28．准妈妈不能吃苦瓜

怀孕早期，大多数准妈妈都会遇到早孕反应，从而影响了食欲和情绪。所以，准妈妈尽可能选择自己喜欢的食物，以增进、改善食欲。对于油腻、不宜消化吸收的食物，千万不要勉强食用。为了健康，尽量不要减少食物总的摄入量，可以少吃多餐，吃一些清淡的食物。当呕吐十分剧烈且饮食治疗效果不好时，可以去医院，在医师的指导下采取进一步治疗措施。

有人认为，准妈妈不能多吃苦瓜，是因为苦瓜中含有可能会导致流产的奎宁。奎宁确实有刺激子宫收缩、引起流产的不良反应。但苦瓜中的奎宁含量很低，甚至可以忽略不计。而且苦瓜和芥蓝等苦味蔬菜，不但可以清热消暑，还能刺激唾液及胃液分泌，促进胃肠蠕动，增进食欲，改善准妈妈的消化吸收功能。所以，准妈妈可以食用适量的苦瓜来应对孕吐。

值得准妈妈注意的是，苦瓜性凉，脾胃虚寒的人不宜过多食用。

29．准妈妈不用多喝水

首先，这种说法是不对的。和常人相比，准妈妈的新陈代谢更加旺盛，常常出现心跳加速、呼吸急促、容易出汗、排泄增加等现象，增加了机体的物质消耗量，所以，饮水对准妈妈和胎儿来说都很重要。

准妈妈的阴道分泌物增多，有利于细菌繁殖；如果饮水量不足会使尿量减少，不能及时冲洗尿道。而女性尿道口距阴道口很近，细菌很容易进入泌尿系统，导致泌尿系统感染，重者还会损伤肾脏。所以，多饮水、多排尿不但有助于保持泌尿系统洁净，还能及时补充体液，有效地治疗便秘，减少流产、早产。

不要在感到口渴的时候才饮水，因为人感到口渴时身体已轻度失水，经常如此对健康不利。喝水不能过猛，应该保持一定的频率。正常成人每昼夜的尿量是1000毫升～2000毫升，准妈妈每日的饮水量和尿量都稍多于一般人。为了保证尿量不少于2000毫升，准妈妈每日应摄入3000毫升左右的水分。

上班族准妈妈起床后喝一杯新鲜的白开水有助于补充一夜失掉的水分，这样马上就可以恢复活力。怀孕早期准妈妈多喝水可以降低血液中引起孕吐的激素浓度。不过，准妈妈的饮水量还要根据自己活动量的大小、体重等多种因素来酌情增减。

夏天，很多准妈妈觉得酷热难耐，冰水和饮料都不敢饮用，不知道怎么办？绿豆汤是一种适宜的饮品，准妈妈少量喝一些绿豆汤对健康有益。绿豆属阴性，性冷脾弱的人不宜常喝。在煮绿豆的时候，可加一些红豆、大枣一起同煮，有补气养血的功效。

30．准妈妈偏食不会对胎儿造成影响

有些准妈妈在孕前就有偏食的习惯，怀孕后由于生理变化的原因，偏食更严重，并认为只要多吃就能保证胎儿所需的营养。其实偏食和不合理的营养都会影响胎儿的正常生长发育。主食可给准妈

妈带来大部分能量和 B 族维生素、膳食纤维。一些准妈妈为了保持体形苗条而很少吃主食,只吃蔬菜和水果,这样母体因严重缺乏能量而导致胎儿停止发育。有些准妈妈习惯吃大鱼大肉,不吃蔬菜和水果,结果自身体重猛增,宝宝却营养不良,发育异常。

准妈妈缺铜则会影响胚胎及胎儿的正常分化和发育,导致胎儿大脑萎缩、大脑皮质层变薄、心血管异常等。准妈妈缺乏维生素 K 会影响凝血机制。缺乏锌不仅会导致流产、死胎,而且会造成核酸及蛋白质合成的障碍,影响胚胎的生长发育,引起胎儿畸形。准妈妈缺铁,不但容易引起贫血,还会导致胎儿发育迟缓、体重不足、智力下降等危害。

总之,准妈妈应该积极学习营养知识,端正自己的看法,克服挑食、偏食的不良习惯,尽量做到平衡膳食,只有这样才能确保母婴平安。

31. 准妈妈饮酒不会伤害胎儿

不论什么酒都含有酒精。对常人来说,少量饮酒可以提神强心,增进食欲,消除疲劳,促进睡眠,有益于身体健康。但是,对准妈妈来说,饮酒则弊大利小,尤其是经常饮酒和酗酒,不但会损害自身健康,还会殃及腹中胎儿,造成不幸。

准妈妈饮酒对自身的影响是多方面的。酒精能阻碍人体吸收叶酸和维生素 B_1,引发贫血或多发性神经炎;经常饮酒会降低食欲,造成营养不良;大量饮酒会加重肝脏负担。此外,准妈妈饮酒还能降低呼吸道防御功能,易患呼吸道疾病。这些危害均可直接或间接地影响到胎儿的生长发育。

酒精对胎儿影响极大,可使胎儿直接受到毒害。酒精不但会使胎儿发育缓慢,而且还会造成胎儿某些器官畸形。摄入酒精较多的准妈妈,其子女 1/3 以上存在不同程度的缺陷,如小头、小眼、下巴短、脸扁平窄小、身子短、甚至会发生心脏和四肢畸形等。妊娠早期准妈妈饮酒,胎儿的大脑细胞分裂过程会变得异常,易导致中枢神经系统发育障碍,宝宝出生后智力低下。胎儿生长的高峰是在妊娠 6 个月以后,这个时期,如果准妈妈饮酒,将会给胎儿带来更严重的损害。

因此,为了生育一个健康、聪明的宝宝,准妈妈千万不要饮酒。尤其是育龄女性在计划怀孕的前几个月就应停止饮酒,避免所生子女受到酒精的危害。

32.准妈妈可以喝咖啡

随着生活水平的提高,虽然咖啡或者含咖啡因的饮料早已成为人们的日常饮品,但是却忽视了咖啡因对准妈妈和胎儿的危害。

如果一次口服咖啡因剂量达到 1 克以上,就可使人的中枢神经系统兴奋性增高,表现为呼吸加快、心动过速、失眠、眼花、耳鸣等症。即使服下的咖啡因达不到 1 克,由于对胃黏膜的刺激,也会出现恶心、呕吐、眩晕、心悸、心前区疼等不适。人若长期过量饮用咖啡,就会对咖啡因上瘾,大多数会患失眠症,而且胰腺癌的发病率也会大大提高,有的会诱发心律失常、血压升高、冠心病、维生素 B_1 缺乏症等。

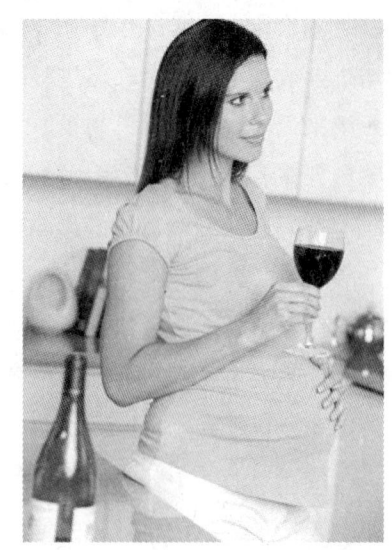

咖啡因对胎儿的影响尤为明显。咖啡因能迅速通过胎盘而作用

于胎儿，影响胎儿的骨骼发育，诱发胎儿畸形，甚至会导致死胎。专家认为，大量饮用咖啡的准妈妈生下的婴儿没有正常婴儿活泼，肌肉发育也不够健壮。

因此，专家反对准妈妈饮用咖啡和含咖啡因的饮料，尤其是在孕早期。营养学家要求准妈妈拒绝咖啡，多吃含高蛋白质的食物，多到室外呼吸新鲜空气，做轻松的体操，这样可以代替咖啡的提神醒脑作用，以保证胎儿健康成长。

33．准妈妈多吃水果，宝宝皮肤白

许多准妈妈相信：多吃水果可以让孩子将来皮肤白皙，所以在孕期大量吃水果。

实际上，宝宝的皮肤颜色在很大程度上和父母遗传基因有关，宝宝皮肤的颜色在怀孕的那一刻已由其基因决定。所以，目前没有证据显示，准妈妈多吃水果可以影响宝宝的肤色。

不过，准妈妈适量地吃水果对自己和胎儿都有很大益处。细胞生长和分裂不仅需要大量热能和蛋白质，而且在合成过程中还需要一些特殊物质来催化。这些特殊物质具有辅酶作用，人体需要的量不多，但却是维持正常生命活动不可缺少的，我们把它们称为维生素。水溶性的维生素主要存在于水果、蔬菜中。由于蔬菜往往经过高温烹饪，维生素损失严重，所以，吃水果则成为补充维生素的重要途径。

虽然吃水果益处有很多，但必须有所节制，准妈妈食用过量会对自身和宝宝都有害。一般情况下，准妈妈每日食用100克水果就能保证营养，每天最多不要超过一斤。

34. 准妈妈可以喝米酒

米酒是糯米或大米经过发酵而制成的,口味香甜醇美,含酒精量极少,因此深受人们的喜爱。米酒能够刺激消化腺的分泌,增进食欲,有助于消化。有些地方习惯在米酒中加入红糖或莲子等,给产妇做滋补佳品,认为能给准妈妈增加营养,补益身体,有利于胎儿发育。

米酒酒精含量虽低,却不容忽视。这是因为,酒精进入准妈妈体内后,可通过胎盘危害胎儿。研究证实,准妈妈饮酒后,相当长的一段时间内,子宫内的酒精浓度都非常高。而且酒精对胎儿有许多的危害,轻者会出现宝宝出生时体重较轻,会给以后的喂养带来困难,且孩子抵抗力弱,容易患病;重者造成胎儿畸形,如四肢畸形、面部发育不良、眼裂细小、外生殖器畸形等,甚至会出现先天性心脏病。

为了优生优育万无一失,准妈妈在妊娠期间应该滴酒不沾。对于米酒可补益准妈妈身体的说法,目前缺乏相关的研究及确凿的证据。

35. 准妈妈可以吃桂圆滋补

桂圆是一种很好的食疗佳品,能滋补气血、益心补脾。由于分娩时要消耗较大的体力,对于体质虚弱的产妇,在分娩时服用温热香甜的桂圆汤,可防止在临盆时出现手足软弱无力、头晕、出虚汗等症状,对增强体力、帮助分娩都有一定好处。但体质好的产妇在分娩时则无须喝桂圆汤。由于桂圆性温味甘,能助火化燥,阴虚内热的人不宜食用。

女性怀孕后,阴血偏虚,阴虚常常滋生内热,往往有大便燥结、小便短赤、口苦口干、心悸燥热、肝经郁热的症状,如果再食用性热的桂圆，非但不能产生补益作用，反而会增加胎热，导致胃气上逆，引起腹痛、出血等症状，造成流产或早产。特别是怀孕初期至七八个月时，更应禁食桂圆。

36．准妈妈可以多吃山楂

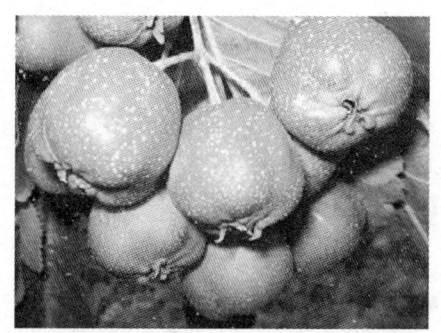

许多女性怀孕后常有恶心、呕吐、食欲不振等早孕反应。而山楂具有开胃消食、酸甜可口的特点，所以，准妈妈愿意吃些山楂或山楂制品，调节胃口，增强食欲。

但是，普通人吃山楂没关系，对准妈妈则很不利，不应多吃。研究表明，山楂对准妈妈的子宫有兴奋作用，可促进子宫收缩。如果准妈妈大量食用山楂或山楂制品后，可能会出现子宫收缩，进而导致流产。尤其是以往有过自然流产史或怀孕后有流产先兆的准妈妈，更要忌食山楂食品。

37．准妈妈可以吃辛辣的热性食物

大茴香、小茴香、花椒、桂皮、胡椒、五香粉、辣椒粉、咖喱粉等热性香料都是调味品，它们有特殊的香气，能改善食物的味道，增加食欲，但准妈妈不适合食用这些调味品。

这是因为，女性怀孕后体温相应增高，肠道也较干燥。而热性香料，性大热且具有刺激性，会消耗肠道水分，减少胃肠消化液分泌，造成肠道干燥、便秘或粪块梗阻。这时，准妈妈如果用力屏气解便，会引起腹压增大，压迫子宫内的胎儿，造成胎动不安、胎儿发育畸形、羊水早破、自然流产、早产等不良后果。

准妈妈如果经常进食辛辣的食物，一方面会加重消化不良和便秘或痔疮的症状，另一方面也会影响对胎儿营养的供给，甚至会影响分娩。因此，女性在孕期以及计划怀孕前3~6个月，应该停止吃辛辣的食物。

38．准妈妈吃涮肉没有害处

在吃火锅时，鲜嫩的肉片在汤中的加热时间过短或者加热温度不够，都不能杀死寄生在肉片中弓形虫的幼虫。如果进食后，幼虫就会在肠道中穿过肠壁，随血液扩散至全身。准妈妈受感染时多无明显不适，或仅有类似感冒的症状，这样就很难发现病情，最后幼虫会通过胎盘传染给胎儿，严重时可发生流产、死胎或影响胎儿脑的发育，出现小头、大头或无脑儿等畸形。所以，准妈妈吃涮肉时要特别小心，肉片一定要煮熟再吃。

39．孕妇专用食品营养高可以多吃

不少女性从怀孕开始就成为家里的重点保护对象，为了补充营养，购买了各种营养保健食品。在母婴用品商店里，孕妇奶粉、孕妇大米、孕妇饼干、孕妇核桃油等食品都非常受准妈妈们欢迎，一旦贴上"孕妇"二字，这些食品就身价大涨。但是，这些食品的营养指标则眼花缭乱。以奶粉为例，据业内人士介绍，目前对孕妇奶粉营养成分的检验还都是采用企业标准，只要达到企业标注的量就算合格。所以，很难说孕妇食品的营养就高。专家建议，不要盲目购买孕妇食品。

女性在怀孕期间，注意饮食和营养是必要的，但是不要盲目

地进补。营养素在人体内保持一定含量和比例才有益于身体健康。准妈妈盲目摄入营养物质，容易使身体的营养素含量超出正常数值，进而产生副作用，严重者还会导致流产、早产等。

准妈妈只要本身不偏食，消化吸收功能正常，同时按照科学的方式进食，就可以保证自身和胎儿大部分的营养。而且，准妈妈到医院对身体的营养状况和各项指标进行检查之后，就可以确定是否需要补充营养了。值得准妈妈注意的是，要在医生的指导下，有针对性地进行补充。

40．怀双胞胎就要吃两倍的食物

"两个孩子，两倍食量"的认识有很大误区。和怀单胎相比，双胞胎的准妈妈确实应适当多摄取一些营养，但不是简单的翻倍。相比于怀单胎的准妈妈，怀双胞胎的准妈妈各个系统的负担都有所加重，消耗营养也多，所以对于营养要求也比较高。专家建议，怀双胞胎的准妈妈每天应摄取的热能为1250千焦，铁质摄取应由每天的30毫克提升至60毫克或100毫克，叶酸则以每天1毫克为宜。怀双胞胎准妈妈的体重增加其实和怀单胎的准妈妈差不多，所以，准妈妈不用担心怀上双胞胎就一定要大吃大喝，从而导致体重增加过快。怀双胞胎属于高危妊娠，所以需要注意，以防出现以下问题：营养缺乏、妊娠高血压综合征、分娩时脐带脱垂、胎盘早期剥离、胎头交锁、产后出血等。

41．准妈妈水肿要忌盐

孕期水肿这种生理性现象非常普遍。怀孕5～6个月以后，准妈妈下肢往往会出现水肿。这是因为，随着胎儿的增大和羊水的增多,宫体压迫下肢血管,使下肢血液回流不畅而造成脉压增高。但这并非是疾病的表现。

准妈妈出现水肿大多与肾病无关,而肾炎患者才需要忌盐。事实上,准妈妈的新陈代谢要比常人旺盛,其肾脏的过滤能力和排泄功能也较强,会丢失较多的钠,所以,还应摄入比平时多一些的盐。如果准妈妈这时减少盐的摄入量,就会导致体内盐分不足,由此可能会引起食欲不振、疲倦乏力,这样,对自身健康和胎儿生长都不利。如果准妈妈水肿是从面部(尤其是眼皮)开始发展至全身时,就要注意,因为这可能是肾炎等疾患的症状,需要严格控制盐的摄入量,应去医院进行检查治疗。

42. 妈妈胖,宝宝壮

有些准妈妈看到有的胖妈妈生了一个健壮的胖宝宝,对此感到很羡慕,希望自己也能如此。有些女性本身就比较肥胖,她们相信自己一定可以生一个活泼可爱的宝宝。一些比较苗条的准妈妈则拼命进食,希望自己能胖起来。那么,胖妈妈一定可以生一个健康、强壮的宝宝吗?其实,肥胖的准妈妈生下的宝宝不一定强壮,甚至还有可能健康状况欠佳。而且,肥胖本身就会给准妈妈的健康带来威胁。所以,准妈妈不要相信"妈妈胖宝宝壮"的说法。

43. 准妈妈可以全天吃素食

很多女性本来就有以素食为主的饮食习惯,再加上怀孕后担心身体发胖,饮食中的荤食就更少了。其实,准妈妈全天吃素食的做法非常不科学,会影响到胎儿的视力,甚至导致失明。

国外曾经有人用猫进行过实验,结果表明:如果让孕猫经常吃鱼和老鼠等,保证摄入足够的牛黄酸,那么就可以促进幼猫的视力发育;如果明显减少孕猫的牛黄酸食用量,则幼猫在胎儿期和出生后均出现持久的视力异常,部分孕猫在繁殖过程中还会出现严重的视网膜退化,个别的也会导致自身失明。

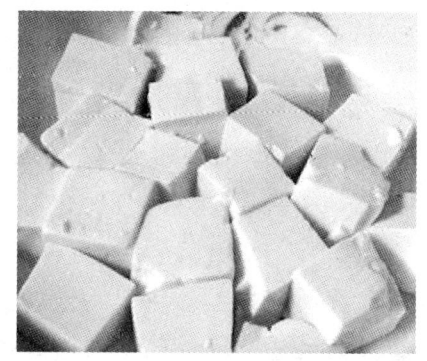

同样,人们认识到,人体也需要一定量的牛磺酸,而牛磺酸几乎只存在于荤食中。如果准妈妈是素食主义者,拒绝荤食,体内就会缺乏牛黄酸。我们每天所需的各种肉类都含有一定量的牛黄酸,再加上人体自身亦能合成少量的牛黄酸。所以,正常饮食的人不会出现牛黄酸缺乏的情况。

但是,在孕期,准妈妈则需要更多的牛黄酸,而人体自己合成的牛黄酸的数量非常有限,所以,准妈妈通过饮食来增加牛磺酸的摄入量就显得非常重要。

为了自身健康及胎儿的正常发育,我们提倡准妈妈的一日三餐要注意荤素搭配,可以适当地多吃一些含牛黄酸量高的荤食,如肉类、鲜鱼、贝类等。

九、准妈妈进补误区

养生历来就重视进补。无论是老弱病幼,还是普通人,都是如此。准妈妈肩负着孕育生命的重担,在孕期进补更是理所当然。但是,进补也大有学问,稍微不注意就会步入误区。

1. 食用各种补品或药品来补充营养

不少准妈妈过度担心自己的营养状况，生怕营养不足而影响到腹中的胎儿，总是自作主张地服用一些营养保健品，如人参、参茸丸、复合维生素和鱼肝、鱼丸等。

其实，在缺乏医生指导的情况下，滥用补药不但对身体无益，还有可能会带来一些危害。准妈妈只要消化吸收功能正常，平时注意合理膳食，就没有必要进食补品、补药，顺其自然就可以了。

市场上种类繁多的滋补品、保健品都具有药物的属性，进入人体后经过分解、代谢，会产生一定的不良反应，包括毒性作用和变态反应。可以这样说，目前，世界上没有哪种药物对人体是绝对安全的。如果准妈妈用之不当，就会产生一定的不良反应，对自身和胎儿的身体均会造成不良影响。事实上，很多药物都可以通过胎盘进入胎儿体内，直接影响胎儿的生长发育。由于胎儿的肝脏还处在发育之中，解毒的能力几乎为零，所以对胎儿来说极为不利。

无论是药物还是补品都有自己特殊的性质，它们并不适用于所有人群。虽然人参、蜂王浆自古以来都是名贵的补品，但是准妈妈就不适合服用。中医学认为，人参、桂圆、蜂王浆、养参丸、蜂乳等都属于甘温补品，而甘温极其容易助火，准妈妈又是胎热旺盛之体，此时进补容易出现流产先兆或早产。

还有一部分准妈妈去医院对体内的微量元素含量进行了测量，这个出发点非常好。但是，这项技术并不成熟，而且目前还没有一个比较科学的评定标准，无法认定准妈妈身体内某种微量元素到底缺多少和应该补充多少。因此，准妈妈不要过于依赖这种或那种的检测。

准妈妈只要消化系统功能良好，食欲正常，就应该在丰富膳食、改善口味、增添食品花样上下足工夫。在日常生活中，注意饮食合理搭配和多样化，尽量多吃一些新鲜的蔬菜和水果，这才是准妈妈饮食的重点，而不是单纯地依赖补品、补药。

准妈妈在孕期如果身体不适，出现剧烈呕吐，同时伴有尿少、体重下降等症状，更不要盲目补养身体，而是应该及时去医院进行检查。如果没有大碍，可以在医生的指导下服用一些缓和症状的药物。

2．怀孕后就要进补

现在，人们的生活水平有很大提高，现今的中国每对夫妻只生一个孩子，谁都希望下一代能优生，是神童。于是，很多准妈妈就认为吃补品总不会有错，于是擅自进补，结果导致流产、难产、早产等病例屡见不鲜。

其实，女性怀孕以后为了适应胎儿的生长发育，母体全身各系统的负担明显加重。适当、合理地调补尽管能改善准妈妈的内脏功能，但滥补就会加重内脏的负担，特别是肝的解毒和肾排泄功能，严重时甚至会损害到内脏的功能。

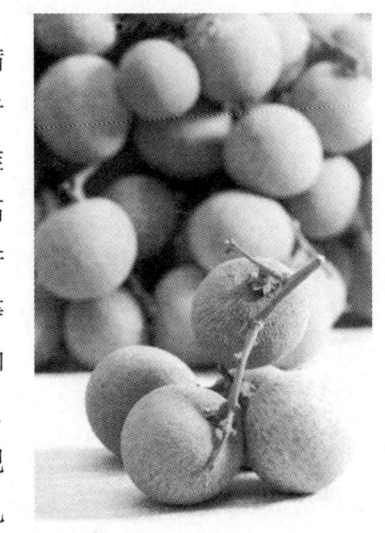

对于身体虚弱或有慢性疾病的准妈妈来说，滥补只会使虚弱者更虚，而身体壮实或肝阳亢盛的准妈妈，大补则会导致阳亢症状如高血压、头痛面赤、烦躁易怒、口苦咽干、大便干结、舌红、苔黄腻等加重，使湿浊阻滞者的湿阻症状如浮肿、胸闷、身重、头晕、纳呆、苔厚腻等更明显。一旦准妈妈出现这些症状，就势必会对腹中的胎儿

造成影响,妨碍其内脏器官的形成和功能的完善,严重的还可能会导致胎儿流产或患先天性缺陷、先天性疾病等。

所以,女性在怀孕后一定要谨慎进补,一个总的原则就是:缺什么补什么,适可而止。对于急需增加营养的准妈妈来说,在进补时也要注意以下两点:

(1) 进补方法要正确

首先,要明确准妈妈需要增加的营养主要是热量、蛋白质、脂肪、各种微量元素和维生素,而这些营养物质在平时可供应的食物中基本能够提供。准妈妈要进补时,从怀孕早期就应该向医师进行咨询,并根据自己的体重、胎儿的生长情况,估算出自己每天各种营养素的需求量,采取"缺什么补什么"的原则,科学调配膳食,尽量从食物中获取所需要的营养。

对于某些营养物质严重缺乏的准妈妈,当食物不能满足需求时,则必须通过补品来进行针对性地补充。准妈妈在选择和服用补品以前,必须充分地了解补品的适用范围、不良反应、有效成分和剂量,避免误服和过量服食。如为了防止胎儿发生先天性佝偻病,缺钙的准妈妈就必须在孕期补充一定量的钙剂。常有一些准妈妈在每天喝两瓶牛奶的同时,大量补充钙剂,导致补钙过多,这样,不但会引起胃肠道不适和罹患结石症,还可能会使胎儿颅骨变硬,使之不能顺应产道变形而导致难产。

(2) 体质不同,进补方法不同

对于处于阴血偏虚、阳气相对偏盛状态的准妈妈来说,进补时应采取宜凉忌热的原则。人参属于大补元气的营养品,具有补虚作用,能增强脏腑功能,对于体虚气弱的准妈妈,可在医生的指导下适量服用。如果大剂量、长时间服用,就会加重阴虚火旺等症状,出现恶心、呕吐、水肿、兴奋、烦躁、高血压等中毒反应,气盛则推动胎气,导致流产、死胎。所以,准妈妈滋补要慎重。

3．准妈妈不用补铁

世界卫生组织的调查表明,大约有50%的女童、20%的成年女性、40%的准妈妈都会发生缺铁性贫血。出现这种情况的原因是,女性的生理特点决定了女性易发生贫血,青春期的女孩生长发育旺盛,机体对铁的需求量大,加上月经来潮,容易发生缺铁性贫血。而妊娠和哺乳期女性要供给胎儿与婴儿营养物质,对铁的需要量大大增加,如果不额外补充,贫血几乎不可避免。除了女性自身的生理特点以外,在饮食方面存在的一些认识误区和行为习惯,也是导致缺铁性贫血的重要原因。

误区一:吃鸡蛋、喝牛奶营养足够

鸡蛋中的某些蛋白质会抑制铁质的吸收,而牛奶中铁的含量很低,并且吸收率只有10%。同时,用牛奶喂养的婴幼儿如果忽视添加辅食,常会引起缺铁性贫血,即"牛奶性贫血"。因此,牛奶、鸡蛋虽然营养丰富,但要依赖它们来补充铁是不够的。

误区二:嗜饮咖啡与茶

对女性来说,过量地饮用咖啡和茶有可能会导致缺铁性贫血,因为茶叶中的鞣酸和咖啡中的多酚类物质可以与铁形成难以溶解的盐类,抑制铁质吸收。因此,孕期女性最好少饮咖啡和茶。

此外,缺铁性贫血还可能由疾病引起,如痔疮、肿瘤、消化道溃疡及长期服用阿司匹林等。所以,女性发生了贫血要及时到医院就诊,正确治疗。

据营养学家介绍,在我国,由于受到传统饮食习惯的影响,再加上膳食结构以及人们对营养知识的了解和运用程度等原因,存在着一条链环模式的铁缺乏社会群体,即准妈妈铁缺乏——婴幼儿铁缺乏——青少年铁缺乏——少女铁缺乏——准妈妈铁缺乏……如此周而复始。并且,这几个方面紧密联系,相互影响,而婴幼儿、青少年、准妈妈及哺乳妈妈则是高发患病群体。

铁是人体生成红细胞的主要原料之一,对于准妈妈来说,孕期的缺铁性贫血不但可以导致准妈妈出现心慌气短、头晕、乏力,还可导致胎儿宫内缺氧、生长发育迟缓、出生后智力发育障碍、出生后6个月之内易患营养性缺铁性贫血。

所以,准妈妈要为自己和胎儿在宫内及产后的造血做好充分的铁储备,在孕期应特别注意补充铁剂。

那么,是不是补铁越多越好呢?

铁虽然可以防止准妈妈贫血,不少准妈妈在正常饮食之外,还会额外地补充铁剂,或者服用含铁的多种维生素和矿物质。但是研究发现,健康准妈妈补铁必须要小心,过量的铁可能会导致孕期患高血压。因此,盲目地给准妈妈补充铁是不恰当的。

4.准妈妈可以随意补血

女性从怀孕6～8周开始,由于血流量增加,血浆增加比红细胞多,血液呈稀释状态,血红蛋白的数量要比正常人低。孕中、晚期很多贫血的准妈妈,尤其是胎儿较大、双胞胎、有胃病吸收不好、怀孕之前月经量较大的,更容易造成严重贫血。因此,补铁、补血成了准妈妈们的首要任务。

补血过量会很容易导致铁中毒。铁作为金属物质,轻度的中毒会造成恶心,严重的会在一些重要的脏器中沉淀,造成脏器的器质性病变。所以,准妈妈补血也要适可而止。同时,补血药不属于处方药,准妈妈用药时一定要在医生的指导下使用。临床中按照医生的建议和正确的用量补血,出现不良症状的情况并不多见,而且多数补铁药属于准妈妈用药安全指数最高的 A 类药。如果只是服用补血药,一般不会导致流产,准妈妈只要没有铁过敏或药物过敏,都可以使用。

值得准妈妈注意的是,补血的铁剂对胃黏膜会有一定的刺激作用,所以,最好在饭后半个小时服用。

5.准妈妈不用补锌

锌是人体必需的微量元素之一。女性在妊娠期间,如果锌摄入量过少,不仅会妨碍胎儿的正常发育,严重的还有可能会引起不同程度的器官畸形。

此外,锌还是维持脑组织细胞膜稳定的一个重要因素,神经细胞的完整与否在很大程度上依赖于细胞中锌的水平。锌通过抑制 γ－氨基丁酸合成酶的活性和活化酶的辅酶,对脑功能起着双向调节的作用。同时,锌还参与脑脊液的形成,缺锌会延滞脑组织中髓鞘的形成,导致神经性反应低下。

准妈妈补锌对顺利分娩有重要作用。产妇分娩时主要靠子宫肌的收缩,而子宫肌球蛋白的 ATP 酶的活性取决于锌的水平,准妈妈缺锌时,可降低子宫肌的收缩能力,增加产妇的痛苦和出血量,增加分娩时妇产科疾病的并发症和母婴的危险。

准妈妈血浆中锌的含量往往处于正常值偏低或临界水平,如果血浆中锌的含量低于正常水平就应该补锌。补锌要经过科学检查和诊断,在医生的指导下进行。对于大多数准妈妈来说,通过饮食就可以达到补锌的目的,如牡蛎、动物肝脏、肉、蛋、鱼及粗粮、干豆等含锌丰富的食物,以及核桃、瓜子等含锌较多的零食,都能起到较好的补锌作用。如果通过饮食,锌的含量仍然很低,那么可在医生的指导下通过药物来补充。

6．准妈妈不用补铜

铜是肌体内蛋白质和酶的重要组成部分，是人体健康不可缺少的特殊的微量元素之一。婴儿的生长、骨骼的强化、红白细胞的成熟、铁的运转、胆固醇和葡萄糖的代谢、心肌的收缩以及大脑的发育等都需要铜。

可见，铜是人体结构中必不可少的组成部分，它在人的很多生理过程中起着重要的作用，尤其是在人的快速生长和发育时期，铜是女性妊娠期必不可少的营养物质。胎儿通过母体的胎盘来吸收铜，这对子宫里胎儿的生长和发育都是必要的，在胎儿出生前的 3 个月更为重要。

世界卫生组织的有关健康专家指出，缺铜对健康造成的危害性要超过铜过量所造成的危害，对儿童和上了年纪的人更是如此。铜缺乏比较常见的症状为：贫血、发育不良、痢疾、体温低、皮肤和毛发色素减少等。

而且，大多数在临床中表现出明显缺铜症状的病例都是少儿，尤其是出生时不足标准体重的婴儿。婴儿缺铜最明显的症状就是贫血和骨骼畸形，因此，准妈妈补铜对自身及胎儿的发育都有着十分重要的作用。

日常饮食中含铜最多的食物包括海鲜、动物肝脏、粗粮、坚果和蔬菜以及巧克力等，还有土豆、豌豆、红色肉类、蘑菇以及番木瓜、苹果等。茶叶、米饭和鸡肉中虽然含铜较少，但是因日常摄入量较多，也可提供足量的铜。

7．准妈妈不用补碘

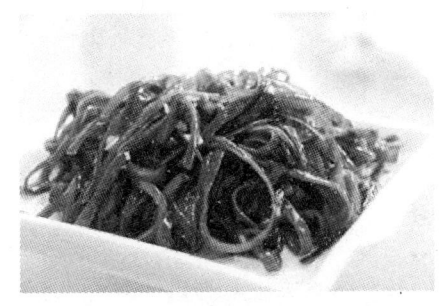

碘是人体中必需的微量元素，缺碘可导致甲状腺激素的合成和分泌物减少，而甲状腺激素具有促进智力、体格发育的功能。人类大脑发育的 90% 是在胎儿、新生儿和婴幼儿期完成的，这个时期甲状腺激素对脑细胞的发育、增殖起着决定性的作用，是一生中补碘最有效的时期。

从营养学的角度来看，碘是一种微量元素，是人们一生都离不开的重要营养物质。碘对准备怀孕的女性以及已经怀孕的女性来说非常重要。

据调查统计资料显示，我国目前每年有 200 万的新生儿仍然受到碘缺乏的危害。全国有 10%～30% 的城市孕妇、30% 以上的农村孕妇的碘营养水平偏低。

怀孕前，一些年轻的女性，为保持身材苗条，加上工作繁忙，常常饮食不合理，造成营养缺乏，这就为将来的孕期缺碘埋下了隐患。

怀孕早期，准妈妈对碘的需要量比孕前增加了 33% 左右。这是因为，怀孕后，准妈妈肾脏的血流量增加，碘经过肾脏排泄丢失的量也相应增多，但肝脏合成的一种能降低甲状腺活性的蛋白质增加了。所以，准妈妈需要更多的碘来合成更多的甲状腺激素。

准妈妈如果处在缺碘地区（我国大部分内陆省市是缺碘地区），即使不节食，因食物缺碘，加上没有有效的补碘措施，同样可能处于缺碘的状态。

准妈妈缺碘会造成胎儿发育障碍，表现为胎儿出生后有明显的智力低下和精神运动障碍，如呆小症，重者还可造成畸形、早产、流产、死产及新生儿死亡。因此，女性在孕前、孕期、哺乳期应注意补碘。

孕期女性补碘有食补和药补两种途径：

（1）食补

女性怀孕后，由于早孕反应常常没有食欲，甚至频繁呕吐，因此，从食物中获得的碘就不会很多。有早孕反应的准妈妈是没有早孕反应的准妈妈缺碘的几率10倍多。

含碘最丰富的食物为海产品，如海带、紫菜、淡菜、海参、干贝、龙虾、海鱼等，准妈妈可适量地吃这些食物。但在食用时应注意烹调方式，避免碘缺失。

（2）药补

边缘性低碘地区的准妈妈，应在医生的指导下服用含碘的维生素片，可预防或纠正相对性碘缺乏。对碘缺乏地区或严重碘缺乏的准妈妈应充分供给含碘物质，如碘化钾片、甲状腺数片、碘油口服、肌肉注射碘油等进行治疗，这在很大程度上可逆转胎儿的碘缺乏状况。一般认为，每人每天碘摄入量不要超过1毫克。

此外，食用碘盐也可以补充碘摄入量的不足，并且不会超量，因为人体吸收足够量的碘后，多余的碘会从尿中排出。但碘并不是吃得越多越好，只要满足生理需要就可以了。使用碘盐时也要注意，应该随吃随买，一旦拆封就要用密闭的器皿盛装；炒菜加碘盐时要放在最后一道工序，即起锅盛菜前几秒钟内加入；不要用油炒碘盐；腌制咸菜时用碘盐，不要淘洗碘盐，这样可防止碘的挥发和损耗。

8．准妈妈不用补钙

钙是人体牙齿和骨骼的主要成分，对人体的作用非常大。它能够降低毛细血管和细胞膜的通透性，防止炎症和水肿，降低神经肌肉的兴奋程度，有利于心肌的收缩和维持心跳的节律。

钙对胎儿的发育也十分重要，孕期是胎儿脑部发育成长的关键时期，脑细胞的生长、代谢以及脑部的正常运作都离不开钙。因此，钙对新生儿智力与神经系统发育都十分重要。

对于怀孕的女性来说，发生钙流失而出现骨质疏松的风险是30%～40%。如果准妈妈平时喝咖啡、不晒太阳、不喝牛奶、不吃钙片，身体缺钙情况就比较严重。但是，如果服用钙片过多不仅容易造成胎儿颅缝过早闭合，导致难产，甚至会使胎盘过早老化而引起胎儿发育不良。孕期准妈妈庞大的子宫会压迫盆腔血管和输尿管，如果再加上高尿钙，就会增加形成尿路结石的危险性。而且，钙摄入量过多也不利于其他微量元素，如铁、锌、镁、磷等吸收利用。因此，准妈妈补钙要适当。

十、准妈妈护理误区

就要做妈妈了，这让很多女性都感到兴奋不已。不过，自从怀上宝宝后，自己的日常生活就变得一团糟，衣服肥大凌乱，整个人看上去很邋遢。她们觉得只要注意吃好喝好，保证营养，再加上注意预防疾病，其他方面就可以忽略，然后就可以平安地度过孕期了。其实不然，如果想要平安、顺利地度过整个孕期，就必须重视孕期护理。准妈妈只有这样做才能够提高生活质量。

第一次做妈妈,许多女性缺少孕期护理的经验,常常会不知不觉地犯一些错误,以致走进孕期护理的误区。

1. 怀孕的女性不能做美容

爱美是女人的天性,准妈妈当然也不例外。怀孕期间的女性普遍都会注意仪容整洁,有的还特别注重美容护肤。可是有人认为,孕期的女性不能做美容。其实,准妈妈做美容并非不可以,但因为特殊的生理状况,在做美容护肤时要特别注意以下问题:

(1)根据自己的皮肤,选择合适的方法

①由于怀孕时内分泌的变化,大部分准妈妈的皮肤都会发生变化。孕期女性的身体各部分血流增加,皮肤可能会变得湿润亮泽、柔软光滑,也可能会由于孕期激素的分泌对某些部位的皮肤造成不良影响,如雌激素会抑制油脂分泌,使皮肤发干,并加重色素沉积,致使有些准妈妈会在脸部长青春痘,或使原来的青春痘更加严重。

准妈妈应根据自己的皮肤性质,选择适合的护理方法。油性皮肤的准妈妈在护理时,可在日常化妆时使用一些适用于油性皮肤的化妆品。化妆前如打粉底的话,尽量不要用油脂性的粉底。皮肤干燥者最好别用香皂,否则,会洗去皮肤表面的油脂,使皮肤变得更干燥。可使用一些婴儿用的面霜或减少洗面、洗澡的次数。虽然浴液可湿润皮肤,但不要在水中

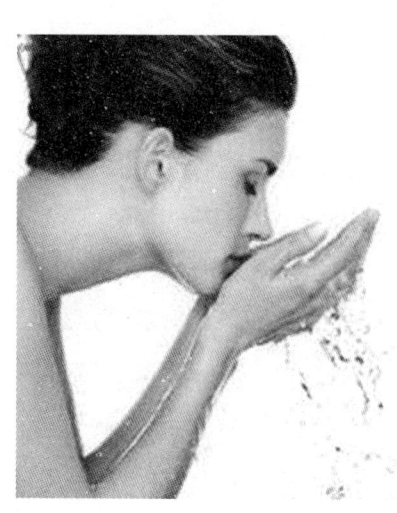

浸洗过久，不然会加重皮肤的干燥。

(2) 可化淡妆

准妈妈偶尔化淡妆是无妨的，但若是常常化浓妆，各种化妆品如口红、指甲油、染发剂及各种定型剂等含有对人体有害的化学物质，经母体吸收并通过胎盘可进入胎儿体内，致胎儿中毒。

(3) 时间不能太长

孕期做美容应以"安全第一"为原则。做美容时不可长时间保持平卧的固定姿势，必须根据自身的情况，随时活动一下身体。美容院的护理以清洁为主，避免使用电流的护理方式，即使电流很小也会流遍全身，也可能会对胎儿造成影响。

做按摩要避免足部反射疗法和压点式按摩，可以采用舒缓的按摩方式，轻柔的手法同样可以达到良好的效果，而且不会产生不良反应。注意不要按压腹部。

(4) 头发护理要细心

人的头发自身有一个生长、衰老、枯竭、再生的过程，怀孕后女性的头发会继续变厚，有的发质比以前要好，但对那些原来发质就很密的准妈妈来说，此时头发旺盛地生长，反而会带来很多麻烦。所以，到了孕晚期，准妈妈最好留短发，以利于梳理。

总之，孕期准妈妈美容一定要因人而异，一切都要以保证母体及胎儿健康为前提，健健康康地做一个漂亮的准妈妈。

2．准妈妈护理乳房没有必要

有的准妈妈认为反正哺乳期要进行哺乳，产前进行乳房护理没有必要。其实，这种想法是错误的。因为随着孕期的增加，准妈妈的乳房也会随着逐渐增大，如果孕期护理不当，就会影响乳房的血液循环，影响乳腺组织的发育，严重的会导致乳腺管阻塞，影响产后哺乳。

为了让产后的乳房像产前一样富有弹性，能给宝宝提供充足的乳汁，使宝宝健康地成长，准妈妈在孕期进行正确的乳房护理就显得非常重要。

（1）不要穿戴孕前的胸罩

有的准妈妈担心胸罩会压迫乳房，影响乳房发育，因而不带胸罩，让乳房自然下垂；有的准妈妈因为乳房增长过大而下垂，影响产后乳房的美观仍然戴孕前的小胸罩。其实，这两种做法都是不对的。这是因为，怀孕后，女性的乳房体积、重量增加，需要胸罩的固定和支持，否则会因重力作用而下垂。而且，乳房上半部的腺体也会因受到牵拉而发育不良，下半部因受压迫而造成腺管扭曲、腺泡变小。

准妈妈戴合适的胸罩，既可以维持乳房外形美观，也可以减轻因乳头接触衣服而造成的不适感。小而紧的胸罩会影响乳房的血液循环，导致产后乳汁分泌减少。所以，准妈妈要随着孕期的变化而不断地调整胸罩的尺寸，以适应乳房的变化。

（2）经常清洗乳头

在孕期，女性应该定期清洗乳房，这样才能增加乳头的韧性，保持乳腺管畅通，防止哺乳期出现乳头皲裂等并发症。清洗乳头时用温水就可以了。如果用肥皂或者酒精，就会除去乳头周围的皮脂，使乳头过于干燥，容易发生皲裂，影响将来哺乳。

准妈妈的乳房应该暴露在阳光和空气中进行护理。用一条干净的毛巾沾上温水来清洗乳房，动作要轻柔，不要刺激乳头，以致产生酸痛。在怀孕的最后3个月，使用干毛巾摩擦乳头，可以增强乳头的韧性，防止乳头皲裂。

初乳出现在怀孕 20 周以后，往往在乳头处形成结痂，可先用乳膏软化，再用温水擦除。如果结痂很硬难以清除，可用涂有油脂的纱布盖在乳头上，第二天早晨再进行清洗。

（3）涂些天然护肤油

清洗完乳房后，可在乳头上涂些护肤油。首先，在大拇指和食指上涂些护肤油，然后用拇指和食指在乳头上轻轻地旋转 30 秒，使油脂涂抹均匀。这样，既可以保护皮肤又能减小摩擦力。

（4）纠正乳头内陷

女性乳头不突出于乳晕的表面，甚至凹陷沉没于皮面，局部如同火山口状，这种情况称作乳头内陷。乳头内陷，不仅外观不雅，而且由于凹陷乳头可积存污垢或油脂，造成奇痒、湿疹或炎症。严重内陷则会使婴儿吸吮乳汁困难，导致乳汁淤积，继发感染而发生乳腺炎。乳头内陷的准妈妈在怀孕 5～6 个月时，应开始纠正。其方法是用双手大拇指放在靠近凹陷乳头的部位，用力下压乳房组织，然后逐渐在乳晕的位置向外推，每日清晨或入睡前做 4～5 次。等到乳头稍稍突起后，轻微提起，使它更突出。如果内陷严重，可先用拔火罐的方法把它吸出后再把它向外牵拉。

（5）不要使用丰乳膏

在护理乳房时，准妈妈不要随意使用丰乳膏，如果需要，最好使用孕妇专用的乳房护理产品。因为丰乳膏含有一定的性激素，使用后会影响乳腺及乳头的正常发育。

（6）不要穿戴化纤类的胸罩

准妈妈既不要穿戴化纤类的胸罩，也不要全身穿化纤类或羊毛类内衣，最好选择纯棉的胸罩和纯棉内衣。胸罩在清洗时也不要与其他衣服一起洗，最好用手单独清洗，以防细毛将乳头开口处堵塞，致使产后哺乳时乳汁排出不畅，导致乳汁淤积，引起乳房肿胀。

（7）不要随意按摩乳房

有的女性怀孕后，由于生理变化发生了改变，有时会感觉到乳房不舒服，于是，就经常用手按摩，这样，乳房的不适不但没有减轻，反而加重了。经过医生的检查，原来是随意按摩乳房造成的。准妈妈的乳房出现异常，如异样疼痛和外形改变，不要随意按摩乳房，更不能乱治，以免影响乳腺的发育。最好是及时去看医生，进行正确的治疗。

3. 准妈妈不能使用护肤品

准妈妈由于身体激素的变化，皮肤很容易出现一些问题，比较常见的有色斑、皮肤干燥、过敏、青春痘突长等。有些人认为，准妈妈不能使用护肤品，否则会对胎儿造成不良的影响。其实，这种观点是不正确的。不是所有的护肤品准妈妈都不能使用，而是应有选择地使用。因为护肤品是外用的，即使有些不良反应，也只是反应在准妈妈的皮肤上，对身体的其他部分及胎儿没有什么影响。所以，最好要选择有最基础护理功能的护肤品，如含有植物成分的，具有滋润功能的等，避免使用有美白、增白作用的护肤品，同时要多吃水果、蔬菜，少接触有辐射的电脑、手机等。

在孕早期，胎儿是最不稳定的。在这期间，准妈妈使用护肤品要特别小心。由于身体的防御能力提高了，会使皮肤变得比较敏感或警觉，对添加了香料、酒精的护肤产品表现出过敏现象。但是，准妈妈如果在整个孕期都不对皮肤进行护理，那么对皮肤的损伤更大。一旦造成了皮肤严重缺水或斑块形成，在产后就很难恢复。所以，准妈妈应该选择适合孕期的护肤品来进行护理。

孕期准妈妈的护肤品要选择只有单纯滋润效果而不含其他功能的。如果担心护肤品的成分不好，可以用纯净水和甘油按1：5进行混合，再加上一点白醋，每天对皮肤进行护理，这样既安全又有效。尤其是在怀孕5个月后，准妈妈的皮肤会有些干燥、粗糙，可以选择用乳液或面霜来对皮肤保养。

准妈妈身体各部分应随时擦油，擦油的作用是避免产后腹部及腿部留下产痕，尤其是腹部、臀部及大腿的上部等处。所以，使用一些按摩膏及局部调理霜，能有效地减少肌肤松弛，预防或抚平妊娠纹。

在孕期准妈妈只要做好皮肤的基础护理就可以了，涂抹过多的护肤产品不但容易引起皮肤过敏，而且对胎儿也不安全。

4．准妈妈使用纯天然的护肤品绝对安全

不少准妈妈认为化学用品对胎儿会有伤害，怀孕后再也不敢用平时的护肤品。但是，由于生理问题，准妈妈往往又会出现很多肌肤问题，比常人更需要护理皮肤。那么，准妈妈在保护胎儿安全的情况下，如何选择护肤品呢？

有的准妈妈认为，纯天然的才是安全的。其实，这种看法太偏激了，如不纠正，会走入误区。比如100%纯天然的植物精油，有些种类对准妈妈和胎儿都有一定的危害性，甚至会引发流产。如果天然的护肤品添加了稳定剂、防腐剂等来保证相关成分的稳定和新鲜，那么它们对准妈妈和胎儿的损害是显而易见的。

有些准妈妈选择使用婴儿润肤品。的确，婴幼儿护肤品性质温和，准妈妈用来润肤安全性是没有问题，但是它们毕竟是根据婴儿的皮肤来设计的，并不能满足成人紧致和深度补水等需求。所以，专家建议准妈妈应该选择安全、温和的孕妇专用护肤品。即使使

用一般的护肤品也要留意是否有孕妇禁用的成分。下面介绍一些护理方法,可供准妈妈参考:

(1) 油性皮肤护理方法

女性怀孕后,由于内分泌发生变化,皮下脂肪大幅增厚,汗腺和皮脂腺分泌增加,很多准妈妈面部油脂分泌旺盛,皮肤变得格外油腻,三角区域更为明显,甚至还会长出痘痘。这些都是正常现象,不必惊慌。

有些准妈妈觉得脸出油就会刻意多洗脸,虽然洗去了油脂,但可能会进一步刺激油脂分泌。这个时候,洗脸要选择专为孕妇设计的性质温和的洗面奶,这些对肌肤刺激小的洗面奶可以在肌肤表面形成一层保护膜,能抵御外界环境的侵蚀,洗完后感觉很滋润。

准妈妈平时要多喝水,多吃对皮肤有益的蔬菜、水果,以及含优质动物蛋白和维生素的食物。多油肌肤往往缺水,这个时候补水很重要。准妈妈每次洗完脸,可以使用爽肤水来补充皮肤水分。先用棉片蘸足爽肤水后轻擦一遍面部,可起到洁面后的二次清洁作用,然后再倒在手心直接往脸上拍,直到完全吸收,如此重复几下。让肌肤喝饱水后,再涂一层保湿乳液,锁水就更完美了。

(2) 解决皮肤色斑的方法

女性怀孕后,由于雌激素和孕激素刺激了垂体黑促素的分泌,使肤质发生变化,连肤色也会加深,甚至还会长出妊娠斑。这属于正常现象,等妊娠结束后一段时间,一般会自行回复平衡。不过,这个时候需要多做些皮肤护理。由于准妈妈的皮肤比较敏感,而激素分泌的变化会刺激黑色素,如果受到紫外线照射就会加重色斑,在颊部、前额和下巴处最为明显。所以,防晒是怀孕期间除了补水之外的最重要的防色斑的方法。

夏季女性防晒意识比较强。其实，一年四季都应对防晒高度重视。孕妇也是如此，应该多关注天气状况，根据紫外线强度来调整防晒措施。高倍防晒对女性怀孕期间油脂分泌旺盛的皮肤来说，可能会造成负担，低倍防晒虽然补涂麻烦点儿，但肌肤负担较小。所以，对准妈妈来说，最好选择 SPF30 以内的防晒用品，而不要贪图省事，选择 SPF30 以上的高倍防晒用品。

5．所有的化妆品都对胎儿无害

怀孕期间的女性常常会因为身体的变化而变得敏感、抵抗力下降。肌肤也不例外，空气中不仅有大量的尘埃，而且其中还混杂不少有毒物质，如铅、氮、硫等，这些有毒物质如果落在准妈妈的身上、脸上，就会给皮肤带来刺激和伤害。准妈妈平时不加注意，让有毒物质进入体内，会影响胎儿的健康。虽然怀孕后的女性对皮肤进行一定的护理是有好处的，但是这并不意味着所有的化妆品对胎儿都没有危害。

（1）染发剂

据医学专家研究发现，染发剂不仅会引起皮肤癌，而且还会引起乳腺癌，导致胎儿畸形。

（2）冷烫精

女性怀孕后的头发非常脆弱，很容易脱落。有的准妈妈就用冷烫精烫发，结果使头发脱落得更加厉害。而且准妈妈使用冷烫精烫头发，会影响胎儿正常生长发育，少数准妈妈还会产生过敏反应。

（3）口红

口红是由各种油脂、蜡质、颜料和香料等组成的。其中油脂通常采用的是羊毛脂，羊毛脂会吸附大肠杆菌，准妈妈涂抹口红后,空气中的重金属、大肠杆菌等有害物质就容易被吸附在嘴唇上,随唾液进入体内,再经母体传到胎儿体内,使胎儿受到伤害。

(4)指甲油

指甲油大多数是以硝化纤维为基本原料,配以丙酮、乙酸乙酯、甲醛、苯二甲酸等化学溶剂及各色染料制成,这些化学物质对人体都有一定的毒害作用。准妈妈在吃东西时,指甲油中的有毒化学物质就很容易随着食物进入体内,再通过胎盘和血液进入胎儿体内,时间长了就会影响胎儿健康。

此外,有些化妆品的质量令人担忧。有一部分化妆品含有铅、汞、砷等对人体有害的物质,还有一部分化妆品内的细菌量竟然超标,这是很多人都不曾知道的。即使是一些名牌产品,也时常被爆出有质量问题。所以,孕期使用化妆品对胎儿无害的说法是错误的。

6.准妈妈只能用除妊娠纹护肤品

目前,市场上除妊娠纹的产品良莠不齐、鱼龙混杂,准妈妈如果使用这些产品,一定要注意它们的质量是否合格。此外,应选择不含激素和化学物质的产品。准妈妈不一定只用除妊娠纹的产品来消除妊娠纹,可以通过下面的一些办法来预防妊娠纹。

(1)选择适合体质的乳液、按摩霜来保养皮肤。可在腹部、乳房等容易出现妊娠纹的地方轻轻地进行按摩,这样做不但能增加皮肤、肌肉的弹性,还可以保持血流顺畅,减轻妊娠纹。

(2)可多吃一些猪蹄、动物蹄筋和猪皮等富含胶原蛋白和弹性蛋白的食物,对妊娠纹有一定的预防效果。

(3)多喝水,多吃新鲜蔬果以及谷物和坚果,对预防妊娠纹有一定的功效。

7．准妈妈的口腔护理无关紧要

女性怀孕后，尤其是怀孕早期和晚期，体内荷尔蒙增高容易引发齿龈充血、水肿、肥大，甚至发生炎症。口腔疾病不仅会危害准妈妈的健康，而且还不利于优生优育。因此，女性在怀孕前最好到医院进行一次口腔检查，消除口腔感染及各种机械性刺激。怀孕后要特别注意做好口腔卫生，坚持每天早晚刷牙，并且刷牙的方法一定要科学、合理。

如果准妈妈口腔护理不好，就会引发下面一些问题：

（1）诱发心脏病

准妈妈如果患有牙龈炎，口腔中的细菌就会通过伤口进入血液，血液中的免疫细胞在抗击入侵细菌的过程中会产生一种胶状物质，这种物质附在血管壁上，日积月累将会阻塞、破坏血管，造成冠状动脉粥样硬化，引发心脏病。

（2）出现妊娠瘤

准妈妈如果有口腔慢性炎症及各种长期的机械性刺激，如牙周炎、残留的牙根、镶得不好的假牙以及牙垢、牙石等，都可以使牙床长出妊娠瘤。分娩后，妊娠瘤会停止生长，并且逐渐缩小。如果个别瘤体没有消退，那么应及时到医院诊治。

（3）引起早产

患牙周病的准妈妈发生早产的几率是口腔健康准妈妈的 4～7 倍。这是因为，引起牙周病的细菌可进入血液，通过胎盘感染胎儿，从而引起流产。

（4）危害婴儿健康

准妈妈口腔中的细菌进入血液，通过胎盘感染胎儿，可导致出生后的婴儿体重过轻，甚至患先天性心脏病。

那么,准妈妈在孕期如何进行口腔护理呢?

(1)吃饭后,要及时漱口,按时刷牙。刷牙时,可根据牙齿健康状况来选择适合的牙膏。如果因吃酸性零食过多而引起牙齿过敏,可选用脱敏牙膏;如果有齿龈出血、水肿,应选用能消炎止血的药物牙膏;如果有龋齿,应选用含氟牙膏。

(2)在孕期,要经常去口腔科检查,定期洗牙,做好口腔保健。

(3)补充维生素 B_2。可防治口腔炎、口角炎;多吃富含维生素 C 的食物,可预防牙龈出血。

(4)建议平时采用叩齿保健法。不但可以激活牙齿的自洁作用,增强牙齿的坚固性,还可增加唾液分泌量,而唾液中的溶菌酶有清洁口腔的作用。

8. 准妈妈保健与准爸爸无关

有人认为,男性除了帮助女性怀孕外,整个孕产过程都是女人的事。因为男性无法了解生命在子宫里的发育与变化,更不要说让男性参与到其中去了。

怀孕生产虽然是女性特有的,但是,男性对于生命的重要作用也没有人能够否认。有数据表明,全球每年大约有 50 万以上的女性死亡与怀孕有关,其中 90% 是在发展中国家。每一分钟,全世界就有 110 名左右的女性在怀孕期间遭受某种并发症的折磨,所有分娩女性当中有高达 15% 左右患有某种潜在的致命并发症。在我国的已婚育龄夫妻中,女性承担着近 90% 的避孕责任,而男性参与避孕措施的只占 13% 左右。

女性在怀孕期间由于激素分泌的变化,心理会出现一些异常,丈夫应积极主动地帮助妻子分担家务,对妻子要体贴,减轻妻子的负担。由于一些特殊的规定,如妇产科诊室内,准爸爸不得入内等，准妈妈在进行检查时，男性几乎被排除在外。无可奈何的准妈妈，只能一个人拖着极不方便的身体进入产科诊室进行检查，而所有的准爸爸都在医院的大厅里不耐烦地等候着，这在某种程度上妨碍了准爸爸参与准妈妈保健的积极性，但这也并不意味着准妈妈保健与准爸爸无关。

准爸爸参与准妈妈保健具有重要的意义，可强化男性对家庭的责任感，加深夫妻情感。遇到一些突发情况，有利于准妈妈产检的顺利进行，给予妻子生理、心理上的支持。准妈妈虽然在产检中，如查宫高、量腰围、听胎心，有的甚至还要进行私密处的检查等，准爸爸不能参与其中，但在整个孕育过程中，男性还是有许多机会与妻子一起孕育宝宝，如对腹中的胎儿进行胎教等，可以保证怀孕的顺利进行。当妻子面临生产需要立即接受医疗护理时，有丈夫的陪护和支持可以改变分娩的结果，有时甚至可改变生死的不同结果。

此外，准爸爸参与准妈妈保健，还可以了解计划生育知识，对保证女性产后健康是非常重要的。

(1) 与妻子共同承担谋划生育的责任

所谓共同承担，并不是一定要采用避孕套或男性绝育术，而是强调夫妻间要共同接受计划生育、生殖保健知识的教育，在充分了解的基础上选择适合自己的避孕方法。此外，男性对女性所采用的避孕措施产生的不适或不良反应，应予以理解、关心和照顾，在不适宜过性生活时不要勉强女性。

(2) 与妻子共同承担妊娠和分娩的责任

男性要积极参与婚前或孕前保健，与妻子一起计划适宜的怀孕时间。改掉不良的生活习惯，如抽烟、喝酒等，与妻子一起做好孕期保健，共同参加孕期健康教育，学会识别一些常见的异常征兆知识。陪伴妻子到医院进行产前检查,分娩时陪伴在妻子身边。妻子分娩后帮助她尽快恢复体力,共同承担照顾和培养孩子的责任。

事实上,准爸爸参与准妈妈保健远不止这些,从计划生育到孕期检查,再到产后护理,无论是孕前、妊娠还是产后,准爸爸都应该参与。此外,男性还应该与女性共同承担预防性病传播、保障安全性生活的责任,反对重男轻女的性别歧视,反对家庭暴力等。

总之,只有男女双方共同参与,建立相互尊重、相互信任和共同承担责任和义务的伴侣关系,才能更好地保证准妈妈的安全。

9. 准妈妈小腿水肿就不能多喝水

到了妊娠的第5个月,准妈妈各个器官的功能都逐渐进入超负荷运行阶段。尤其是在傍晚时,准妈妈小腿会出现水肿,这是很正常的现象,不必恐慌,更不能因此而减少饮水量。

相反,这个时候由于新陈代谢比较旺盛,只有保证充足的水分,胎儿发育产生的废物才能及时被排出体外。

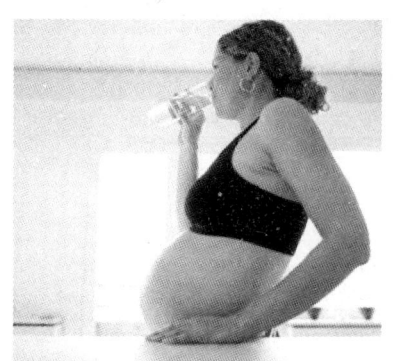

准妈妈体重增加也是小腿水肿的一个原因。如果及时采用一些方法就可以缓解此症状,如把脚放在一个小凳子上,可帮助脚部体液回流。每2小时伸展一下脚,并按摩小腿。这个动作可重复几次。

10. 准妈妈呕吐都是正常的

准妈妈呕吐都是正常的,这种说法也是不对的。据研究发现,孕吐有遗传的可能。如果准妈妈的母亲当年孕吐严重,那么本人孕吐频繁和强烈的可能性要超过80%。由于许多气味会催发孕吐,所以,准妈妈要特别注意环境问题,在室内要注意通风,尽量避免接触汽油等味道浓的物质。

虽然准妈妈呕吐是孕早期的正常现象,但也不要把孕吐不当回事。如果孕吐过于频繁、剧烈,那么,最好去医院做检查,确定是不是怀有葡萄胎、双胞胎或多胞胎,以便及时采取有效的方法,减轻孕吐。

11. 准妈妈不要使用腹带

随着孕期的变化,准妈妈的腹部慢慢隆起,觉得负担越来越重,行动也越来越不方便。但准妈妈是否使用腹带要根据自身的实际情况来决定。如果腹肌较紧,腹部无明显下垂,就不需要用腹带。

准妈妈如果身材矮小,腹肌过于松弛或出现双胞胎、巨大儿、羊水过多等情况,就会形成悬垂腹,使身体重心前移,增加脊柱负担,造成行动不便或增加疲劳感,甚至会影响将来顺产,在这种情况下就需要使用腹带。

用腹带托起腹部,可以减轻腹部承受压力,使准妈妈感到轻松、方便。而且,还可以改善下肢血液循环,避免下肢水肿。如果胎位不正经医师纠正后,在医师的指导下也可用腹带固定。

准妈妈打腹带应该注意以下几点:

(1) 为了发挥支托作用,部位应稍低。

(2) 腹带太紧会影响呼吸和消化功能,对胎儿发育不利,而太松则不起作用,因此,腹带松紧要适度。

(3)应选用柔软的纯棉织品来做腹带。为了体形美观而使用腹带,这种做法是不可取的,要杜绝。

12. 胎位不正是不能纠正的

在妊娠28周前,由于羊水相对较多,胎儿小,在子宫内的活动范围较大,而且位置不固定。到了妊娠30周后,胎儿生长迅速,羊水相对减少,胎儿与子宫壁贴近,胎儿的位置相对固定。正常的胎位是胎头俯屈,枕骨在前,叫头位;横位是胎儿横卧在宫腔;臀位是臀部在下方,胎儿坐在宫腔里。胎位不正是指妊娠30周后胎儿仍为臀位或横位。

发生胎位不正的原因是,在大多数的情况下,胎位不正由不明原因引起。但我们知道以下因素和胎位不正有关:子宫先天性发育异常、羊水异常、腹肌松弛、骨盆腔大小与形状、多胞胎妊娠、脐带太短、胎儿大小、胎儿妊娠周数、子宫内胎盘大小与着床的位置等。

由于造成胎位不正的因素很复杂,所以很难预防。不过,准妈妈可以在医生的指导下通过运动或医疗器械来纠正胎位。

下面给大家介绍四种常见的胎位纠正方法:

(1)膝胸卧式运动

准妈妈解尽小便,放松裤带,在床上呈跪伏姿势,两手前臂伸直贴住床面,胸和肩要尽量与床贴紧,双腿分开与肩同宽,臀部上翘,双膝弯曲,大腿与地面垂直。保持此姿势约2~10分钟,慢慢适应后可逐渐增加至15分钟,每天做两次,连做1周后复查。做这种运动并不舒服,很多准妈妈会半途而废,很难坚持。而且很多医生认为膝胸卧式运动的效果并不理想。所以,准妈妈在尝试该方法时，要根据自己的身体状况和承受能力，不要勉强。

(2) 激光照射至阴穴

这种方法效果不错，痛苦程度小，准妈妈可以放心选用。应用激光照射至阴穴(在两小脚趾外侧)，每次15～20分钟，每日1次，5次一个疗程。

(3) 艾灸至阴穴

通过灸热的艾草来刺激至阴穴，会让胎儿增加活动量，自己变换位置。每次15～20分钟，每日1次，连续做1周。为避免烧伤皮肤，注意艾草离皮肤不要太近。但艾灸的效果并不是很理想，如果你想尝试，就到正规医疗机构找有执业医师资格的针灸师来帮助你。

(4) 侧卧位

这种方法可用于纠正横位。侧卧后，向侧卧方向轻轻抚摸腹壁，每次15～20分钟，每日2次。

如果以上方法都未能纠正胎位，那么，准妈妈将面临选择何种分娩方式。横位需要提前住院，选择剖腹产。据研究发现，胎儿呈臀位的产妇，阴道生产的不确定性因素较多，且难以控制，而剖腹产的安全性高于阴道生产。因此，虽然臀位生产方法有好几种，但近年来，各大医院的臀位准妈妈大多采取剖腹产。准妈妈若非常渴望阴道分娩，在妊娠接近足月时，应该由医院评估骨盆腔与胎儿大小以及胎位的状况，而且要与医师仔细沟通并讨论利弊得失，在生产时一旦出现产程延长或胎儿窘迫的情形，应及时采取助产措施或改用剖腹产。

在胎位不正的情况下，产道并没有胎头来卡住，一旦羊水破后，容易出现脐带脱垂或子宫内感染，前者容易给胎儿造成致命的危险。一旦发生胎膜早破,准妈妈应仰卧并抬高臀部,尽快到医院诊治。

保护准妈妈与胎儿的生命和健康是处理胎位不正的首要原则。准妈妈如果出现胎位不正的情形时,也不要过分紧张,只要能按时接受正规的产前检查,听从妇产科医师的指示并配合医生,就能确定最有利的生产方式,保障母子平安。

13. 胎动减少没有关系

胎儿在子宫内的活动称为胎动。胎动可以反映出胎儿在子宫内的生长发育状况,胎儿生长发育良好往往表现为胎动活泼。

怀孕后,胎儿从16周开始就开始运动了,但很微弱,准妈妈往往察觉不到。一般在18~20周,准妈妈就可以感觉到胎动。据专家研究发现,一般在28~32周后胎动达到高峰,38周后又逐渐减少。胎动在上午比较均匀,下午最少,到了晚上又慢慢升至最高。

准妈妈学会自己测量胎动,是在家中自我监测胎儿安危情况最可行、最简单的方法。一旦胎儿出现问题,应及时就医,可以减少悲剧的发生。

其实,自测胎儿的胎动次数很简单。怀孕28周后,每天早、中、晚各观察1个小时,把观察的胎动次数乘以4,就是12个小时的胎动数。如果胎动数在30次左右,那么就是正常的。如果胎动数每小时小于3次,或者12小时的胎动数小于20次,就说明胎儿状况不佳,应该及时去医院检查。

一旦突然出现胎动异常的状况,而且排除了胎儿处于睡眠状态、准妈妈使用了镇定剂等药物,以及准妈妈出现血糖降低等因素以外,准妈妈就要注意是否发生了下列情况:

(1) 准妈妈发烧

一般来说，羊水的缓冲作用可以保护胎儿，即使准妈妈轻微发烧，胎儿也并不会受到太大的影响。

不过，准妈妈发烧的原因值得引起注意，要区别对待。普通感冒引起发烧，胎儿一般安然无恙。流感或其他传染性疾病等引起的发烧，而且又临近生产，要避免胎儿受到影响。准妈妈的体温如果超过38℃，胎盘、子宫的血流量会明显减少，胎儿就会失去活力，变得安静。这个时候，为了防止发生意外，准妈妈需要尽快去医院，请医生帮助。

下面是值得准妈妈注意的事项：

①要注意休息，杜绝着凉，预防感冒。

②有流行性疾病发生时，避免接触人群，可戴口罩，对室内进行消毒处理。

③保持室内空气每天都新鲜、清洁。

④多喝水，多吃新鲜蔬果，合理膳食，丰富营养。

(2) 准妈妈受到剧烈的外伤

一般来说，在准妈妈不慎受到轻微撞击时，胎儿在子宫内受到羊水保护，不会受到撞击的影响。但是严重的外力撞击会引起胎儿剧烈地胎动，以致发生早产、流产等。而且，准妈妈如果出现头部外伤、骨折、大量出血等状况，就会刺激胎儿，造成胎动异常。

下面是值得准妈妈注意的事项：

①不要去人多拥挤的地方，以及容易造成人身伤害的地方。

②减少大运动量的活动。

③外出最好有家人陪伴，尤其是准爸爸应该照顾好准妈妈。

(3) 胎盘早期剥离

在高血压、严重外伤或短时间子宫内压力减少的情况下，准妈妈会出现胎盘早期剥离。此现象多发生在怀孕中期以后，可出现阴道出血、腹痛、子宫收缩、严重休克等症状。

一旦出现这种状况，突然缺氧会使胎儿出现短暂剧烈运动，随后又很快停止。

下面是值得准妈妈注意的事项：

①有高血压的准妈妈，要积极配合医生进行治疗，定期检查，注意生活起居。

②避免外力冲撞和刺激。

(4) 脐带绕颈或打结

好动的胎儿在羊水中自由地运动。胎儿在翻转身体时，如果脐带过长往往就会缠绕颈部或身体。脐带缠绕或打结，会阻碍血液流通，无法供氧而导致胎儿窒息。准妈妈会感觉到：胎儿在持续一段时间的急促胎动后又突然停止，这可能有异常情况出现。

总之，每天准妈妈都要细心地观测胎动，一旦出现异常胎动，也不要紧张，要立即就诊，以免贻误治疗时机。

14．把早孕流产当成月经来潮

在女性还没有发现自己怀孕以前就已经发生了流产，这时，女性往往会误以为是月经来潮，临床上把这种情况称为早早孕流产或亚临床自然流产。

如果受精卵结合后还未着床或着床不深时，女性进行性交或受到其他刺激，以及发生疾病都会引起胚泡脱落。如果月经一向正常，而某个时候月经推迟或延后，经血中有紫块，这很可能就是早早孕流产的表现。临床可识别的自然流产和临床未能识别的早早孕流产都属于自然流产。

一般情况下,在受精3~5周后临床上可诊断妊娠。早早孕流产常常在受精卵运转、着床的这段时间发生,一般是7天左右。早早孕流产一般情况下比较难判断,其发生率比临床诊断的自然流产发生率高1倍以上。如果阴道出血并不是发生在经期,那么可用早孕试纸来进行检测,检测结果显示的是阳性,可能是受孕了。在这种情况下,女性朋友应该去医院进行抽血检查,测量血HCG的数值,由医生来判断应该进一步做哪些检查。如果发生早早孕流产,一般1个月后可以进行性生活,但必须采取避孕措施,3个月后才能考虑怀孕。否则容易导致妇科病,危害女性健康。

15. 准妈妈可以穿高跟鞋

很多青年女性都喜欢穿高跟鞋。穿上高跟鞋,能使人挺胸傲立,臀部收缩,胸部前挺,增加了女性曲线和身姿的诱惑力,行走起来也别有风韵。但是,对准妈妈来说,生理状况特殊,穿高跟鞋应该慎重。

因为穿高跟鞋会使身体重心提高和前移,所以,准妈妈穿高跟鞋有很多弊端:一是,容易摔倒,致使足踝扭伤,甚至有流产、早产的危险。而且,重心的改变会给腹部、腿部等部位的肌肉群增加负担,容易产生疲劳,诱发妊娠不良反应,损害母体与胎儿的健康。

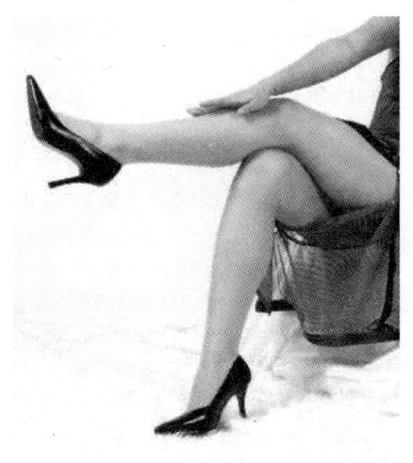

二是，准妈妈穿高跟鞋会使骨盆倾斜，子宫和膀胱受压，引起尿频，甚至会增加日后分娩的难度。

而且，高跟鞋的鞋跟、鞋底往往很硬，足部的血液循环会受到影响，准妈妈下肢浮肿的程度会加重，造成行动不便。

不过，准妈妈穿平底鞋也不合适。因为平底鞋缺乏弹性和支托作用，无法减弱走路时产生的振动，同样会造成疲倦、腿痛、背痛等问题。所以，准妈妈最好选择鞋跟高约 2 至 3 厘米的软底布鞋或旅游鞋，这样的鞋底弹性好，可随脚的形状而变化，能减轻身体负担，防止摔倒等意外情况发生。

16．准妈妈不用戴胸罩

女性隆起的乳房是哺育新生命的物质保障，体现出女性独特的美。女性妊娠后，分泌量增加的内分泌激素会刺激乳房，使乳房中的乳腺管增生，乳腺泡增多，乳房的面积和重量也都随着增加了。所以，准妈妈白天应该戴胸罩，防止乳房下垂，晚间应摘除胸罩，避免压迫胸部。

戴胸罩有很多优点，不但可支托乳房，保证乳房血液循环畅通，有利于乳房发育，预防乳腺疾病，还能保护乳头免受外伤，维持乳房的美观，缓冲运动时乳房的震荡。

有的准妈妈认为孕期不应该戴胸罩。其实，这种做法是错误的。不带胸罩乳房不仅会下垂，而且也会影响美观。有的准妈妈为了保持乳房原有的形态，戴上很紧的胸罩来束缚乳房。这种做法会阻碍乳房的正常发育，不但会影响健康，还会影响分娩后泌乳，从而影响新生儿的喂养。所以，准妈妈应选择合适的胸罩，以利于乳房的正常发育，保持乳房形态美，有利于泌乳，保证新生儿顺利接受母乳喂养。

下面是准妈妈戴胸罩应该注意的几点：

（1）胸罩大小要合适，宁大勿小。

（2）不戴用化纤或不透气、不吸水的材料做的胸罩，以免发生湿疹。

（3）选择用细软的棉布制作的胸罩。

（4）单独洗涤胸罩，最好手洗，选用柔和的洗涤剂。

（5）戴胸罩前，先要检查胸罩内侧，如果发现有纤维脱落形成的绒尘，应擦拭干净后再戴，以防堵塞乳腺管，造成产后泌乳不畅。

17．怀孕了就要少活动

十月怀胎确实不易，许多准妈妈为了胎儿的安全而异常谨慎，她们认为只要轻微地活动就会影响到胎儿。为此，准妈妈受到了过度地保护，从怀孕起就停止做一切工作和家务，其他活动能减则减。其实，这样做法不但没有必要，反而会对母婴健康有害。

当然，过重的体力劳动、过多剧烈运动都会损害母婴健康，甚至会引发流产等不幸。所以，我们应该对此有正确的认识。但是，准妈妈活动太少，往往会减弱胃肠蠕动，出现食欲下降、消化不良、便秘等症状，而且自身的健康和胎儿发育都会受到影响。

如果准妈妈经常适量地活动，不仅可以促进血液循环，增强心肺活力，而且还可以调节神经系统的功能，有助于睡眠。同时也能促进新陈代谢，有利于消化吸收各种营养物质，保证胎儿生长发育所需营养，对日后顺利分娩和产后机体快速恢复也有很大益处。

由此可见，女性在怀孕期间可以正常工作、做家务和进行适度运动。但要注意劳逸结合，生活要有规律。不宜整天卧床休息，经常做些适合孕妇的体操，可以增进肌肉的力量，促进机体新陈代谢。如果准妈妈从事的工作对妊娠并没有太大影响,可以坚持正常工作。如果准妈妈从事的工种劳动强度大或者劳动难度高,那么需要调换工作岗位或者停止工作。到了怀孕7～8个月后,应该从事轻便、轻松的工作,避免加班或上夜班,要保证正常休息和防止出现意外。临产前2～4周最好停止工作和外出,在家休息静养。

18. 准妈妈可以拔牙

孕期,准妈妈对各种刺激的敏感性都会增加,拔牙时的精神紧张及疼痛刺激都会诱发子宫收缩,可能会引起流产和早产。孕早期,胎儿手脚、脑脊髓神经系统等重要器官的生长发育正处于关键时期,如果稍有疏忽就会造成自然流产,也有可能会形成畸形儿。在妊娠7至10个月时,敏感的子宫受到外界刺激容易引发早期收缩,从而导致早产儿和分量不足儿的出现。而且,由于准妈妈的口腔状况往往会比较差,受雌激素的影响,拔牙时易出血过多。

如果准妈妈的牙齿出现紧急情况,只能采取其他暂时缓解症状的方法,拔牙应该在产后进行。如果严重到不得不进行治疗的程度,最好选择在孕后4至6个月。在拔牙前要做好准备工作,应该充分休息,使精神放松,做好口腔护理,拔牙时麻醉要完全,避免因疼痛而反射性引起子宫收缩,诱发流产或早产。特别注意的是,准妈妈若有习惯性流产及习惯早产史,应禁止拔牙。

为了保护口腔卫生和安全,准妈妈应少吃甜食,特别是在睡觉前。准妈妈应坚持按时刷牙,选择含氟牙膏及头小毛软的保健牙刷,尽量避免牙齿在怀孕期间出现问题。刷牙的时间为3分钟最合适,刷牙动作要轻柔,牙齿的各个部位都要刷到,以便清除食物残渣,减少细菌残留。

19. 养只小猫来做伴

宠物身上不仅有很多细菌,而且有各种寄生虫。所以,准妈妈最好不要养宠物。

猫是弓形虫病最重要的传染源。据研究发现,受到感染的猫排出的粪便中含有大量的能够长期存活的卵囊,猫的身上和口腔内也常常有弓形虫包囊和活体,食用被猫的粪便污染过的食物或者和猫亲密接触,都容易使人感染弓形虫病。弓形虫寄生在细胞内,随血液循环到达全身各处,破坏人体器官,降低人的免疫力,会导致全身出现感染中毒症状和中枢神经系统及眼部等多器官病变。而且,弓形虫病往往也会导致肿瘤患者和艾滋病人死亡。

弓形虫病对准妈妈的危害性更大。准妈妈感染弓形虫病后,可以通过胎盘把这种病传染给胎儿,造成胎儿先天性感染,引起流产、早产或者死胎,存活的胎儿容易出现神经管畸形,出生后往往出现脑积水、智力低下等症状。

因此,家里养有宠物的女性,怀孕前要进行血清检查,如果怀孕前发现得了弓形虫病,最好在治愈半年后再考虑怀孕。目前并无理想的药物来治疗弓形虫病,但使用螺旋霉素或乙胺嘧啶可以减少胎儿后遗症发生的可能性。如果治疗效果不理想,最好终止妊娠。

20. 准妈妈可以做剧烈运动

适当地运动,对准妈妈来说,可以促进血液循环,增强心肺活力,调节神经系统,改善睡眠,对胎儿的生长发育也有很多益处。但是准妈妈过量地运动和剧烈地运动都会给自身和胎儿带来难以预料的后果。所以,准妈妈进行运动时一定要谨慎小心。

强度大、持续时间长的劳动不适合准妈妈，如提举重物或长时间保持一个姿势的劳动。过重劳动容易使准妈妈受伤，或引起疲劳，影响胎儿生长发育的内环境，轻则胎儿不适，重则造成流产或早产。妊娠6个月以后，准妈妈不宜骑自行车，车座会压迫宫腔，上下车不便也容易出现意外。像跑步、举重、打篮球、踢足球等这些体育运动不但体力消耗大，而且伸手、弯腰、跳高等动作容易引起流产。准妈妈可尝试散步、打太极拳、做孕妇操等适宜的运动项目。妊娠8个月以后，准妈妈的肚子明显隆起，身体不便，行动笨拙，有的准妈妈还会有小腿浮肿及血压偏高等情况。这时，准妈妈应该减少活动量和活动时间，可以做一些轻便的家务，但不要让身体感到疲劳。

21．洗澡水温忽高忽低没有关系

有洗热水澡习惯的准妈妈要注意，在孕期洗澡水温不宜过高，否则会对胎儿不利。尤其是在孕早期即前3个月，由感染发热、夏季中暑、高温作业、洗热水澡等各种原因引起的体温过高，都可能会伤害早期胚胎。首先，洗澡水过热，准妈妈全身的血管都会发生扩张，容易引起胎盘内的血流量突然减少，造成胎儿缺氧。其次，水温过高会使准妈妈的体温超过正常体温，从而损伤胎儿的脑细胞，造成胎儿大脑发育不良。有研究证明，准妈妈体温一旦比正常体温高1.5℃，胎儿脑细胞的数量增殖和发育都会停滞，胎儿大脑的发育会受到影响；如果比正常体温高3℃，就可能会杀死脑细胞，而脑细胞一旦损伤就无法补救，将来胎儿出生后智力往往低下。

所以，为了减少畸形儿和低能儿的发生，准妈妈洗澡应该选择合适的水温，以27℃～37℃之间为宜。

22．准妈妈可以用电热毯取暖

冬天天气寒冷，准妈妈本身对冷热刺激就比较敏感，睡觉时往往要用电热毯来取暖。不过，电热毯作为过冬的重要取暖工具，使用不当却有可能会对准妈妈和胎儿造成下列危害。

（1）影响准妈妈的正常新陈代谢

准妈妈如果夜间长时间使用电热毯取暖，其身体长时间处于高温状态，新陈代谢就会加快，心率增快，血压升高，容易诱发心脑血管疾病。另外，每天在夜里长时间使用电热毯，对电热毯的依赖性会使人体自身产生热量的机能受到影响，人体自身调节体温的能力会降低，被窝里不断升高的温度会造成里热外冷的状况。这样，准妈妈很容易着凉。

（2）可能会导致胎儿畸形

准妈妈如果长时间睡在电热毯上，胎儿可能会出现畸形。这是因为，电热毯通电后会产生电磁场，母体中的胎儿长时间受到电磁场的影响，细胞的正常分裂会发生改变，胎儿的骨骼细胞最容易受到电磁场的影响，长期受到电磁波辐射和感应电的影响容易使胎儿的大脑、神经、骨骼和心脏等重要器官组织发育不良。

所以，无论是准妈妈还是正常人都应该注意：电热毯的正确使用方法是，在睡觉前打开电热毯，等温度升到合适程度，应该关闭电源再上床睡觉。

23．准妈妈可以用腰带扎紧腹部

许多准妈妈选择穿紧身的衣服，还把腰带扎得很紧，或者用自己做的布带把腹部紧紧地扎起来。有的准妈妈是想通过这样做来限制胎儿长得过大，以免将来不好分娩；有的准妈妈是为了使

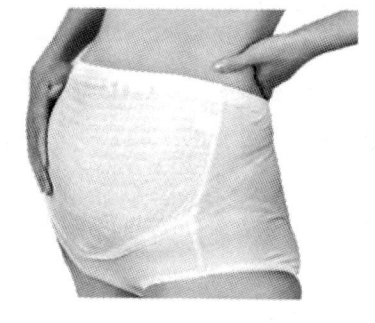

体形好看。总之,不管目的是什么,这种做法很不科学,不但自己会觉得不舒服,还会影响胎儿的发育。

我国新生儿的体重约在2500克~4000克之间,平均体重为3200克左右,男孩比女孩重20克左右。一般把大于4000克的新生儿称为巨大儿,小于2500克称为低体重儿。胎儿体重比平均值大一些,身体往往比较健壮,先天发育良好,便于哺育。当然,胎儿过大,生产难度也会增大,有的时候需要助产或剖腹产。如果胎儿较小,分娩虽然容易,但因为先天不足,出生后较难喂养,抵御寒冷能力差,容易感染疾病。因此,胎儿过大、过小都不好。而且,准妈妈用扎紧腰带或布带来控制胎儿的体重的方法,对准妈妈小腿的血液循环不利,会导致静脉曲张,使小腿浮肿的症状更加严重。所以,准妈妈应该采取科学的方法,合理膳食,均衡营养,适当运动,才能让新生儿的体重接近正常。

24. 准妈妈可以坐浴

随着孕期的增加,准妈妈的身体越来越笨重,有些准妈妈原来身体就不是很强壮,在洗澡的时候站立时间长就会感到疲劳。为了减轻不适感,准妈妈喜欢坐浴。不过,坐浴对准妈妈和胎儿都会产生不利的影响,严重的还会引起早产。

在正常情况下,女性阴道内的PH值呈弱酸性,能防止有害菌滋长,保护阴道。卵巢分泌的雌激素和孕激素,可起到调节这种生理现象的作用。妊娠后期,由于胎盘绒毛会产生大量的雌激素和孕激素,而雌激素的产生量小于孕激素。这样,准妈妈体内的激素比例发生了变化,使脱落的阴道上皮细胞数量大于增生的阴道上皮细胞数量,导致阴道产生的乳酸量减少,使阴道内的弱酸性环境遭到破坏,从而不能有效地杀死入侵的病菌。

准妈妈如果在阴道防病力减弱的情况下坐浴,一旦不慎的脏水进入阴道后,就很容易发生宫内或外阴感染而引起早产。所以,为了自身健康和胎儿平安,准妈妈要禁止坐浴和盆浴。

25. 准妈妈可以睡席梦思床

新婚夫妻都非常喜欢睡席梦思床,睡上去感觉柔软、舒适。在不知不觉中新娘已经变成了准妈妈,即使当了准妈妈,也一直睡席梦思床。其实,这样做对准妈妈和胎儿都非常不利。

(1) 易致脊柱的位置失常

和怀孕前相比,女性脊柱的腰部前曲更大,经常睡席梦思床,对腰椎的危害比较大。仰卧时,脊柱呈弧形,增加了腰椎小关节之间的摩擦;侧卧时,脊柱会向侧面弯曲,长期下去,会使脊柱形态和位置变得不正常,压迫神经,使腰肌负担加重,人体容易产生疲劳,脊柱的正常生理功能也会受到影响。

(2) 不利翻身

正常人在入睡后会经常变换睡姿,一夜睡姿的变化可达20~26次。有专家认为,改变睡姿有助于扩散大脑皮质抑制的作用,提高睡眠效果。由于席梦思床质地太软,会让准妈妈身体陷入其中,翻身变得很困难。

所以,准妈妈不宜睡席梦思床。准妈妈睡的床应该软硬适度,以及使用松软程度和高低适宜的枕头。

26．怀孕没事就打麻将来解闷

打麻将是一种很普遍的娱乐休闲活动，很多人都喜欢。对准妈妈来说，怀孕期间的很多活动都受到限制，如远离电视、电脑等，因此，很多准妈妈就想到了用打麻将来消磨时间。虽然打麻将不会受到辐射，也不像户外活动那样容易发生意外，但是打麻将仍然有许多危害，准妈妈应该谨慎对待。

（1）持续坐姿的危害

怀孕期间，尤其是到了怀孕后期，腹部隆起，准妈妈长时间保持一种姿势对自身和胎儿都不利，应该轮流改变坐、卧、立、行等各种姿势。如果准妈妈玩麻将，长时间处于坐位，会减弱胃肠蠕动，增加胃酸返流，使黏膜受到刺激，导致厌食、呕吐、便秘、咽喉与上腹部有烧灼感等症状。同时腹部受到压迫使盆腔静脉回流受阻，肛门周围的静脉充血而发生痔疮，在小腿内侧及大腿内侧会出现静脉曲张，下肢会发生严重浮肿和小腿抽筋。

（2）生活没有规律

对准妈妈来说，生活要有规律，这一点非常重要。准妈妈打麻将的时候往往不能自控，不能遵循正常的生活规律，饮食不固定，饥饱不均，睡眠昼夜颠倒，这样，自己和胎儿都得不到充足的休息和营养，会影响胎儿健康成长，甚至会出现新生儿体重过低。而且不规律的饮食会损伤胃肠道，使消化吸收功能变得不正常，人体无法有效地从食物中汲取营养。长期下去，植物神经功能会紊乱，出现失眠、高血压、贫血、缺钙等症。

（3）情绪变化无常

准妈妈的情绪和胎儿的发育息息相关。准妈妈玩麻将时，往往会为输赢而大悲大喜、喜怒无常，使神经系统过于兴奋，导致母体内的激素分泌异常，给胎儿的大脑发育带来危害。

（4）传播疾病

麻将牌上往往有多种致病菌，接触麻将容易患上粪口传播途径的传染病。而且，打麻将的场所往往空气污浊，室内人多，特别是在冬春季，门窗紧闭，此时又是呼吸道传播疾病的高峰期，如流感、肺炎等。如果准妈妈患上传染性疾病，将会危害胎儿的健康。

总之，对准妈妈来说，打麻将并不是一种适合的休闲方式，应当戒除。

27．准妈妈的睡眠姿势不重要

准妈妈的睡眠姿势与母子健康有着非常密切的关系。一般来说，怀孕6个月以后，准妈妈长时间采用仰卧或右侧卧睡眠姿势都是不正确的，只有左侧卧位才是最合理的睡眠姿势。

这是因为，女性怀孕后，随着胎儿不断生长发育，子宫逐渐增大，尤其是到了妊娠晚期，腹腔大部分已经被子宫占据了。如

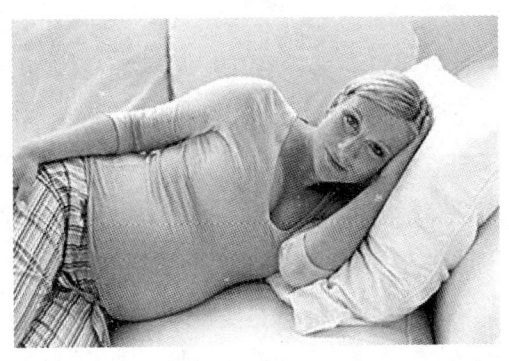

果准妈妈仰卧睡觉,子宫会压迫腹主动脉,减少子宫的供血量,影响胎儿的生长发育;还可使肾脏血流量减少,肾小球滤过率下降,这对准妈妈的健康很不利。准妈妈仰卧时,由于子宫会压迫下肢静脉,使下肢静脉血液回流受阻,会引发下肢及外阴部水肿、静脉曲张;同时,回心血量会减少,全身各器官的供血量也随之减少,会导致"仰卧位低血压综合征",出现胸闷、头晕、恶心、呕吐、血压下降等症状。而增大的子宫会压迫输尿管,导致尿液排出困难,可能会患肾盂肾炎。此外,仰卧睡觉还会加重妊娠中毒症的病情。

即使准妈妈采用右侧卧位,也会影响胎儿发育。因为怀孕后的子宫往往向右有不同程度地旋转,如果经常采取右侧位卧,可使子宫向右进一步旋转,牵拉营养子宫的血管,胎儿的血液供应会受到影响,造成胎儿体内氧气不足,不利于胎儿生长发育,严重时胎儿会窒息,甚至死亡。

由此可见,怀孕的女性最好应根据孕期不同来采取恰当的睡眠姿势,这对母子健康都有利。

28. 为了保持身材穿瘦小的衣服

有的女性在怀孕前就喜欢穿瘦小的衣服,她们认为这样穿很漂亮、很时尚。等到怀孕之后,很多女性仍然习惯穿一些紧身衣服,或将衣扣、腰带系得紧些,甚至会束缚胸部和盲目包扎腹部,她们不想暴露自己丰满的身材。为了漂亮而掩盖大肚子,准妈妈本身不仅会感到难受,而且这样做对胎儿发育也不利。

准妈妈的衣着应该根据自身体形变化的特点来选择,应该符合宽大柔软、防暑保温的特点,最好样式简单,容易穿脱,只有这样才能有利于自身健康和胎儿发育。特别是内衣、内裤更要宽松、舒适、透气。

29．准妈妈可以接触农药

准妈妈不应吃被农药污染的食物，以免中毒后危害自身和胎儿的健康，这是比较普遍的认识。但是，在我国广大农村地区，准妈妈对于长期接触农药而带来的慢性危害，却缺乏认识和警惕。

现在，有机磷农药在农业生产中被广泛使用，这种农药可以通过食物由口食入，可以通过空气由呼吸系统进入人体，可以通过接触由皮肤和黏膜进入体内。而且，一旦农药进入准妈妈体内，就可以通过胎盘危害正在发育中的胚胎，使胎儿生长发育迟缓，造成智力低下、先天畸形，严重的可使胎儿发育完全停止，导致流产、早产和死胎。

为了防止农药危害胎儿，准妈妈应该不吃被农药污染的食物，杜绝接触农药。家庭中的农药不要乱放，农药要包装严密，防止挥发或扩散。此外，准妈妈也不宜长时间停留在使用过农药的地方，更不能参加喷洒农药的劳动。

30．在家无聊出去旅游散心

妊娠是女性的正常生理现象，如果准妈妈身体健康状况很好，那么可以考虑旅游。但要注意下列事项：

（1）妊娠早期和妊娠晚期不宜旅游

妊娠早期胎盘还没有发育完好，如果准妈妈活动过多，旅途疲劳，不规律的生活，就很容易引起流产。特别是在怀孕1至3个月，胎儿各个器官正在慢慢形成，在公共场所或交通工具上，人群密集，很容易感染病毒、细菌而导致流产或胎儿畸形。此外，有些准妈妈在妊娠早期孕吐比较严重，食欲不振，身体状况往往不好。所以，也不适宜出游。到了妊娠晚期，准妈妈要定期接受产前检查，在孕36周后胎儿已趋成熟，随时都可能分娩，所以，这个时候应该在家待产。

(2) 选择适合的旅游地点

旅游的地点距离家庭住址不要太远。要选择一个交通便利、信息发达、医疗技术先进、环境优美、基础设施完善、社会环境稳定与安静的地方。最好是离家比较近，对这个景区有所了解的地方。值得准妈妈注意的是，千万不要前往传染病高发区。

(3) 旅游时间不要太长

在怀孕中期，也就是第4～6个月，准妈妈身体状况最好，此时最适宜旅游。由于旅游时生活不规律，有诸多不便，时间长了容易疲劳。所以，准妈妈外出旅游的时间不宜太长，最好不要超过1周。

(4) 选择适合自己的交通工具

准妈妈旅游时应该乘坐舒适、便捷的交通工具，最好选择快而平稳的车、船、飞机。如果准妈妈乘坐的交通工具颠簸不稳，极易引起流产。若有条件，乘坐飞机是第一选择；如果乘坐火车或内陆轮船，应该选择卧铺或上等舱。尽量避免乘长途汽车。如果是短途旅行，可以选择自驾车。但准妈妈最好不要开车。

(5) 注意饮食卫生，及时加减衣服

准妈妈旅游期间要注意饮食卫生，饭前便后要洗手，禁食生冷不洁食物。选择在卫生条件好的餐饮场所进餐，不吃小摊小贩的食物，不要随意食用当地特色小吃，不要随意食用自己没有吃过的食物。要合理膳食，保证营养需求。可随身携带一些营养保健品作为补充。同时，要预防病从口入，防止患上胃肠炎、食物中毒、腹泻等消化道疾病。在旅游途中要注意防寒保暖，根据天气变化随时增减衣服，特别注意预防感冒。在盛夏，准妈妈要特别注意防暑降温，应穿着舒适透气的单衣，注意补充水分和电解质。可采取一些防晒措施，比如涂抹防晒霜、戴太阳镜等。

(6) 合理安排休息

准妈妈旅游时，观赏景点不要贪多求快，避免过于疲劳，应劳逸结合，合理安排行程，保证休息时间，保证足够的睡眠。

(7) 注意安全

准妈妈走路的时候，步长要短，步频要小，保持步态平稳，防止摔跤。此外，还要及时避开噪声、烟尘、辐射等污染严重的场所。如果涉及到跋山涉水等危险性大的活动，要克制自己放弃这些活动。否则，容易发生意外。

(8) 保持心情愉快

不管什么时候，准妈妈的心情都应该保持轻松、愉快。旅游中也应该如此，要玩得愉快，玩得心情舒畅，情绪不要有大的波动。

31．清凉油或风油精照用不误

清凉油或风油精可以提神止痒、消炎退肿，可用于防治头昏脑涨、蚊虫叮咬、皮肤瘙痒，对轻度的烧烫伤也有一定疗效。中暑的时候，如果感到腹痛，可用清凉油加温开水内服，腹痛会减轻或消失。伤风感冒时往往会有鼻塞的症状，如果把清凉油涂在鼻腔内，可以有效地减轻不适的感觉。因此，家家几乎都会备有这种药，特别是在夏秋季节。

但是，准妈妈如果经常使用清凉油、风油精，那么胎儿的正常生长发育就会受到影响。因为清凉油中含有樟脑、薄荷、桉叶油等成分，这些物质都能被皮肤吸收，然后通过胎盘影响胎儿的生长发育。其中樟脑会引起胎儿畸形、死胎或流产等严重后果。尤其是对怀孕3个月的胎儿,危害更大。

所以,清凉油或风油精之类的药物,准妈妈最好不要使用。

32. 准妈妈不能晒太阳

钙对准妈妈和胎儿来说都非常重要,而晒太阳的多少会影响人体补钙。准妈妈经常晒太阳对自身和胎儿都十分有益。太阳光中的紫外线照到人体的皮肤上,皮肤在紫外线的作用下可以合成维生素D,而维生素D可以促进肠道吸收钙质,不但有益于骨骼健康发育,还可预防佝偻病。

那么,准妈妈该如何晒太阳?

(1)选择每天合适的日晒时间

每天的上午9~10点,下午4~5点,这两个时间段阳光不强也不弱,是最合适的。在中午,阳光中的紫外线非常强烈,这个时候如果接受阳光照射可能会灼伤皮肤,引发皮炎,长期如此,会增加患皮肤癌的可能性。

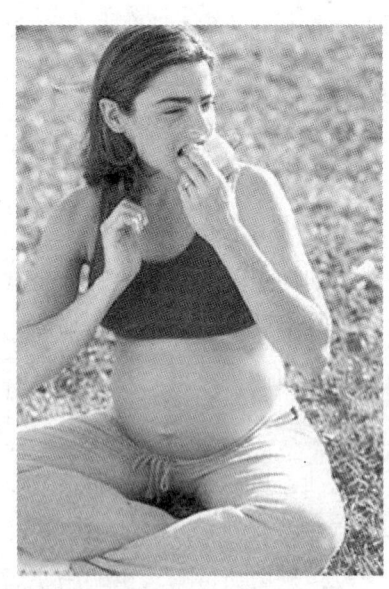

(2)每天的日晒时间要适度

对准妈妈来说,每天晒太阳是一门必修课,晒太阳既要足量也不要过量,冬季一般1个小时左右,夏季一般半个小时左右。那些长期在办公室或地下室等缺乏阳光的场所工作的女性对此更应该重视起来。另外，紫外线还可杀灭有害病菌，半个小时左右的日晒就能对皮肤和房间的空气进行有效的消毒。

（3）不要隔着玻璃晒太阳

人体维生素 D 的合成需要阳光中紫外线的参与，普通的玻璃可以阻挡紫外线穿过。所以，准妈妈应该在室外接受阳光，如果在室内就要把玻璃窗打开。

（4）根据季节来调整日晒的方式和时间

如果处于夏季，准妈妈要避免阳光直射到身上，适当减少日晒时间。一方面是考虑到皮肤的健康，紫外线过强不但会伤害皮肤，还会加重准妈妈身上的色斑；另一方面，日光直射或长时间晒太阳都会迅速升高体温，这不但影响胎儿正常发育，还可能会导致准妈妈中暑。所以，夏季准妈妈要避免阳光直射到身上，可以在树荫下享受散射，外出时衣着尽量透气、轻便。到了冬季，可以在室外尽情地享受阳光的照射。准妈妈可以通过关注天气预报中的紫外线指数来选择晒太阳的方式和时间。

（5）选择最佳防晒品

为了让晒太阳有好的效果，准妈妈应适当地将皮肤暴露在外，让更多的皮肤接受日光的照射。但是，日光中的 UVA 对准妈妈比对普通人有更强的作用。准妈妈晒太阳后，产生的色素沉着比普通人多，原本就有的色素痣开始扩张，会加重面部雀斑，甚至有的色素痣会变成黑色素瘤。所以，准妈妈应该多吃新鲜果蔬，补充维生素 C。同时，最好选用物理性的防晒霜，这种防晒霜天然且不含铅，化学成分也比较少，对胎儿没有影响。化学防晒霜或美白霜往往都含有铅、铬等重金属元素，准妈妈最好不要使用。

有人说,准妈妈多晒太阳,将来孩子出生后可以长得个子高大,关于这种说法,目前还没有得出确切的结论。孩子的身高与很多因素都有密切的联系,如遗传、发育过程中的营养状况、后天的身体锻炼等。

33．准妈妈可以长时间吹电风扇

夏天天气炎热,酷热难熬,准妈妈的新陈代谢比较旺盛,皮肤散发的热量也增加很多,这让很多准妈妈觉得非常不舒服。为了凉快点儿,很多准妈妈整天吹电风扇。

准妈妈如果长时间吹电风扇,电风扇的风吹到皮肤上,会让汗液迅速蒸发而使皮肤温度骤然下降,表皮毛细血管快速收缩,增加了血管的外周阻力,特别是头部有丰富的皮肤血管,充血也比较明显,对冷的刺激很敏感,很容易出现头晕、头痛等症状。此外,准妈妈若吹风扇时间过长,还很容易引起疲劳,身体抵抗力下降,而且致病微生物也会乘虚而入,轻者伤风感冒,重者高热不退,给自身和胎儿的健康造成危害。

所以,准妈妈应避免长时间吹电风扇,如果必需吹时,那么可采用间接的方式,不要让电风扇正对准妈妈吹,可选用微风间隙吹。

34．准妈妈可以欣赏霹雳舞音乐和摇滚乐

音乐和舞蹈是人类创造的一种艺术,它不仅体现了人类的智慧,在日常生活中也是重要的娱乐活动,许多人认为音乐不但能陶冶情操、消遣时光,还能有益身心健康。但是,并不是任何类型的音乐都对健康有益。有人做过这样一个调查:在经常欣赏浪漫主义音乐的家庭中,家庭成员的性格活泼开朗,谈吐幽默,思

维敏捷；在经常欣赏古典主义音乐的家庭中，家庭成员之间和睦友好，家庭氛围温馨；而在经常欣赏狂野、充满刺激的现代音乐的家庭里，家庭成员容易暴躁、发怒，家庭中经常暴发激烈的争吵。

准妈妈欣赏优美舒缓的音乐，身体会做出有益的反应，身体会分泌出一些酶、激素和乙酰胆碱等物质，能兴奋神经细胞和调节血液流量，有效地改善胎盘供血，增加血液中的有益成分，让胎儿的发育成长接近理想状态。无论是摇滚乐，还是霹雳舞音乐，音量一般都非常大，节奏感强烈。准妈妈如果经常听这种音乐，其神经系统就会受到强烈刺激，心脏及血管系统的正常功能也会被破坏，人体分泌的去甲肾上腺素会增多，子宫的平滑肌受到影响会收缩，引发胎儿体内血液循环不畅和胎盘供血不足，导致胎儿不能正常生长发育，最终可能会导致早产或流产。

为了确定音乐对胎儿的影响，有人对胎儿进行了仔细的观察：听古典音乐时，胎儿活动平缓，心率正常，出生后欣赏古典音乐时，会非常安静，陶醉其中，心情舒畅，甚至会露出微笑的表情；如果胎儿时期听到摇滚乐，就会出现心率较快，躁动不安等现象，出生后再听到这种音乐时仍然会手舞足蹈，不能安静，需要很长时间才能恢复正常。由此看来，无论是在胎儿时期，还是出生之后，胎儿或婴儿的身体都会排斥这种音乐。所以，为了孩子的身心健康，准妈妈不要欣赏摇滚乐或霹雳舞音乐，应该选择一些经典的古典音乐来听。

35．妊娠后期准妈妈可以整天躺在床上

怀孕后，有些准妈妈受到家人的悉心照顾，活动量减少，特别是在妊娠后期，有些准妈妈整天躺在床上。殊不知，这样做，

不仅对自身和胎儿的健康不利,而且有可能会影响马上就要到来的分娩。

妊娠后期,如果准妈妈整天躺在床上,缺乏运动,在分娩时就容易出现产力不足的问题。准妈妈身体活动少,会让子宫内的肌肉、腹壁肌、膈肌、肛提肌缺乏锻炼,收缩力减弱。分娩时,很难把胎儿生下来,不但增加了产妇生产的痛苦,还对胎儿不利。

所以,孕期,准妈妈应保持适量的运动,不要整日卧床休息。只要准妈妈保持和平常差不多的运动量就可以了,没有必要刻意增加或减少运动量。和平常一样,出去散散步,做一些力所能及的家务活,可以使腹部和盆腔内的肌肉得到锻炼,为顺利分娩打好基础。

36. 准妈妈久站久坐无大碍

妊娠期间,女性的下肢和外阴部常常会发生静脉曲张,而且随着妊娠月份的增加,静脉曲张往往会逐渐加重。到了妊娠晚期,

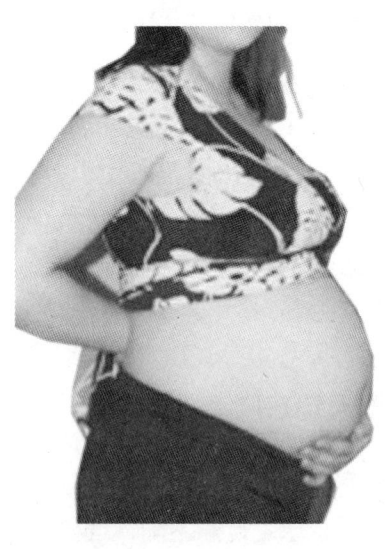

经产妇发生的概率比初产妇要大,并且静脉曲张的程度往往更严重。这是因为,妊娠期子宫和卵巢内的血容量增加了很多,影响了下肢静脉回流;盆腔内的静脉会被不断增大的子宫所压迫,下肢静脉的血液流动变得不畅通。在这种情况下,如果准妈妈久坐久站,就会让下肢静脉的血液回流变得更加困难,从而加重静脉曲张。

静脉曲张并不是无法减轻和预防的。准妈妈一定要休息好，不要摄入过多的盐分。特别是那些因为工作需要而经常久坐久站的准妈妈非常容易出现下肢静脉曲张。所以，在工作或日常生活中，准妈妈一定不要久坐久站，也不要从事负重的劳动，只有这样才能预防下肢静脉曲张。

有的准妈妈自觉容易疲倦，小腿隐痛，踝部和足背有水肿出现，下肢酸痛或肿胀，这表明很可能是出现了下肢静脉曲张。这时，准妈妈一定要注意休息，病情严重的时候最好卧床静养。为防止曲张的静脉结节发生破裂出血，可用弹力绷带缠缚下肢。即使准妈妈出现了静脉曲张也不要太担心，一般在分娩后该症会自己慢慢消退。

37．准妈妈可以随便减肥

有许多准妈妈担心身体发胖，影响自己产后体形恢复，或担心胎儿太胖不容易生产，要做剖腹产，为此，就节制饮食，每次只吃一点儿食物，希望能减轻体重。其实，准妈妈这样做对自身和胎儿都是十分有害的。

胎儿的生长发育需要母体提供大量的营养。只有妈妈营养状况好，胎儿才能正常生长发育，为出生后的成长打下良好的基础。如果胎儿的营养供应不足，就会严重阻碍其生长发育，甚至会引发早产、流产、死胎等不良后果。准妈妈营养不良对自身的损害也很严重，可导致贫血、体弱多病、浮肿、腰酸腿痛等症，甚至有可能会对女性的一生带来不可预测的影响。

女性怀孕后，其体重会随着妊娠日期的增加而不断增加，身体会变得越来越臃肿。但这都是正常的生理现象，和肥胖有着本质的区别，根本不需要减肥。为了满足哺育生命的需要，准妈妈的许多组织器官都明显增重。而且,增加的体重除了包括乳腺、子宫、胎盘、羊水、胎儿及母体血容量外,还包括储存的脂肪。这些脂肪作为能源储备而保留在体内起着重要的作用。所以,不能采取减肥措施来减掉。因个体差异较大,准妈妈增加的重量也有所不同。如果整个妊娠期体重平均增加 10 至 12 公斤,那么对准妈妈和胎儿来说都非常合适。如果准妈妈体重超标了,那么自己也不能擅自使用减肥药物或采取其他减肥措施,应该到医院进行诊疗。

在各种减肥方法中,药物减肥是比较有效的一种,但它对准妈妈的影响却非常大。药物减肥,一方面是通过抑制大脑的饮食中枢,控制食欲,减少进食量;另一方面是通过一些缓泻剂来影响消化系统的功能,排除多余的水分和脂肪。如果饮食中枢受到过度抑制,准妈妈容易患上厌食症,导致食欲低下,既不能通过食物来满足营养需求,又会导致胎儿营养不足。而且,一般减肥药物还可能存在副作用,一旦影响到了胎儿,其后果就很难预测。

由此可见,准妈妈不可过度减肥或者任意减肥。要合理膳食,食物口味应该多样化,要做到按时进餐,不偏食,准妈妈只有吸收各种营养,才能满足自身和胎儿的需要。有人担心胎儿太大会导致难产。其实,这种想法是多余的。分娩时,只要胎儿头部能顺利通过母亲的骨盆,身体的其他部位就很容易出来了。很多时候出现的难产、异位产主要原因是胎儿神经发育不良而导致胎儿反应不好,在经过产道时不能反射性旋转身体,并不是由于胎儿太胖造成的。

38. 准妈妈可以戴隐形眼镜

准妈妈最好不要戴隐形眼镜。这是因为在孕期,女性更容易患上角膜炎和结膜炎。如果准妈妈需要戴隐形眼镜,应该到医院对眼睛进行检查，并且听取眼科医生的建议后再做决定。

女性怀孕后，眼球内的角膜组织会发生轻度水肿，角膜的厚度增加了许多，而且，角膜变厚使角膜不容易和外界接触，隐形眼镜又会阻隔角膜接触空气，所以，准妈妈再戴隐形眼镜，将会加重角膜缺氧程度，损伤角膜，使角膜的敏感度下降，会无故流泪，甚至视力会出现减退。

和怀孕前相比，女性的泪液分泌量也明显减少，其中的黏液成分却增加了，这种变化会改变眼角膜的弧度，角膜变得脆弱，很容易受到损伤，引发眼睛有干涩感、摩擦感、异物感。而且患上角膜炎的可能性比孕前大。由于眼角膜的小动脉会发生挛缩，减少了眼部的血流量，有些准妈妈还会出现视野缩小、眼压下降等症状，因此，戴隐形眼镜会感到非常不舒服。

在妊娠期间，准妈妈戴隐形眼镜容易让眼睛出现各种问题。一旦患上眼疾，如果不及时治疗，那么，不但会影响正常生活，还会进一步损害视力。况且，孕期用药有很多禁忌。特别是有过敏症状的准妈妈更不适宜戴隐形眼镜，容易引起并发症。

如果准妈妈患上感冒，那么，在感冒期间就更不能戴隐形眼镜了。这是因为，此时准妈妈手上的病原体非常多，如果没有对手上的病菌进行彻底消毒，病原体就很容易在取戴隐形眼镜时进入眼中，而且许多治疗感冒药物中的一些成分也会抑制眼泪生成，这样眼睛就会缺少泪液的润滑作用，使过于干燥的眼睛更不适合戴隐形眼镜。

39．准妈妈可以用蚊香

炎炎夏日，蚊虫滋生，蚊子叮咬防不胜防，难以忍受，许多人采用点蚊香的方法来驱除蚊虫，却不知道蚊香会给人体带来伤害。除了虫菊脂杀虫剂是大部分蚊香的有效成分外,还含有有机填料、黏合剂、染料和其他添加剂等。

而且,蚊香燃烧产生的烟雾里含有大量的超细微粒,它们会通过人体的呼吸进入肺部,短期内有引发哮喘的可能,患者会出现反胃、眼睛痛、头痛、呼吸困难、窒息等症状。由于蚊子慢慢有了一定的抗药性,所以,现在蚊香中的成分越来越复杂,甚至有不法商人添加明令禁止的杀虫剂,导致蚊香燃烧产生的有机污染物,可使胎儿大脑神经系统出现障碍,影响胎儿的智力发育。

所以,使用蚊香需要小心,尤其是准妈妈。用蚊香驱蚊,最佳时间是晚上7点左右,每次用小半盘就行,不要让蚊香燃烧一整夜。同时,为了减少烟雾吸入量,应把蚊香放在通风的地方。如果准妈妈接触蚊香后,为避免有害成分留在手上,应立刻把手洗干净。

其实,对准妈妈来说,夏季驱蚊采用天然、安全的方法是,窗户用纱窗,防止蚊子进入室内,床上使用蚊帐,防止蚊子接触人体;也可以在卧室里摆一些盛开的玫瑰、薄荷、米兰、茉莉花、夜来香等植物;B族维生素有种特殊气味,也有一定的驱蚊效果,准妈妈可适当补充。吃肉较多的准妈妈容易吸引蚊子叮咬,而且遭到叮咬后皮肤红肿程度较重,这时,可多吃点蔬菜、水果,以便减轻症状。

40. 准妈妈可以经常接触洗涤剂

准妈妈如果长时间或过量接触化学物品,如杀虫剂、清洁剂、洗衣粉等,对自身和胎儿生长发育都会带来负面影响。

准妈妈进食有残留洗洁精的食物,或者皮肤直接接触洗洁精,有害的化学成分都可以进入人体。烷基磺酸钠是洗涤剂的主要成分,这种物质不但有致癌作用,还会导致胎儿出现畸形。此外,洗洁精中的化学物质还会导致受精卵死亡。

所以,用洗洁精洗过的餐具要确保用清水冲洗干净,餐具上不要有残留的洗洁精,以免准妈妈进食后带来不良后果。准妈妈尽量不要接触各类洗涤剂,特别是在怀孕后的前3个月,如要使用,最好戴上橡皮手套来保护皮肤。

41. 妊娠晚期就在家休息待产

由于过分重视还未出世的孩子,准妈妈也往往会受到家人的过度保护,比较典型的就是在妊娠7~8个月时,就让准妈妈提前停止正常的工作,在家休息,安心等待分娩。家人认为这种保护措施对准妈妈和胎儿都有益,可以保证母子平安,使将来的分娩能够顺利地进行。其实,这种做法存在很大的误区。准妈妈若过早地停止正常工作,每天安心休息,不仅对分娩没有好处,反而有负面影响。

准妈妈过早、长时间静养休息,活动量变得极少,身体就会产生惰性,容易导致过期妊娠,也就是胎儿足月了也不分娩。过期妊娠有很多害处:胎盘退化是常见的一种。功能自然退化的胎盘无法给胎儿提供充足的营养和氧气,胎儿一旦缺氧,就会导致颅神经损伤和胎儿宫内窘迫,会出现胎儿窒息和分娩困

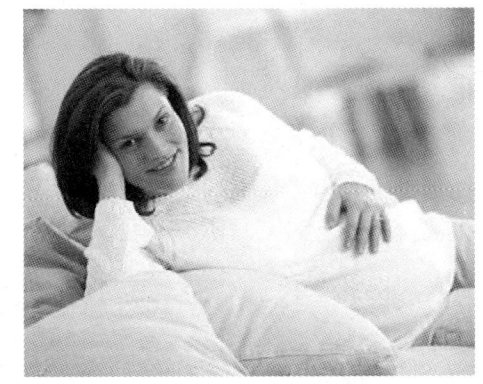

难。过期出生的新生儿皮肤会像老年人一样有很多褶皱。而且过期胎儿体重比较大,颅骨也硬,分娩的过程往往比较艰难,分娩的时间也比较漫长,母婴有可能会遭遇严重损伤,必要时可能会需要采取助产措施或采用剖腹产来分娩。

大量调查资料表明,分娩前一直在坚持工作或锻炼的准妈妈,她们的平均产程要比过早休息的准妈妈短,顺利分娩率也高。

由于准妈妈从事的工作各不相同,每个人的身体状况也都不一样,选择在什么时间停止工作,这需要根据实际情况来区别对待。如果做产前检查发现一切都很正常,所从事的又是比较轻便的体力劳动或是工作轻松的脑力劳动,而不是重体力或工作条件差的工作,就可以选择在预产期前一周左右才停止工作,在家休息待产,甚至照常工作直至预产期也没有什么问题。如果工作很轻松,准妈妈应付起来一点儿都不吃力,到出现临产征兆了才结束工作也没什么不好。如果出现产前检查发现显著异常、有严重妊娠并发症、患有较严重的疾病等情况,准妈妈就应该提前休息。

42.准妈妈经常接触油烟是小事

据国内外有关研究表明,在厨房这个生活中不可缺少的环境里,粉尘、有毒气体的密度甚至比一些工厂、街道还要大。煤气或液化气燃烧后会产生成分复杂的废气,其中多种成分都对人体极为有害。作为特殊群体的准妈妈就更容易深受其害了。废气中存在一氧化碳、二氧化硫、二氧化碳、二氧化氮等有害气体,它们在厨房空气中的浓度比在室外空气中的浓度要高出好多倍。同时,煎、炒、油炸食物都会产生有害的油烟,将厨房的空气污染得更为严重。

而且,在这些粉尘和油烟中,都含有苯并芘这种强烈的致癌物。如果厨房不能及时将这些废气排出去,有害气体的浓度会越来越高,使得二氧化碳、氢氧化物、苯并芘等有害气体的浓度会超过国家标准的很多倍,会对人体造成严重危害。如果准妈妈处于这种环境中,大量有害气体就会通过呼吸道进入体内,然后随血液到达全身各处,最后通过胎盘侵入胎儿的组织和器官,影响胎儿的正常生长发育,甚至会造成畸形。

所以,准妈妈最好不要长时间在厨房里停留,如果不得不自己亲自下厨,那么必须注意要保护好自己。厨房要保持通风,可以安置抽油烟机或排风扇,最好使用电炊具,如电磁炉、微波炉等,烹饪时尽量不要采用煎、炒、油炸等方法,多采用蒸煮的方式。这样,可以减少油烟对身体的危害。

43. 准妈妈没必要太在意嘴唇卫生

随着社会的发展,我们周围的环境都受到不同程度的污染,空气中的尘埃里混杂着很多的有毒物质,如铅、硫等元素。它们不但会通过人们的呼吸进入肺部,也可以附着在嘴唇上进入消化系统。虽然很多准妈妈往往很注意保持手的卫生,如不随便直接用手拿东西吃,饭前便后都会把手洗干净,但是有些准妈妈却忽视了嘴唇的卫生,经常在喝水、吃东西之前没有清洁嘴唇,或者因为嘴唇发干而不时地舔舐。这样做看上去没有问题,却不知不觉就带来了危害。因为空气浮尘中含有很多病原微生物和有害的化学物质,会飘落到准妈妈的嘴唇上,随着进食进入体内。虽然每次的数量很少,但长期如此,仍然会造成危害。准妈妈体内的胎儿对各种有害物质或病原体都非常敏感,有害的化学物质或病原微生物都会对胎儿的生长发育造成不良的影响,甚至有可能会引起胎儿组织器官畸形。

因此,准妈妈外出时,可以在嘴唇上涂上护唇膏,回家后用清洁湿纸巾把嘴唇擦拭干净后再饮水或进食,可有效地阻挡有害物质进入体内。

44．准妈妈可以经常半夜入睡

怀孕前,有些女性因工作需要,或者参加娱乐活动,养成了半夜睡觉的不良习惯。怀孕后,这种生活习惯一时还难以改掉,许多准妈妈索性就顺其自然。然而,这种习惯不但对准妈妈的健康不利,还会影响胎儿。

准妈妈经常在半夜才入睡,人体的生物钟就会被扰乱。正常情况下垂体前叶只有在夜间才会分泌生长激素,而半夜才入睡会使其功能发生紊乱,使胎儿正常的生长发育受到影响,严重时胎儿的生长发育会停滞。而且,准妈妈半夜入睡往往使大脑得不到充足的休息,脑组织会过度疲劳,脑血管会处于长时间的紧张状态,容易出现烦躁、头痛、失眠等不适症状,严重的还会导致妊娠高血压综合征。

因此,女性朋友在平时就应该养成良好的作息习惯。如果工作特殊,那么在准备怀孕期间应该把生物钟调整好。怀孕后仍然有半夜入睡的女性,应该积极调整睡眠时间。睡觉前不要吃油腻的食物,不要看电视,不要看书,不要做剧烈运动,不要思考太多问题。准妈妈最好在晚上9点或10点按时入睡,睡觉前可以先洗个热水澡或者用热水洗脚,可有助于尽快入睡。如果睡不着,可以采取自我催眠方法。如果严重失眠,可以求助医生,采取一些措施来进行调整。这样,半夜入睡的不良习惯可以逐渐得到改善,使身体的生物钟恢复到正常节律。

45．准妈妈可以经常去闹市区散步

　　散步是一项温和、安全的运动。对准妈妈来说，散步不但能欣赏景色，还能减轻面临分娩的心理负担，对改善并增强体质也大有裨益。特别是当准妈妈处于妊娠晚期时，这是一种最佳的保健方式。

　　但是，散步需要选择合适的地方才能达到最佳的保健效果。由于生活空间有限，或者准妈妈觉得闹市区的都市气息浓郁，很多人选择在闹市区的马路上散步。其实，这是非常错误的选择，这样的散步不仅无益反而有害。因为闹市区聚集了大量的机动车，排出的尾气中含有氮氧化物、二氧化硫、一氧化碳以及铅等有害物质。而红细胞中的血红蛋白与一氧化碳很容易结合，并且难以分离，会发生一氧化碳中毒，引起人体组织缺氧，出现头晕目眩、肌肉酸软及全身不适等现象。而且尾气中的铅进入准妈妈血液后，很快就可以通过胎盘影响胎儿，往往会造成胎儿大脑发育不良，甚至会出现早产、流产等。另外，地面大气层中还有大量的我们肉眼不易察觉的粉尘，里面的有毒物质不容忽视，可影响人体的泌尿和造血功能等。

　　准妈妈可以选择在绿化较好的小区里散步，也可以去风景好的公园里散步，甚至可以去污染少的郊外活动。如果条件允许，可以经常去森林中做"森林浴"，那里的空气清新自然，不仅噪声、空气浮沉、污染物含量少，而且致病微生物也很少，富含祛病健身的负离子。这样，准妈妈的身体得到锻炼，精神也得到放松，心情变得愉快、平静，非常有利于胎儿健康生长。

46．孕期绝对不能过性生活

孕期并不是绝对不可以进行性生活，如果性生活健康而适度，一般就不会带来不良后果，而且还能增进夫妻之间的感情。怀孕后，夫妻双方就不用采取任何避孕措施了，夫妻双方都感到非常放松，两个人的性敏感度都有所提高，房事的快乐在此时更容易体验到。但有些夫妻害怕性生活会对胎儿造成危害。其实，完全没有必要过于担心。胎儿生活在子宫内，子宫壁很厚，胎儿被温暖润滑的羊水所保护，羊水可以减轻震荡和摇摆，缓解外来冲撞和压力，所以，过度担心胎儿会受到影响是没有必要的。而且，准妈妈的子宫颈紧紧闭合，里面还有许多黏液存在，病原菌的侵入会受到阻碍。但由于孕期和平常毕竟不同，夫妻双方都需要了解这些变化，选择合适的性生活方式，防止因性生活不当而影响妊娠。

女性怀孕后受到性激素的影响，生殖器官内的血管充血且容易受伤而导致阴道出血。由于孕期阴道比平时更加湿润，于是很容易进入，乳房和生殖器容易接受刺激而产生反应。有些准妈妈对自己的体形比较自信，以及个人体质的原因，性欲反而会增强。相反，许多准妈妈由于身体原因，性欲会降低许多。当准妈妈性欲降低的时候，准爸爸不要埋怨妻子，应该悉心照顾，多和妻子沟通，给妻子感情上的支持，也可以尝试一些边缘性行为，如亲吻、抚摸、拥抱等，保持和妻子之间的亲密感。

值得夫妻双方注意的是，一定要避免剧烈的性生活。除此之外，还有一些情况需要注意：怀孕的前3个月和怀孕最后2个月，以及出现阴道出血或腹痛等情况；或者医生认为可能会早产或流产的时候；习惯性流产或有多次早产史；有前置胎盘等妊娠期严重并发症的都不宜过性生活。

专家指出，妊娠期性生活要坚持两个原则：一是准妈妈腹部不能压迫或撞击；二是子宫不能遭受直接强烈刺激。当妊娠时间不长，子宫增大不明显的时候，过性生活时仍可采取男上女下的体位，但仍然要避免压迫准妈妈的肚子，插入阴道也不宜过深。当准妈妈的肚子已经很大的时候，为防止受压迫，避免准妈妈过度劳累，可采取侧位或坐位，但动作要更加轻柔。妊娠晚期过性生活则可以采取后侧位。不管在什么时间过性生活，丈夫应该充分考虑到妻子的感受，性爱应该建立在双方亲密的感情之上。况且，怀孕期间是夫妻双方一生中性生活最特别的时期，夫妻二人应该相亲相爱，相互关心体贴，以愉快的心情迎接新生命的到来。

47．孕期过性生活没有任何风险

女性怀孕以后，由于内分泌的影响，阴道的分泌物增多，阴道内的弱酸环境受到影响，外阴部抵抗病菌的能力下降，阴道也容易发生溃烂。在孕期，进行性生活前后，夫妻双方如果不注意清洁生殖器，就很容易引发外阴感染，不但会导致流产，还会危害准妈妈的生殖系统健康。因此，为了避免感染，在平时，特别是在性生活前后，夫妻双方必须重视生殖系统的卫生。

妊娠早期，胚胎正处于发育阶段，胎儿的各个组织器官正在逐渐形成，胎盘和母体子宫壁连接并不紧密。如果此时进行性生活，插入动作比较粗暴或兴奋过度，都会使子宫受到过激刺激而产生震动，导致胎盘脱落、阴道出血，最终发生流产。另外，由于骨盆腔充血，子宫收缩，即使进行性生活时非常谨慎，也容易导致流产。如果性生活过于频繁，性爱体位不当，压迫了准妈妈的腹部，给子宫带来压力，胎膜就会早破。胎膜早破可能会导致脐带从子宫内脱落，胎儿所需的营养和氧气就无法正常供应，会造成胎儿死亡或流产的严重后果。即使没有发生流产,也没有发生胎膜早破,但也有可能会导致子宫腔感染。轻度感染会影响胎儿的生长发育,特别是智力的发育,重症感染则会导致胎儿死亡。

妊娠后期,准妈妈体重增加非常明显,腹部高高隆起,身体行动不便,容易腰酸背痛,性欲减退。但是,子宫的敏感性增加了许多,包括轻度冲击在内的任何外来刺激都容易使子宫收缩,引发早产。尤其是怀孕满36周后,胎儿开始下降,宫口受到性交刺激可能会张开,细菌容易侵入而引发感染,造成宫内感染、胎膜早破和早产。所以,这个时期也不适宜过性生活。

48. 性爱时过分刺激乳房无大碍

对丰满挺拔的乳房,是女性体形健美的重要表现,是夫妻性生活不可或缺的,也是宝宝得到母乳喂养健康成长的保障。有

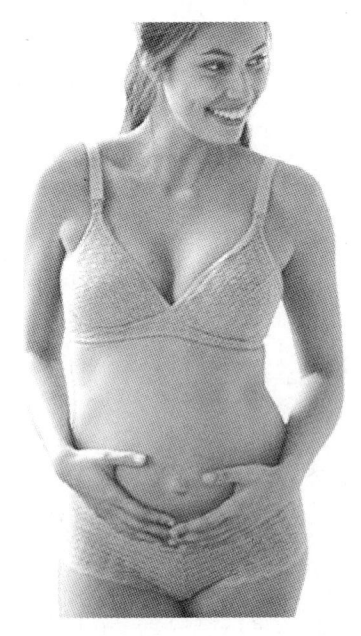

人说乳房象征着爱和美,是女人的象征,是女人最伟大的器官之一。正因为如此,女性在孕期要保护好乳房,不能让乳房受到较多刺激,否则不但乳房外形受影响,其功能也会受到损害。

在生理上一般不把女性的乳房当做专门的性器官,但在两性活动中却是重要的参与者。乳房是女人重要的敏感部位,丰满的乳房不但让女人充满韵味,还能提升女人的自信

心，从而让男人对性爱充满兴趣。乳房和乳头上的神经末梢十分丰富，受到刺激会产生性兴奋，如果男性亲吻、抚摸女性的乳房，可以唤起女性产生性欲。对男性来说，从浪漫的热恋时期，到甜蜜的新婚生活，一直持续到稳定的中年，男人都觉得乳房具有非凡的吸引力。在进行性生活时，有些男性比较粗暴，用力揉搓女性的乳房，而不是轻柔地去抚摸，这样做不但会消减女方的性兴奋，还会使女性感到疼痛。

女性的乳房一旦受到用力过度地抚摸或挤压，其内部组织就会受到损伤。在进行性生活时，有的男性的上身压在女性的乳房上，乳房受到过大的压力，其血液循环会变得不畅通，长期如此，对乳房健康非常不利。尤其是妊娠期，女性的乳房比平常更加脆弱，其受到压迫后发生内部损伤的概率要比普通女性高很多。在怀孕初期，准妈妈的乳房比较柔软，如果丈夫动作粗暴，用力挤压或揉搓，不但容易损伤乳房内部软组织，还有可能会引发乳腺增生等。而且，乳房受到外力挤压后，外部形状容易发生改变，乳房会下垂，从而影响乳房的美观。

在正常的性爱中，只是短暂地刺激了乳房，并且刺激程度低，而不是长时间过度地刺激乳头，一般不会有什么问题，引起子宫收缩造成早产的可能性也不大。但在怀孕早期或晚期，持续长时间地对乳头过度刺激，可引起子宫收缩，造成流产或早产的可能性很大。

49．准爸爸吸烟对准妈妈和胎儿没有影响

在怀孕前，许多男性坚持戒烟，一旦让妻子成功受孕了，准爸爸就松了一口气，又开始在家里抽烟。岂不知这样同样会对准妈妈和胎儿造成危害。因为准妈妈主动吸烟和被动吸烟，对胎儿

造成的危害从根本上来说，并没有什么区别。

准妈妈被动吸烟，烟雾中的尼古丁会减少胎盘含氧量，使胎盘发生病理性改变，最终导致子宫内的胎儿窒息或死亡。

准妈妈如果被动吸烟吸入的烟雾数量越多，发生流产或早产的可能性就越大。在妊娠初期，尼古丁及代谢产物可以使准妈妈减少分泌黄体酮，若黄体酮不足，子宫内膜产生蜕膜的能力就会下降，受精卵或者胚胎就无法和子宫壁结合，妊娠往往会终止，或者发生自发性流产。

准妈妈如果长期生活在被动吸烟的环境里，胎血中的锌含量就会减少很多，胎儿大脑和神经系统的发育也会受到影响。

因此，准妈妈要定期接受孕检，发现异常情况要及时采取措施。为了准妈妈和胎儿及自身健康，准爸爸应该戒除烟瘾。如果准爸爸一定要抽烟，应做到以下两点：

（1）最好不要在家里抽烟，可以选择外出时过足烟瘾。

（2）如果在室内抽烟，最好选择在阳台，注意打开窗户通风，把烟气及时排出去。

50．怀孕了邋遢点没有关系

女性怀孕以后，身体变得大腹便便，行动笨拙，特别是怀孕初期，怀上宝宝的那种新鲜感早就没有了，加上几个月来谨慎小心的生活已经让自己感到麻木了。为此，准妈妈对什么事情都不是那么重视了，做什么事情都是简单随便，事情稍微复杂就觉得很麻烦，很容易就会过起邋遢松懈的生活。加上很多男人不管在婚前还是婚后，生活都比较邋遢，随便乱扔自己的衣服和袜子，不爱做家务。如果准妈妈遇上这样的丈夫，这样的生活方式怎么会有好心情呢。

女性怀孕后，很多人不但食量大增，脾气也变得火爆，常常用自己怀孕做借口，把丈夫当做佣人来使用。仿佛怀孕了做什么事都是正确的。而且，许多女性认为既然怀孕了，那么无论怎么打扮都是徒劳的，懒得打理自己，看上去很邋遢。似乎怀孕和美丽就是绝缘的，就是矛盾的。

有些丈夫下班回到家，家里的景象与孕前完全不一样，顿时就火冒三丈，大声指责妻子不做家务。准妈妈听到这样的话时，心情很不愉快。

当准妈妈的情绪变得低沉或敏感时，琐碎的家务事会让她更加心烦意乱。凌乱不堪的家不仅会破坏准妈妈的心情，而且也不利于胎儿的生长发育。灰尘对准妈妈也会造成不良的影响。如果家里不经常清扫，灰尘自然就多了，灰尘中含有许多致病的细菌，经过准妈妈的呼吸道进入血液，通过胎盘危害胎儿。而且凌乱的家容易给准妈妈造成伤害。如电脑、电视的线乱拉或家中的物品乱放，由于准妈妈行动不便，稍有不慎，就会绊倒，轻则皮肤红肿，重则头破血流及流产。

因此，在孕期的女性更需要打扮自己。只要稍微打扮一下，有自己独特的美就可以了。有的准妈妈喜欢穿丈夫的运动衫或T恤，不仅轻便、舒适，而且让准妈妈有种贴切的感觉，好像丈夫一直陪在她身边。准妈妈穿上丈夫的衣服，还有出人意料的效果，看上去很新鲜，给人一种淘气的感觉，让丈夫看到可以给他一个惊喜。可见，打扮如此简单，没有必要一定去买那些价高质次的孕妇装。

有的准妈妈喜欢染发、烫发，听说这样做对胎儿不好，索性让头发回到自然状态，乱糟糟的像个鸡窝。其实，在头上下工夫也非常简单，可以有很多创意。发型可以想变就变，一种发型即使好看，时间长了也让人厌烦。如果准妈妈有一头乌黑的长发，不妨试试编成各种辫子,像是简单的女学生一样,似乎让丈夫看到了少女时代的你;或者编成许多小辫子,带来别样异域风情。如果头发较短,可以用各种头饰来进行装饰,或者戴上一顶华丽的帽子,也非常有趣。准妈妈注重改变发型,不但可以增加生活情趣,还能使自己的心情得到放松,缓解紧张情绪。

对大腹便便的准妈妈来说,自然不宜过度操劳忙碌。但不能因为怀孕就放弃关心丈夫,或者放弃自我修养。如果准妈妈是这样的心态,那么将来如何抚育宝宝,又如何应对出现的问题呢?丈夫不能得到妻子的关爱,那么妻子又如何奢望获得丈夫的体贴及协助呢?如此一来,丈夫对妻子感到失望,两人的感情变得冷淡,因为妊娠期夫妻出现感情问题而最终导致离婚的案例也并不少见。

父亲没有妊娠的经历,因此,如果希望父亲体会到母亲那样的感受,实在过于牵强了。许多父亲进入角色要比母亲迟缓很多。作为一个妻子,应该帮助丈夫完成角色的转变。准妈妈和女人并不是冲突的,准妈妈不要忘了自己同时也是一个女人,女人在生活中应该把握的细节,准妈妈同样要做到位,这对一个女人来说意义重大。

51. 准妈妈可以用香皂清洗乳头

女性乳房的皮肤里有很多皮脂腺和大汗腺,乳晕下的皮脂腺分泌油脂来滋润保护乳房皮肤表面。在妊娠期间,准妈妈乳房的皮脂腺分泌功能增强,乳晕部位的汗腺出现增生,汗腺与皮脂腺分泌的液体增加了很多,它们会酸化皮肤表面,软化角质层,乳头会比原来柔软。孕期,如果准妈妈经常用香皂等清洁用品来清洗乳房和乳头,那么上面的这些分泌物就会被清除,乳房会缺乏滋润，不利于保健。

专家指出，经常使用香皂等清洁用品，在物理与化学作用下，皮肤表面的角化层细胞会受到损伤，为了补充这些细胞，细胞就会加快分裂增生。角化层细胞不断地被去除而无法及时得到补充，皮肤表面的保护层就变得千疮百孔，乳房的局部皮肤变得干燥和出现黏结，表面的细胞纷纷脱落，最终导致乳房表皮层肿胀。如果每晚都用香皂等碱性洗涤剂清洗乳房，就很容易使乳房局部皮肤碱化。但乳房的皮肤只有保持酸性环境才是正常的，一旦碱性环境形成，想要恢复到酸性就需要一个缓慢的过程。

当女性用碱性洗涤剂擦洗乳房后，形成的碱性环境给碱性菌丛提供了繁衍的有利条件，它们会阻碍酸性环境的形成，这样就形成了恶性循环，导致乳房局部皮肤恢复正常变得更加困难。所以，女性怀孕后不要用香皂清洁乳房，只要每天用干净的温开水清洗就可以了。

52．孕期穿戴如常

女性怀孕后，体重在不断地增加，肚子在不断地膨胀，身体负担在不断地加重，饮食起居也随之发生了变化。为了顺利、平稳地度过孕期，准妈妈不能再像孕前那样穿衣打扮了。

那么，孕期准妈妈应如何穿戴呢？

（1）选择透气性、吸湿性和保温性强的面料

对准妈妈来说，纯棉布料和真丝制品可谓是最佳的选择，尤其是纯棉布料还有物美价廉的好处。冬季天气寒冷，准妈妈的服装应注意保暖性。一些纯棉织物穿着舒适，保温性能也好，而且不容易起静电，对皮肤的刺激性小，不失为准妈妈的最佳

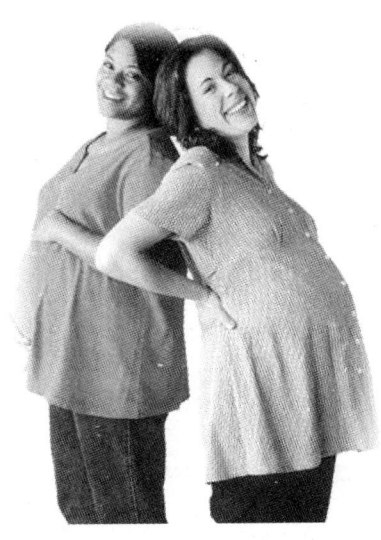

选择。

（2）衣服要宽松

怀孕初期，准妈妈的身材变化不大，仍然可以穿着原来的衣服，但那些紧身的衣服应该放弃。孕妇装的要求是宽松合体，特别是大腿及腰部不能太紧，忌戴塑身文胸，以免影响乳房的发育，造成乳头内陷，不利于将来给婴儿哺乳。另外，袜子不能过紧，否则会影响血液循环，造成下肢浮肿，加重准妈妈的负担。

（3）不要直接穿新衣服

为了让衣服好看耐穿，衣服在加工过程中会使用各种染料及各种化学剂。买来的新衣服直接就穿，有可能会刺激皮肤引起过敏，严重者还会导致过敏性皮肤炎，给准妈妈带来烦恼。因此，买来的新衣服，在穿之前应进行洗涤。

怀孕到了4个月左右的时候，准妈妈最好穿上专用的孕妇装。购买孕妇装，最重要的原则就是要选择天然面料。怀孕期间，女性的皮肤比平常更为敏感，接触人造纤维的面料有可能会引起过敏。天然面料包括棉、麻、真丝等，而以全棉最为常见。目前尽管孕妇装中化纤面料也不少，但好的孕妇装，绝对会保证接触皮肤的贴身部分一定是全棉质地。

不过，科技总能带给我们惊喜，目前有些新材料也能让你感受到舒适、安全，非常值得尝试。如莫代尔，是植物纤维素静加工而成的全天然的面料，不会刺激皮肤。还有一种叫精梳棉，是将棉花中短一些的绒去掉，留下整齐的长绒而制成的，是最好的棉，其膨松性和保暖性更强，所以也更舒适了。当然，这些材料的衣服价格都要贵一些。

如果你买了尺寸较小的孕妇装，穿上去身材显得并不臃肿，甚至为此而感到很满意。不过，短短的1个月之后，就无法再穿了。如果经常要去买新的孕妇装，无论从经济上还是时间上考虑，这是大多数准妈妈都无法承受的。所以，尽量选择适合自己的尺寸，放远眼光，为即将迅速膨胀的未来体态准备足够的空间。专业的品牌孕妇装，其尺寸标准都是经过无数第一手数据资料研究而来的，只要根据自己的身高与三围数字，就能轻松地找到属于自己的尺寸。

有些准妈妈比较讲究时尚，这就需要多动些脑筋了。不一定需要经常更换不同尺寸的孕妇装，也可以在款式上着手。如孕早期，小腹微微隆起，需要一些可以调腰的便裤即可；孕中期小肚子大了，有坠胀感，可以穿托腹裤，将小肚子托起来，会舒服些；孕后期小肚子明显坠胀，便裤的弹力带勒得肚子会难受，这时需要穿背带裤，小肚子就可以完全被裤子包裹托起。

如果选择母乳喂养宝宝，最好穿着具有哺乳功能的内衣及T恤，不但方便哺乳，还避免了传统哺乳方式的尴尬和难堪。如果是在秋冬季节生宝宝，那么还可以保暖。具有哺乳功能的衣服在怀孕和哺乳阶段均能发挥出巨大的作用，以一顶二，既经济又实用。

怀孕期间乳房的重量和体积都在不断地增加，如果不对其进行适当的支撑与包裹，乳房就会很容易发生下垂，乳房内的纤维组织会遭到破坏，而且以后很难恢复。所以，选择尺寸合适的文胸尤其重要。

53．准妈妈染发没有关系

很多准妈妈都认为染发的时候，只要选择那些进口的或者贵的染发剂，质量上有保证，就不会影响胎儿的健康。

事实上，不管是什么颜色的染发剂，不管染发剂的质量如何，也不管是国产的还是进口的，其中都含有一些有害的金属元素，只不过含量不同罢了。在怀孕期间准妈妈染发，不仅会影响到胎儿，而且对自身的影响也非常大。

染发剂对人体造成的危害可以简单地分为急、慢性两种。急性作用多为过敏，如出现哮喘、荨麻疹、接触性皮炎等症状。此症状出现的比较早，也比较明显，人们很容易注意到，常能得到及时的治疗。而染发剂对人体产生的慢性作用是，它往往悄悄地吞噬人体的健康。其中，尤以氧化型染发剂和含醋酸铅的染发剂对人体的危害最大。

氧化型染发剂含有的化学成分超过了20种，其中竟然有10多种能够引起细胞突变，引发癌症。劣质染发剂中往往含有苯的衍生物，长期使用对身体危害极大，会损害肾脏或造成中毒性肝炎，甚至会引发白血病。染发剂中除了含铅以外，还含有镉、汞、镍、铊、钒、砷等多种有害金属元素，长期使用同样可产生蓄积中毒。

现在，市场上的染发剂一般都含有染色中间剂和偶合剂两种成分。使用时将它们混合均匀，然后涂抹在头发上，二者会发生化学反应，产生一种高浓度的有害气体——二恶英。二恶英是被世界卫生组织公认的一种强烈的致癌物质，它能通过呼吸道进入体内，并在肌肉中长期滞留难以分解，干扰人体内分泌，雌性激素和甲状腺激素均会受到干扰，长期接触将会导致人体基因变异畸形，诱发癌症等疾病。

所以，为了安全和健康，准妈妈最好不要染发。

十一、胎教误区

所有的父母都是"望子成龙，望女成凤"，希望自己的子女聪明过人，能够成就一番事业。当"不能输在起跑线上"这种观点被父母们迅速接受之后，对子女的教育不断被提前，很多孩子在三四岁的时候就接受绘画、弹钢琴、书法等学习。所以，如今父母们打起了胎教的主意就一点儿也不值得惊讶了。的确，正确的胎教可以让胎儿在没有出生时就"学习"了一些东西，提前开发"潜力"。但是，对胎教要抱着科学的态度，急功近利只会适得其反。准爸爸准妈妈应该多了解胎教的有关知识，并向保健专家咨询有关问题，采用正确的方法来实施胎教。否则，容易进入胎教误区。

1. 胎教越早越好

很多夫妻在确定自己即将做父母后，立刻行动起来，想通过自己的努力为宝宝的聪明打下基础。在智力培养上，准爸爸准妈妈理所当然地想到了胎教。都说不能让孩子输在起跑线上，胎教当然也不能落后，因此，很多准爸爸准妈妈认为胎教越早越好，一刻都不能耽误。

但事实上，准爸爸准妈妈过早地实施胎教不仅起不到作用，反而可能会干扰胎儿的生长发育。这是因为大脑、神经系统和感官的活动是心理活动的基础,生理发展直接影响并制约着胎儿心理发生发展的过程。

科学研究表明,胎儿在6～7个月时大脑才具备基本的生理结构,直到8个月时脑电图才与新生儿相同,大脑皮层区域才有了各种功能,具有听、嗅、发音等器官的活动能力,并具有连续性和初步的节律性,此时对胎儿实施相应的有规律的胎教才成为可能。

据胎儿研究工作者证实,在胎龄8个月左右的时候,胎儿才会有听觉记忆,出生后有再认的表现。胎儿在妊娠晚期可以接受一些语言、音乐等外界刺激并获得经验,且该经验能保持到出生后并对其行为产生明显的影响。

也就是说,在胎儿末期,随着大脑机能不断发展,人类个体才能进行非常有效果的学习。当胎儿拥有了足够的认知、记忆能力的时候,才能记住胎儿期间的信息输入。所以,胎教绝对不是越早越好,时间最好选择在妊娠8个月以后。

而且,胎儿绝大多数的时间都处于睡眠状态,而睡眠又有助于胎儿迅速生长发育。准爸爸准妈妈在胎儿还没有足够的认知、记忆能力的时候就进行胎教,既没有实际意义,也会干扰到胎儿睡眠,影响胎儿的生长发育。

2.胎教做好了,宝宝长大一定是神童

日常生活中,我们常常听到许多父母抱怨胎教的效果不好:我们当初非常积极地进行胎教,又是听音乐又是讲故事,可是孩子怎么没有成为神童?孩子怎么还是不够聪明、伶俐呢?

任何一对父母对自己的孩子都会有非常高的期望值,俗话说

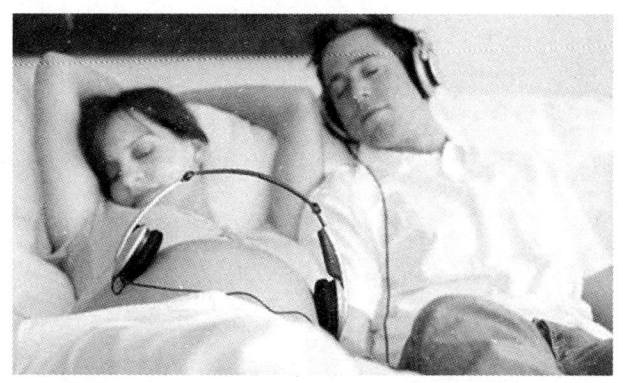

"望子成龙,望女成凤",这种心情是可以理解的。但每一对父母都要以科学的态度来对待胎教,而不应该抱有不切实际的幻想。胎教的根本目的就是使胎儿有良好的遗传素质,为胎儿出生后的发展提供良好的条件。

由于胎教受到各种因素的影响和控制,而且每位准妈妈的体质不同,自身修养也有很大的差别,再加上环境因素、实施程度的差异等,这些都会影响到胎教的结果。

何况,历史上许多天才在小的时候都被认为是平庸的,甚至被判定为智力低下或心理不健全。有些父母看到现在自己的孩子的一些表现,就判定孩子不聪明,将来很难有大的成就,这本身就是不科学的,对孩子也是不公平的。父母如果仔细观察一下自己的孩子,对孩子不要带着苛刻的眼光,那么就能发现孩子身上的许多优点。可以说,每个上天赐予的小天使,都有自己的优点和缺点,父母不必强求孩子个个都成为神童。

值得父母注意的是,在实施胎教的过程中要保持一个平和的心态,这样才能收获最好的胎教结果。相应地,家庭中也会洋溢着幸福的满足感,宝宝也会在这种幸福感中健康地成长。

3．胎儿没有意识，胎教没有用

有不少父母认为，胎儿是没有知觉和意识的，因此胎教就没有什么作用。现代胎教学研究证明，妊娠16周时，胎儿就有触觉、味觉、嗅觉；18周时，胎儿就有视觉、听觉；到了26周时，胎儿就有潜意识、意识与人格；而在30周时，胎儿就有学习、记忆与做梦的能力；到了36周时，胎儿的大脑皮质就发育完了。所以，胎儿并非是没有意识的，胎教也并非没有作用。

首先，妊娠6周时，胎儿的耳朵基本上就已经形成，等到第4个月胎儿的大脑形成时，胎儿就会把声音当做是一种感觉。第5个月时，胎儿的内耳部分会形成蜗牛壳管，它具有传达声音的作用，胎儿耳朵的结构已经基本上发育完全了。

有这样一个实验，有一对父母在妊娠期间给胎儿起了一个小名，并且经常对着腹中的胎儿呼唤，胎儿出生后在听到父母叫自己的小名时就会突然停止吃奶或者是安静下来，甚至还会露出高兴的表情。由此可见，正确的胎教能够对胎儿起到很大的作用。

此外，随着胎儿脑部的发育，区别声音种类的能力也会逐渐地产生。到第8个月时，胎儿区别声音音调和强弱的神经基本上就发育完成了。因此，对声音也就有了更强的感知和吸收能力。

4．胎教就是给胎儿听音乐

有位怀孕4个月的准妈妈，正在为如何做胎教发愁时，已经做了母亲的朋友告诉她，胎教其实很简单，就是每天让胎儿听一些优美的古典音乐。

经过调查，大多数准妈妈都认为胎教方法只有给胎儿听音乐这一种。其实，胎教并不是如此简单、单调，行之有效的胎教方法有很多种。最常用的胎教方法主要有以下4种：

（1）听力胎教

在孕期第8周的时候，胚胎神经系统初步形成，胎儿的听觉神经开始发育，怀孕进入5～7个月时，胎儿的听力完全形成，还能分辨出各种声音，并在母体内做出相应的反应，这时，可以做听力胎教。

（2）运动胎教

在孕期第7周的时候，胎儿就可以在母体内蠕动。不过，胎儿的活动幅度很小，只能借助B超才能观察到。到孕期16～20周的时候，胎儿的活动能力大增，可以做吸吮手指、握拳、伸腿、眯眼、吞咽，甚至转身、翻筋斗等活动，这也是准妈妈经常能感觉到胎动的原因。

准妈妈适量地运动，坚持做运动胎教，不但对分娩有帮助，还能有效地转变心情。更重要的是，运动能使准妈妈充分地吸入氧气。胎儿是通过脐带来摄取氧气与营养的，如果准妈妈能充分地吸入氧气，胎儿的大脑就会因为充足的氧气而变得活性化，可以使胎儿的头脑更加灵敏。但剧烈运动的效果却适得其反，它会抑制胎儿大脑的发育。准妈妈每天需要保持一定的运动量，必须根据自己的身体状况来进行。

有些准妈妈可能会有些疑虑：运动胎教会不会伤害到胎儿。事实上，胎儿在4个月的时候胎盘就已经很牢固了，胎儿在母体内有较大的空间，而且羊水可以起到缓冲的作用来保护胎儿。

（3）语言胎教

语言胎教是一种很有效的胎教方法。法国学者曾经做过这样的试验：他们对一些婴儿进行法语和俄语的选择实验，结果发现婴儿对法语的发音反应更加强烈。美国"胎教大学"的一个"小学生"在妈妈肚子里经过语言学习后,出生仅仅9周居然就能对录像机放映的节目说"哈罗"。

这些都说明胎儿在母亲腹中就已经具备了语言学习的能力。因此,准爸妈可以不失时机地对胎儿进行语言训练。这样,出生后的宝宝在语言表达方面,将会大大超过未经训练的宝宝。

(4)呼唤胎教

有一位准妈妈从胎儿7个月开始,一边抚摸着胎儿,一边说:"宝宝,我是你的妈妈!"胎儿就会兴奋地动起来。在宝宝出生后,哭闹不止时,妈妈想起了呼唤胎教,说:"宝宝,我是你的妈妈!"话刚说出口,宝宝的哭声就戛然而止了。

可见,胎儿不仅能够辨别出各种声音,还能做出相应的反应。准妈妈应该抓住这一时机经常对胎儿进行呼唤训练。在呼唤的过程中,胎儿能够通过听觉和触觉感受到来自爸爸和妈妈亲切地呼唤,从而增进了亲子情感的沟通。

5.胎教音乐声音越大越好

许多准妈妈进行胎教时,怕胎儿听不到音乐,于是就直接把录音机、收音机等放在肚皮上,并将音量开得很大。其实,这样做是不正确的。

现在,有不少准妈妈把胎教音乐当做是培养神童的法宝,她们却没有认识到有的音乐并不适合做胎教,特别是不合格的胎教音乐磁带和长久的高音量刺激,都会给胎儿造成一生无法挽回的听力损害。

胎儿长到4个月大时就有了听力,长到6个月时听力就发育得接近成人了。这时,进行胎教确实能刺激胎儿的听觉器官成长,促进大脑发育。然而,正确的音乐胎教方式应该是准妈妈经常听音乐,间接地让胎儿听音乐。虽然胎儿的耳蜗发育趋于成熟,但还是很稚嫩,尤其是内耳基底膜上的短纤维极为娇嫩,如果受到高频声音刺激,就很容易受到不可逆性的损伤。

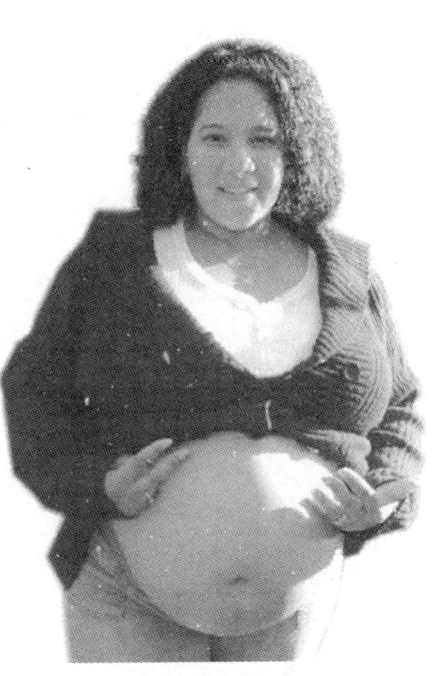

所以,对准妈妈来说,应该多听一些优美舒缓的音乐,最好不要听摇滚乐和低沉的音乐。

6. 胎教可以随时随地进行

很多准爸爸准妈妈都有这样一个疑问:在孕期,胎教应该什么时候进行?是不是可以随时随地进行?其实,孕期中的胎儿绝大部分时间都处于睡眠状态。因此,为了尽可能不打扰胎儿的睡眠,胎教的实施需要遵循胎儿生理和心理发展的规律,不能随意进行。而且准爸爸准妈妈在实施胎教过程中要注意以下事项:

(1) 胎教要适时适量

准妈妈需要观察总结胎儿的活动规律,选择胎儿醒来时进行胎教。不过,有的时候出现胎动,胎儿只是换个睡觉姿势而已,这时也不适宜进行胎教。由于胎儿的状态不好判断,所以,要控制胎教的时间和频率,每次不要超过20分钟。

(2) 胎教要有规律性

准妈妈需要每天坚持进行胎教，并且要固定时间，这样才有助于让胎儿养成规律的生活习惯。胎儿出生后，可以为宝宝的认知能力的发展奠定基础。

(3) 胎教要有情感交融

准妈妈实施胎教的时候，要集中注意力，使身心完全投入，与胎儿共同体验，与胎儿共振共鸣。这样做不仅有利于胎儿的健康，也有利于母亲自身的健康，可建立起最初的亲子关系。

总之，胎教不但是通过语言、音乐学习等开发胎儿潜力的过程，也是加深胎儿和母亲之间感情的过程。当然，对于胎儿而言，良好的生长环境就是妈妈心情愉快，营养充足，这就是最原生态、最有力的胎教。

7. 贴着肚皮给胎儿进行音乐胎教

有的准妈妈从市场上购买了许多不同的胎教音乐磁带。从怀孕的第13周开始，准妈妈每天都会把传声器放在腹部，让胎儿听1个小时的音乐。她们认为这样做胎教，宝宝出生后一定会聪明、伶俐。其实，这种胎教方法是不正确的，会严重损害胎儿的耳蜗和听觉神经，宝宝出生后容易造成耳聋。

事实上，准妈妈进行音乐胎教，需要遵照科学的方式。目前市场上出售的胎教音乐磁带一般会附带一个传声器，如果把它直接放在准妈妈腹壁上，声波可以直接进入体内。这种传导的方式对胎儿内耳基底膜上的短纤维刺激增强，耳蜗底部最容易遭到破坏。

所以，准妈妈为音乐胎教做准备时，应该请专业人员帮助购买磁带或 CD，以确保其质量好。在进行音乐胎教时，尽量不要把传声器贴在肚皮上，最好离肚皮 2 厘米左右，并且音量应该控制在 2000 赫兹以下，噪音不要超过 85 分贝。而且每次听音乐的时间不要太长，防止高频的声音损伤胎儿的听力。

8．所有的世界名曲都适合胎教

很多准爸爸准妈妈认为，世界名曲古典、高雅，用来做音乐胎教再好不过了。

准妈妈给胎儿听音乐本身没有问题，但并不是所有的音乐都对胎儿的成长有好处，所有的世界名曲也并不一定都适合用于胎教。有些世界名曲中会有某一段悲壮、阴沉的调子，这不但会影响到胎儿，还不利于胎儿的生长发育。

准妈妈对胎儿进行音乐胎教时应选择乐曲风格以舒缓、欢快、明朗为宜，并且要因时、因人选择曲子。准妈妈在怀孕早期的时候，往往妊娠反应比较严重，可以选择一些优雅的轻音乐；在怀孕中期的时候，准妈妈比较适合多听一些欢快、明朗的音乐。

下面是专家推荐的几首乐曲，准妈妈可以选择喜欢的听：

(1)《梦幻曲》

舒曼所作钢琴套曲《儿童情景》中的第七首，这首曲子有沁人心脾的曲调，充满了对童年幸福幻景的追忆。

(2)《献给爱丽丝》

贝多芬创作的最普及的钢琴小曲之一，几乎每位音乐爱好者都熟悉。这首曲子的曲调简单、单纯、质朴，能显示出深沉而动人的音乐魅力。

(3)《鱼跃》

鼓心与鼓边的交替，咚嗒之声的变换，加上重音位置的多变，好像是鱼儿在水池里跳跃，听这样的曲子，准妈妈能感到胎儿的跳动。

(4)《夜曲》

《夜曲》是肖邦青年时代最早创作的曲目之一，童真的情感热烈而纯真，马祖卡舞蹈的节奏带来片刻的活跃。在热烈的倾诉之后，一切飘然而去，只留下寂静、可爱的夜晚。

(5)《圣母颂》

法国作曲家古诺创作的。这首曲子的曲调优美、持续而深情。

9．跟着音像资料就一定能做好胎教

现在市场上打着"孩子教育应该从胎儿抓起，某某教育权威认证绝对有保证！"的口号，销售着各种各样的胎教音像资料。很多有急切心情的准爸爸准妈妈好像得到某种保证似的，总觉得只要跟着这样的胎教音像资料做就没有问题，就能给胎儿提供很好的胎教。

其实，有这种想法是不对的。准爸爸准妈妈要知道的是，并不是只要跟着音像资料就一定能做好胎教。我们都知道胎儿在妊娠晚期才会有一定的听觉记忆，而且在妊娠晚期，胎儿的检测、辨别和定位等基本听觉能力还极为有限，只能对语言和音乐两种听觉刺激进行初步的感知和信息加工。

(1) 语言胎教

西方心理学家经过深入实验研究表明，胎儿由于早期特殊接触经验的影响，对语言的偏好甚于非语言，对母亲声音的偏好甚于陌生人的声音，对母语的偏好甚于另一种语言，对某种熟悉的语言刺激的偏好甚于不熟悉的语言刺激。

因此，在语言胎教内容上准爸爸准妈妈最好不要使用语音资料，可以运用以下的方式使胎教更科学、更有效。

① 运用儿向语言

胎儿最喜欢听到的声音就是妈妈的声音，对妈妈的语言表示出倾听的倾向，对"妈妈语"这种语言形式有极强的偏好。妈妈语言也被称为"儿向语言"，具有语速慢、声音高和音调高度夸张等特征，有着强烈的起伏性。

因此，母亲是胎儿的第一个语言老师，也是最好的语言老师，胎儿每天听到最多的就是母亲的语言，胎儿对语言的感知首先来自于母亲说话的语调、语速、节奏、词汇等。母亲要尽可能多注意自己的语言行为，日常活动中最好用"妈妈语"的言语形式来与胎儿交流。

② 运用特定听觉刺激

胎儿会对某一特定的听觉刺激非常敏感。心理学家做过这样一个实验，让一位准妈妈在妊娠期的最后 6 个星期每天大声朗读同一篇儿童故事，出生后当母亲或其他人朗读这篇故事时，婴儿会表现出再认反应。这表明宝宝加工并记忆在胎儿期经历过的特定听觉经验，表现出对某种熟悉的听觉刺激的偏好。

因此，在日常生活中，准妈妈可以选择几篇童话故事和优美的散文，每天在固定的环境和时间朗读固定的文章，同时，可以配上风格相近的音乐。

经研究表明，胎儿对男中音也非常敏感。在语言胎教中，准爸爸也可以出一份力，根据自己的兴趣，选择一些诗词歌赋，配上古筝等中国古典音乐朗读给胎儿听。

③ 运用语种辨别能力

研究表明，胎儿在孕晚期时对一定语种有了辨别能力。为了启蒙胎儿外语信号系统的发展，准爸爸准妈妈可以选择一些外语小短文朗读给胎儿听。

（2）音乐胎教

在孕晚期胎儿能初步鉴别纯音之间的差异，并且具有了初步的协调听觉与身体运动的能力。所以，在胎教内容上，准爸爸准妈妈要给胎儿接受不同风格音乐的刺激，如早上起床时播放一段清丽明快的钢琴曲，如贝多芬的《献给爱丽丝》、李斯特的《少女的祈祷》等回旋感和变奏感较强的世界名曲；在胎动较频繁的黄昏播放一段旋律优美的圆舞曲，如《蓝色多瑙河》、《溜冰圆舞曲》、《山楂树》等；晚上睡觉前播放一段恬静、温柔的小夜曲和摇篮曲，如《舒伯特小夜曲》、《海顿小夜曲》等。

此外，准妈妈还可以利用不同的音乐对胎儿施以不同的活动提示，如播放圆舞曲时，双手捧腹部随音乐轻舞，让胎儿体验华尔兹的优雅和愉悦；播放钢琴曲时，随节奏轻轻地拍打腹部，让胎儿体验音键的明朗和轻快；播放小夜曲时，用手掌轻抚腹部，让胎儿体验母爱的温柔而渐入梦乡。

10．任何胎教都是有益的

所有的夫妻都想拥有一个健康、聪明的宝宝。为了达到这个目的，不但要接受孕前检查，注意饮食营养，保证在身体健康的状态下孕育胎儿，还需要在妊娠期间对胎儿进行胎教。

所谓胎教，就是通过调整准妈妈身体的内外环境，消除不良刺激对胎儿的影响，并采用一定的方法和手段，积极主动地对胎儿进行训练和教育，使胎儿的身心发育得更加健康成熟，为其出生后的继续教育奠定良好的基础。但是，并非所有的胎教都是有益的，目前行之有效的胎教主要有以下几种：

(1) 音乐胎教

一说到胎教,很多人就想起了音乐胎教,在各种胎教方法中是首选。声音可以在母亲及胎儿之间传递,心理学家认为音乐可以渗入人们的心灵,激发人们进入无意识的超境界的幻觉,从而唤起平时被抑制了的记忆。生物学家认为,有节奏的音乐可以刺激生物体内的细胞分子发生一种共振,使原来处于静止和休眠状态的分子和谐地运动起来,起到调节血液流量和神经细胞兴奋的作用,改善胎盘供血状况,使血液中的有益成分增多。因此,当准妈妈感觉胎儿醒了活动时,可以选择一些轻松舒缓的乐曲让胎儿听。

(2) 对话胎教

给胎儿取一个乳名,可以经常隔着准妈妈的腹壁呼唤胎儿,和胎儿一块儿对话、唱歌,也可以朗读诗歌给胎儿听,天长日久,胎儿便可铭记在心。这样,可以起到沟通父母与胎儿之间的情感作用,形成孕育、养育、教育的最佳气氛。

(3) 抚摸胎教

自妊娠晚期开始,可在准妈妈的腹壁上轻轻地抚摸或拍打胎儿的背部和肢体,与胎儿玩耍,以促进胎儿肌肉的发育,并通过神经末梢传递到胎儿大脑,促进胎儿的脑部发育。

(4) 艺术胎教

准妈妈可以进行一些艺术类的活动,像书法、绘画、弹琴等,在提高自身的文化素养的同时,可以给胎儿带来有益的刺激,为胎儿创造一个安宁、舒服的生长发育环境。

总之,胎教一定要讲究科学性,胎儿才能在一个良好的环境中生长发育,出生后才能拥有更加强壮的体魄和更加聪明的头脑。

11. 急于求成，拔苗助长

有的父母为了让孩子将来能够成为神童，在孕期进行大量的胎教，或者急于求成，造成胎教方法不当。其实，父母们的这种心情是可以理解的，但效果不一定就如预想中的完美。

如有的胎儿经过音乐胎教，出生后，虽然活泼聪明，但是精力过盛，总是不爱睡觉。究其原因，原来是在胎儿期，只要每日准妈妈有空就将胎教器置于腹部，有时准妈妈因为疲劳很快就入睡了，可胎教器仍在不断地刺激着胎儿，这种做法就有可能干扰胎儿的生物钟。

所以，无论哪种胎教方法都要适宜。要想拥有健康、聪明的宝宝，父母需要学习相应的知识、技能，用科学的方法进行胎教，做到不放弃施教的时机，也不要过度地人为干预。只有在自然、谐中、有计划地进行胎教，才能获得最佳的效果。

12. 只要是音乐就会对胎儿有好处

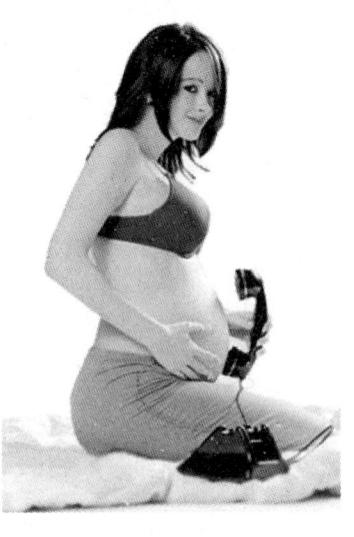

在那些即将迎来新生命的家庭中，音乐胎教成了生活中的一项重要内容。为了生出一个健康、聪明的宝宝，很多准爸爸准妈妈不管什么样的音乐都拿来经常听，觉得这样会对胎儿有好处。

针对这种现象，保健专家指出，如果不合理地运用胎教音乐，有可能会给胎儿带来负面的影响。

很多专家认为，准妈妈在营

养和睡眠充足的情况下，对胎儿实施定期、定时、定量的音乐刺激，对促进胎儿感觉神经和大脑皮层中枢的发展有一定好处。但是，必须要选择那些舒缓、轻柔、欢快的音乐。

悲壮、激烈、亢奋的音乐都会影响胎儿的正常发育，严重的还会造成胎儿畸形或闭锁心理。因此，并不是所有的音乐都适合胎教，准爸爸准妈妈应该选择由医学界权威机构严格审定的胎教音乐。

13．胎教是准妈妈一个人的事

我们都知道，孩子是夫妻双方爱情的结晶，胎教不仅仅是准妈妈的事，准爸爸也同样有不可推卸的责任。

实际上，准爸爸在胎教中的地位非常重要，所起到的作用也不容忽视。从某种意义上说，生一个健康、聪明的宝宝，在很大程度上取决于准爸爸。

首先，准妈妈的情绪可以直接影响到胎儿。怀孕后，许多女性在孕育新生命的同时，还要应付工作、学习、家庭、社交等事情。在每天的繁琐事务中，准妈妈在精神上、心理上、生理上、体力上都将发生很大的变化。

如果准妈妈在妊娠期经常情绪低落、心情烦躁，宝宝出生后有可能会出现喂养困难、容易激动、活动过度、智力低下和个性怪癖等症状，这对孩子以后的成长和发展都是非常不利的。所以，准爸爸的第一个间接胎教作用就是加倍关心、爱护、体贴准妈妈，让准妈妈体会到家庭的温暖，避免她受到愤怒、惊吓、恐惧、忧伤、焦虑等不良情绪刺激，保证心情愉快、精力充沛地度过妊娠期。

其次，在孕期，由于准妈妈行动不便，加上还要上班，往往疲惫不堪。这时,准爸爸要主动多帮助准妈妈做些家务,提醒准妈妈注意劳逸结合,避免感冒,特别是避免患上风疹,以免引起胎儿畸形。

最后,准爸爸要参与到胎教的过程中,和准妈妈一起努力,争取生一个健康、聪明的宝宝。准爸爸可以多给胎儿讲故事,描述每天的工作及收获,让胎儿熟悉父亲低沉而有力的声音,让胎儿有安全感。

14．准妈妈的坏习惯不会遗传给宝宝

有的准妈妈认为,胎儿由于还没有形成一定的意识,自己的一些坏习惯不会对胎儿产生影响。其实,这种想法是错误的。据研究发现,准妈妈的一些坏习惯,如抽烟、酗酒、脾气不好等都会遗传给胎儿。

美国一项新研究认为,如果准妈妈吸烟,孩子今后吸烟的几率就会更大。美国亚利桑那大学的研究人员也发现,女性如果在怀孕时或在孩子幼小时吸烟,孩子在22岁时吸烟的几率就会大大增加,而且一旦养成吸烟的习惯比其他人更难戒掉。

从生理学上来说,这是因为女性在怀孕时吸烟会使子宫和胎儿大脑化学成分发生变化,胎儿如果在母体中就受到烟草的"熏陶",再加上孩子在成长过程中受到母亲行为的影响,会更加容易效仿。

所以,为了宝宝的健康,准妈妈要改掉不良习惯,做到:

(1) 养成良好的生活习惯

新生宝宝大致可以分为两种类型:一种是易养型,这种类型的孩子生活有规律,早上6点半醒来,晚上10点左右睡觉,白天很少哭闹,饮食、睡眠都非常按时;另外一种是,孩子白天睡得多,

晚上有精神，饮食也是想吃就吃。

国外的科学家们研究发现：早起型准妈妈所生的孩子，一生下来就有早起的习惯，晚睡型的准妈妈所生的孩子有晚睡的习惯。他们认为新生儿的睡眠类型是怀胎10月后由母亲决定的，即胎儿在出生前就与母亲之间存在着神秘的"感通"。

有不少的女性在怀孕前就喜欢过夜生活，如上网、打麻将、打牌、朋友聚会等。如果要想培养宝宝从小就形成良好的生活习惯，准妈妈们就要先改变自己的作息时间，保证起居规律，每天的睡眠不少于8小时，中午应有1小时的休息。

（2）养成良好的饮食习惯

女性怀孕后，由于孕激素的作用，食欲和胃口也变得不正常，但孕期这些"不规律"和"不喜欢"都有可能会直接传递给胎儿，在宝宝出生长大以后，会逐一反应到日常饮食中，或饮食不规律，或者喜欢挑食等。

如果要想宝宝出生以后饮食正常和营养均衡，那么准妈妈就要养成良好的饮食习惯。

首先，要保证一日三餐正常，无论是有胃口还是没胃口，日常饮食都要做到定时定量。

其次，要保证营养均衡。孕期科学饮食的关键在于营养均衡，无论是粮食、蔬菜，还是水果、肉类，准妈妈都要均衡摄入。而且，像巧克力、蛋糕，或者是其他含有高脂肪、高糖的食品，准妈妈应该少吃。

15．准妈妈的情绪对宝宝没有影响

有的准妈妈认为，自己的情绪并不会对宝宝造成影响。其实，这种观点是不正确的。可以说，十月怀胎的这个过程就是胎儿与

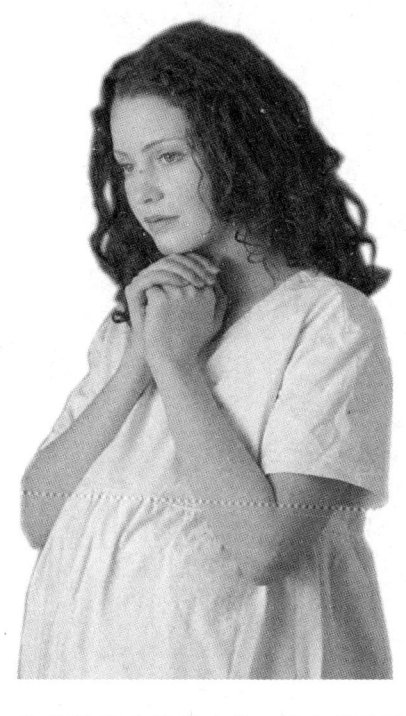

母亲"同欢乐,共患难"的过程。

准妈妈的心情就好比是胎儿的"精神食粮"。准妈妈的情绪能刺激引起植物神经系统的活动,释放出乙酰胆碱化学物质,引起分泌的变化,分泌出不同种类不同数量的激素。如果这些物质通过血液经胎盘和脐带进入胎儿体内后,就会对胎儿的身心健康产生影响。

准妈妈如果精神愉快,身体各器官的功能都处于最佳状态,血液循环、神经内分泌的调节保持较好,对胎儿的血液和营养供应比较充分,就有利于胎儿的生长发育。反之,过度担忧、紧张情绪则会造成食欲低下,不但影响营养的吸收,还会造成血管收缩、血压升高,对胎儿的血液供应会明显减少,造成胎儿发育迟缓。

特别是怀孕早期,准妈妈受到强烈的精神刺激,如惊吓、悲伤、或过于兴奋等,都会增加肾上腺皮质激素的分泌,加剧植物神经系统的活动,使内分泌发生变化,释放出乙酰胆碱等化学物质,从而影响胎儿的生长发育,甚至会导致流产或畸形。

此外,也有的女性在孕期由于生理、心理的影响,表现得容易发怒。这也会导致准妈妈体内血液中的白细胞减少,降低机体的免疫功能,减弱胎儿的抗病力。而且容易发怒的准妈妈难产率也比情绪舒畅、平和的准妈妈要明显高出许多。

通常，当准妈妈情绪不安时胎动次数也会比平常多 3 倍，最多达 10 倍。胎儿如果长期不安就会使体力消耗过多，出生时往往比一般婴儿体重轻。如果准妈妈的情绪长期受到压抑，婴儿出生后往往会出现身体功能失调，特别是消化系统功能容易出现紊乱，造成对环境适应性差，情绪不够稳定，自我控制能力差等，还有可能会出现多动症和其他疾病。

因此，舒适、安静的生活环境，以及愉快、欢畅的情绪对胎儿的正常发育是非常重要的。准爸爸和家庭其他成员都应给予准妈妈更多关心和体贴，使准妈妈能够保持心情舒畅、情绪安定。

16．孕期营养不是胎教

营养胎教的含义就是根据妊娠早、中、晚期胎儿发育的特点，指导准妈妈合理获取食物中营养素，以及以食补食疗的方法来防止孕期特有疾病的胎教。

众所周知，人的生命是从受精卵开始的，从一个微小的受精卵生长发育到约 3000 克的婴儿，胎儿生长发育的过程全依赖于母体营养的供应。虽然影响胎儿正常生长发育的因素是多方面的，但准妈妈适量而均衡的营养对胎儿的健康发育是重要的，同时大脑的智力发育与胎儿期的营养因素也息息相关。如蛋白质能维持和发展大脑功能，增强大脑的分析理解及思维能力，是智力发育的必需物质；磷脂是脑神经元之间传递信息的桥梁物质，能够增强大脑的记忆力；糖是大脑唯一可以利用的能源；维生素能增强脑细胞蛋白质的功能等。

此外，在整个孕期，胎儿大脑是生长发育最快的器官，如果营养不足就会影响到脑细胞的分化，妨碍胎儿出生后的智力发展。

一般来说,胎儿大脑发达必须具备三个条件:大脑细胞数目要多、大脑细胞体积要大、大脑细胞间互相连通增多,这三个条件是缺一不可。因此,脑细胞分裂活跃又可以分为3个阶段:妊娠早期、妊娠中晚期的衔接时间和出生后3个月内。

由此可见,在整个妊娠过程中,准妈妈的营养摄入对胎儿的生长发育都是非常重要的,这主要表现在:

(1) 避免出现胎儿低体重或巨大儿

准妈妈营养不足会影响胎儿的生长发育,使低体重儿的发生率增加。反之,则会使巨大儿的发生率增加。

(2) 避免胎儿骨骼和牙齿发育不良

胎儿的骨骼和牙齿的钙化是在胚胎2个月时开始进行的,8个月后就开始增加迅速,因此,胎儿期和婴儿期是决定牙齿整齐、坚固的关键时期。

(3) 避免胎儿缺乏生长所需营养素

准妈妈科学进食可以为胎儿提供生长发育所需的各种营养素,避免流产、早产、死产等,保证胎儿大脑的发育,并储存足量的铁和钙,避免胎儿出生后患缺铁性贫血和佝偻病。

因此,充足的营养是胎儿健康发育的基础。胎儿在母体中不能主动摄取外界的营养物质,所需要的一切营养都需要由母体供给。所以,准妈妈既要满足自身代谢增强、血容量增多等营养需要,又要保证胎儿生长发育所需的全部营养供给。一方面应从多种食物中摄取足够的营养,另一方面摄取多种营养素的量也必须合适,既不能过多也不要过少。

17. 孕期性生活不是胎教

很多人认为,孕期的性爱不是胎教。其实,孕期的性爱是有益的胎教。准爸爸准妈妈的性生活是属于最有效的胎教。因为准爸爸准妈妈这种感情的融合是胎儿生长发育阶段的最温柔、最体贴的刺激，胎儿可以充分地感受到父亲温暖的精子的刺激。但在妊娠的前3个月与最后1个月要禁止性生活。

此外，妊娠期的性生活也是最好的听觉胎教。当准爸爸准妈妈的性生活达到高潮时，双方互相发自内心的爱意表白是最美丽的语言，比任何形式的胎教都有效。发育完全的胎儿可以完全感知父母性生活带来的愉快。

第三章 分娩误区

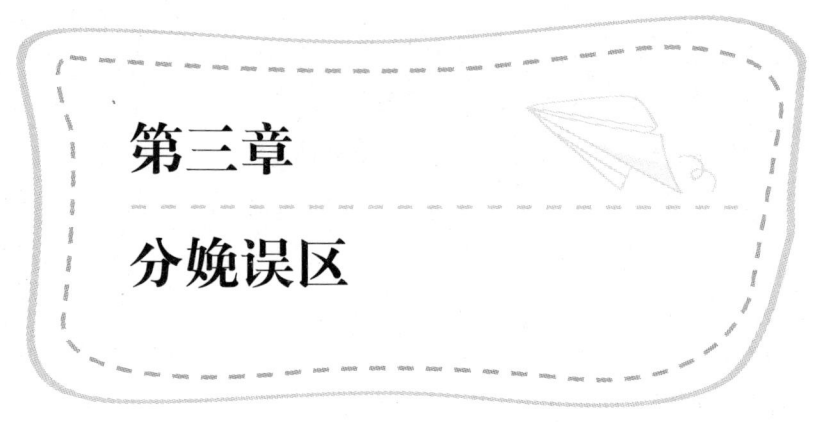

人为地选择分娩方式

十月怀胎,准妈妈经历了漫长的等待,终于等来了新生命降生的这一刻。为了这一刻,女性付出了极大的代价,牺牲了美丽、轻松和自由,选择了忍耐与承受。女性带着憧憬与恐慌,忍着身体的剧痛在产房里拼尽全力让胎儿可以尽快地看到这个世界。这一刻最能彰显母亲的伟大,这一刻也决不能有任何闪失。准妈妈需要小心谨慎地来对待这个过程,听从医生的建议来选择符合自己的分娩方式。如果分娩方式选择不当,就会增加分娩困难,带来各种并发症,甚至有可能危及产妇和胎儿的生命。然而,在现实中,却往往存在以下一些分娩误区:

1. 剖腹产子好

有的产妇认为,剖腹产可以使自己既痛快又安全地完成生儿育女的使命,和自然分娩比起来不需要承受太多的痛苦。产科医生也直言不讳地告诉她们,剖腹产是一种成熟技术,一般只需二三十分钟就能解决问题,值班医生不必全程 24 小时监护产程,对她们来说更省事。因此,现在的大多数产妇都会认为剖腹产无论在哪方面都要比自然分娩好。

从理论上讲,剖腹产对一些高危妊娠的产妇是最好的选择,但它并非就没有缺点,也不是所有的产妇都可以选择剖腹产。剖腹产虽然安全、快速,但它只是解决难产的有效方法,而绝非正常分娩的捷径。而且和自然分娩相比,剖腹产有很多缺点。

(1)剖腹产的缺点

①分娩时胎儿未经阴道挤压,有 1/3 的胎肺液不能排出,出生后,有的宝宝不能自主呼吸,即患上所谓的"湿肺",新生儿容易发生窒息、肺透明膜等并发症。

②剖腹产的产妇经历了一次手术,出血量比阴道分娩要多,产后恢复也较阴道分娩慢。

③剖腹产手术会增加产妇大出血和感染的机会,产后产妇出现各种并发症的可能是自然分娩的 10～30 倍。

④剖腹手术过程有可能会损伤腹腔其他器官,还可能会造成日后的继发性肠粘连。

⑤子宫在手术后留有很大的瘢痕,女性如果再次怀孕有发生子宫破裂的危险。

⑥剖腹产不利于产妇生理功能的自然恢复。在妊娠期间为了适应胎儿不断生长发育的需要和准备分娩,产妇的生殖器官和体内的各个系统以及脏器都会发生很大的变化,这些变化都是属于生理性的。

在妊娠足月后,子宫肌肉会出现有规律性收缩,随之宫颈渐渐打开,胎儿从子宫里出来。产妇的生殖器官和全身其他器官相继恢复原来的状态,这也是一种自然规律。如果采用手术的方式结束分娩,这对产妇的精神和肉体都是干扰和创伤。

⑦经剖腹产手术出生的婴儿,由于没有经过阴道分娩的压力,容易发生"统合失调症",即身体各部位协调性差,多动,并导致学习困难。

⑧剖腹产的费用昂贵,是自然分娩的2～3倍,会给一些并不富裕的家庭带来经济困难,影响家人尤其是产妇的情绪,从而影响到婴儿的喂养。

由此可见,产妇及家人对分娩方式要有正确的认识,临产时不要过分紧张,应与医生密切配合,尽量选择自然分娩,尤其是临产前检查各方面都正常的产妇。万一发生难产或有其他异常,需要剖腹产的,也应听从医生的安排。

(2)剖腹产的几种情况

①胎儿过大,产妇的骨盆无法容纳胎头。

②产妇骨盆狭窄或畸形。

③分娩过程中胎儿出现缺氧,短时间内无法通过阴道顺利分娩。

④产妇患有严重的妊娠高血压综合征等疾病,无法承受自然分娩。

⑤产妇高龄初产。

⑥有多次流产史或不良产史的产妇。

总之,分娩是一个正常、自然的过程,产妇们一定要相信自然的力量和自己的潜力,坚定信心去体验一个母亲的完整经历。当你经历过这段历程后,就会为自己的坚强和勇敢感到骄傲!

2.高龄产妇必须剖腹产

高龄产妇也不一定都要剖腹生产。只要骨盆大小、子宫收缩的强度都正常，高龄产妇都可以自然分娩。有的高龄产妇因为年纪大，骨盆韧带肌肉柔软度不够，会造成产程比较长，但也不一定需要剖腹产。只要妊娠期间多运动，不要将胎儿养得太大，加上其他条件的配合，高龄产妇一样可以自然分娩。

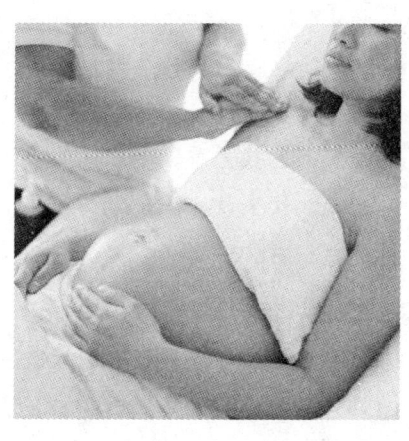

所以，高龄产妇必须剖腹产的说法是不对的。

3．自然分娩一定好

阴道分娩是最常见的分娩方式。产妇如果一切正常，医生都会建议选择阴道分娩，因为阴道分娩无论是对产妇还是胎儿都有很大的好处。而且，不少产妇也认为阴道分娩就像是人生的一个挑战，经历过了才算是真正的强者。但是，任何事情都有两面性，自然分娩也并非没有缺点。

首先，第一产程的阵痛会消耗掉产妇大量的能量，况且，产后如果护理不当的话，还会造成阴道松弛、裂伤和感染等。

其次，产妇如果精力耗尽而发生滞产，就很有可能会造成胎儿窒息，必须借助产钳或者真空吸引来协助生产，这样可引起胎儿头部肿大。

此外，在自然分娩时，胎儿有时也会在子宫里发生危险，如脐带绕颈、打结等，这些也是无法避免的。

因此，准妈妈无论选择哪种分娩方式，适合自己的就是最好的，并不是说自然分娩就一定好。

4. 择日分娩

俗话说"十月怀胎,一朝分娩"。有的准妈妈临产时,千方百计托熟人、找关系,要求医生到了择定的"良辰吉日"实施剖腹产手术,认为这样生出的宝宝就具有特殊的纪念意义。那么,择日分娩为何屡禁不止呢?分析起来,大致有以下几种原因:

(1)迷信思想作怪

现在,很多人喜欢挑谐音数字,如电话号码、汽车牌照号码、门牌号码等,只要是谐音吉祥的数字,就有人去争、去挑,甚至不惜花大钱去买一个所谓的吉祥号码,使很多准妈妈及家人也像挑吉祥号码一样去选择剖腹产手术的日期。

(2)部分医生过分地迁就。

产妇的情况是否适合剖腹产,剖腹产的利多还是弊多,能否选择损伤更小的办法等,这些都是由主管产妇的医师做出决定。当产妇没有阴道分娩条件时,为了保护母婴的安全,在不得已的情况下采取剖腹产手术来解决分娩难题。由于一部分年轻的产妇害怕疼痛,再三要求剖腹产,而医生也迁就产妇,放宽了剖腹产手术的要求。对于挑选日期要求剖腹产的产妇和家属更是过分迁就,碍于人情世故或来自方方面面的压力,违心地满足这种不科学的要求。

因此,择日分娩现象屡禁不止。为了减少对产妇的创伤,要求人们大力宣传自然分娩的好处。而且医生也要坚持原则,不要过分迁就,要耐心说服产妇及其家属。只有大家共同努力,才能减少剖腹产手术给产妇带来的不必要的创痛,才能杜绝择日分娩的现象。

5. 所有的准妈妈都适合无痛分娩

在医学疼痛指数中,产痛排在第二位,仅次于烧伤灼痛。无痛分娩在医学上叫做分娩镇痛，是用各种方法使分娩时的疼痛减轻，甚至消失。由于分娩时子宫收缩，子宫血管就会受到压迫，造成子宫缺血。子宫颈口开大的时候，肌肉会变薄，韧带会拉伸，使肌肉韧带的神经末梢发生变化。同时，生产时胎儿对母亲产道也会产生压迫，这些都会使产妇感到分娩时剧烈疼痛。

目前，通常使用的分娩镇痛方法有两种：一种是药物性的，是使用麻醉药或镇痛药来达到镇痛效果，这就是我们经常说的无痛分娩。另一种是非药物性的，即通过产前训练、指导子宫收缩时的呼吸等来减轻产痛。另外，分娩时按摩疼痛部位或利用中医针灸等方法，也能在不同程度上缓解分娩时的疼痛，这也属于非药物性分娩镇痛。

尽管无痛分娩术早已成熟，在西方发达国家使用率达到90%以上，但我国不少产妇仍对该技术存在认识上的误区：

（1）并不是所有的产妇都适合无痛分娩

产妇需要接受产科和麻醉科医生的检查、评估，由医生共同决定是否可采取无痛分娩。产妇如果有妊娠并发心脏病、药物过敏、腰部有外伤史，都要及时告诉医生。一般情况下，产妇只要没有产科阴道分娩禁忌症，如无骨盆异常、无头盆不称、无胎儿窘迫等，以及无麻醉禁忌症，如无脊柱畸形、产妇背部无皮肤感染，无严重腰椎间盘突出、无凝血功能障碍、无严重高血压等，出于自愿都可以选择椎管内分娩镇痛。

（2）无痛分娩并非一点都不疼

产妇在分娩过程中的疼痛是正常的生理现象，不管用什么方法都很难绝对避免这种疼痛。在分娩过程中，产妇若处于紧张、恐惧、焦虑、信心不足的状态中，就会增加疼痛的敏感度，而无痛分娩则可以减少产妇的疼痛。产妇要想减轻分娩过程中的疼痛，产妇还要学习有关分娩的知识，做好分娩的心理准备。

(3) 无痛分娩不会影响孩子的健康

有的产妇认为无痛分娩时使用的药物会对婴儿造成影响，其实，无痛分娩时的用药剂量极低，只有剖腹产手术的 1/20 到 1/10，因此，药物进入母体血液通过胎盘的几率微乎其微。相反，产妇严重疼痛时会释放一种叫儿茶酚胺的物质，使新生儿的血液和氧气供应都可能会受到影响。

此外，无痛分娩还能减少产妇的分娩恐惧与产后疲倦，而且医护人员有更多的时间照顾母亲和胎儿。一旦发现异常，即可及时治疗。因此，只要医生专业技术过关，麻醉药物剂量掌握得当，无痛分娩对产妇和胎儿都不会造成危险。

(4) 无痛分娩并非没有风险

在使用硬膜外阻滞镇痛分娩法时，需要使用麻醉药，该药进入母体血液后只有微小的剂量可进入胎盘。因此，一般不会对胎儿造成影响。但是，如果在使用麻醉药时有失误，就可能会给产妇和胎儿带来一定的风险。无痛分娩的一般并发症有低血压和较轻微的头痛，严重的并发症则较为少见。

(5) 无痛分娩一定要在大医院进行

由于无痛分娩的效果与产妇对麻醉药物的敏感程度、产妇的既往手术史、麻醉医师的技术高低、实施麻醉的时间、麻醉的方法等因素有关，因此，这种手术需要有资格、有经验的麻醉医师来操作，并要求麻醉医师在 24 小时内随叫随到。此外，无痛分娩还需要特殊的技术、相应的预防措施和治疗手段。因此，无痛分娩必须在设备齐全、技术先进的大医院里进行。

如果产妇选择了无痛分娩，一定要提前和医院打招呼，要给医师留有足够的准备时间，最迟也要在宫颈口开 3 厘米前告知医师。

6．产前不需要准备

有些产妇认为生产前不需要准备。其实，从怀孕那一刻起，母体与胎儿就开始产生交集、共同成长，随着预产期逐渐接近，准妈妈的心情可以说是既期待又紧张。为了让准妈妈能从容地面对生产，一些准备工作是必不可少的。

（1）产前入院的准备

①每天洗澡，清洁身体，修剪指甲，但不宜长时间地进行热水浴。

②严禁性生活，防止胎膜早破和早产。

③禁止做大动作，如追赶、登高等。

④避免独自长时间外出，若外出要有人陪伴。

⑤饮食要高营养、低盐分。要保证充足睡眠，积累体力。

⑥准备入院的生活必需用品，妥善安排分娩后回家的生活。把出院后自己和孩子所需的生活用品放置于显眼位置，以便于丈夫寻找。

⑦进一步熟练分娩的辅助动作，练习呼吸技巧。

⑧准备好巧克力。产妇在分娩时需要耗费极大的体力，消耗许多能量。一般来说，正常产程需要约12～16小时，所以，产妇要保证有足够的体力才能顺利分娩。巧克力营养丰富，能在很短时间内被人体吸收利用，并且迅速产生大量热能，供人体消耗。所以，产妇如果在临产前吃上两三块巧克力，分娩过程中体内就能产生很多热量，以补充所消耗的热量，保持体力。

（2）产前的物质准备

①准备宝宝的衣服宜简单，以方便、轻松、保暖性好和对皮

肤没有刺激为原则,最好的布料是质地柔软、吸水性强、颜色浅淡的棉制品。按季节的不同,应选择宽大、柔软、穿脱方便的单衣、夹衣和棉衣,保证冬暖夏凉,穿着舒服,衣服上不宜有扣子,防止损伤皮肤。

②准备宝宝的奶瓶、奶嘴、奶锅,以及洗刷和消毒用的奶瓶刷和蒸锅等。此外,还要选购奶粉,以备母乳不足或者母亲有病时宝宝食用。买一般的玻璃奶瓶即可,便于蒸煮消毒。奶嘴要多备几个,一旦损坏可及时补充。

③新生儿最好住在向阳、保暖、噪音小、通气好的房间内。室内灯泡光线不宜太强,以免刺激婴儿。婴儿床的选择应经济、实用、安全。小棉被、小夹被、小包布、小绒毯、小裤子各2~3套。

④护肤用品要买婴儿香皂、婴儿浴液、婴儿润肤霜、松花粉、爽身粉等。

⑤洗脸盆、洗澡用的大盆、尿盆、洗涮尿布用的盆等。

⑥洗脸、洗澡都要有专用毛巾,还要多备几条小方巾,供婴儿吃奶、喝水时垫在下巴底下,以防"腌"了脖子。

⑦产妇在入院前需要准备医疗证、挂号证、医保卡或公费医疗证,以及面盆、脚盆、牙膏、牙刷、大小毛巾、卫生棉、卫生纸、内衣、内裤等。

7.产前检查没有用

有些产妇认为产前的检查没有必要。其实,这种想法是不正确的。一般来说,产前检查应在妊娠16周后进行,在妊娠16~28周之间每4周检查1次,在妊娠28~36周期之间每2周检查1次,在妊娠36周后每周检查1次。但是高危妊娠的准妈妈，应增加产前检查的次数。产前检查不但要对产妇进行检查，还包括对胎儿的监测以及对产妇的既往史和家族史的了解。基本内容包括：

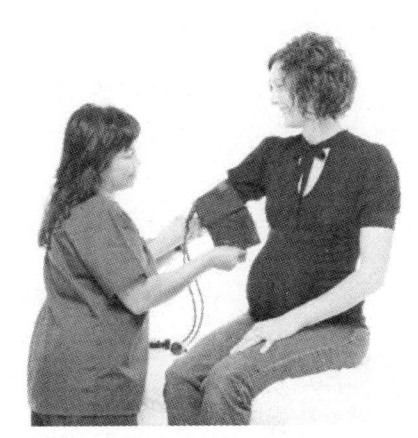

（1）了解情况

除了要了解姓名、年龄、职业、结婚年龄、胎产次、末次月经及怀孕经过外，还要询问孕早期有无病毒和其他感染，以及用药、接触放射线史、胎动时间、既往患病史、手术史和家族的遗传病史等。

（2）全身检查

全身系统检查，包括孕期血压是否升高，但不超过140/90mmHg 或超过基础血压 30/15mmHg，以及体重增长是否过多和浮肿情况。

（3）腹部情况

包括观察腹部的形态、大小、有无浮肿，并测量腹围和宫高，触摸胎位，怀孕 30 周以上胎位异常应积极矫正，怀孕 7 个月时做骨盆测量，以供选择合理的分娩方式。

（4）常规化验

包括血常规及血型、尿常规、肝肾功能、空腹血糖、艾滋病、梅毒等传染病的筛查及各种肝炎病毒的筛查。

（5）四维彩超

一般在怀孕 22～26 周常规畸形筛查，至足月普通 B 超检查胎儿是否成熟及胎盘成熟度，孕期如有异常可以复查。

(6) 胎儿监护

主要是对高危妊娠产妇做胎儿监护,如妊娠高血压综合征、过期妊娠、糖尿病合并妊娠等,如无合并症在孕36周后作常规监测。

8．分娩前不用做心理准备

现在,很多准妈妈只要一想到自己即将临产,心中就忐忑不安,充满了恐惧心理。实际上,人之所以感受到疼痛是因为大脑皮层中枢神经的作用,精神越紧张就会觉得越痛。对于人体来说,心情舒展肌肉才会放松,只有保持平静的心情,才能减轻分娩时的疼痛。

分娩时胎儿是从狭窄的产道出来的,如果这时肌肉和骨盆放松,胎儿才能顺利通过。产妇如果精神极度紧张,心理负担很重,肌肉也会绷得很紧,产道不容易撑开,不仅疼痛会更厉害,而且还会造成难产、滞产,严重的还会发生产后大出血的现象,甚至会使胎儿突然窒息死亡。

产妇分娩的恐惧心理会危害母婴的生命安全,对产妇的身体也会产生不利的影响。当神经极度紧张造成难产后,产妇的子宫就会大出血,产后恢复也比较慢,还会引起各种炎症。其实,怀孕并不是生病,分娩也不是极度痛苦的事,只要有良好的心理准备,就能平安地度过分娩。产妇的精神状态虽然受到各种因素的影响,但也是完全可以控制的,并且可以进行自我调整。由于现在的产妇多是初次生产,在生产前都没有经验,所以都会自然而然地产生紧张、焦虑等情绪。因此,产妇在生产之前一定要注意以下事项:

(1) 不要过度紧张

精神过度紧张会使肌体对外界刺激的敏感度增高,引起更加强烈的疼痛。所以,产妇在临产前要消除顾虑,保持愉快、轻松的精神状态。

(2) 不要焦虑、性急

有些产妇是急性子，还没有到预产期就焦急地盼望着早日分娩，到了预产期更是焦虑不安，甚至乱用中、西医催生药物，这样会给分娩带来不良影响。预产期是有一定活动期限的，提前或错后10多天都是正常的。但如果超过预产期10天以上还不分娩，那么，应请医生查明原因。

(3) 不能粗心大意

少数准妈妈粗心大意，到了妊娠末期各种准备仍不充分，临产时手脚忙乱，这样，很容易发生各种意外。有少数准妈妈已接近预产期，还乘坐车、船到异地，由于车、船的颠簸和身体劳累，常在途中造成意外分娩，威胁母子的生命安全。所以，准妈妈临近预产期最好不要随便外出。

(4) 不要疲倦、劳累

充沛的精力是保证产妇顺利生产的重要条件，产妇如果精神或身体都处于疲惫状态，必将影响顺利生产。因此，产妇分娩前10多天生活一定要有规律，养精蓄锐，静候分娩。

(5) 不要忧愁、苦闷

有些产妇临产前心情不好，处于悲伤、忧愁的情绪之中，这种消极情绪也会妨碍顺利生产。因此，家人要给予产妇足够多的关爱，不要施加各种压力，以免影响顺利生产。

(6) 防止营养不良

胎儿的娩出主要靠子宫收缩及腹压的作用，这要消耗大量的体力。因此，临产前一定要注意营养，少食多餐，注意补充足够的水分，吃好、睡好，使体内能量充足、精力充沛，只有这样才能完成生产的艰巨任务。

此外，临近预产期还要注意按时排净小便，临产前每隔2～3个小时应排1次小便，大便也要随时排净。因为子宫、阴道与直肠相邻，如果分娩时大便积留，不但会影响胎头下降，同时随宫缩用力娩出胎儿时，还可能会将大便与胎儿同时排出，造成胎儿感染。

9．分娩时大喊大叫

有的产妇在分娩时忍不住大喊大叫，以为这样就可以减轻疼痛。其实，这种做法是不正确的。产妇如果在分娩时大喊大叫，往往会吸入大量的气体，引起肠管胀气，导致不能正常进食，还会引起脱水、呕吐、排尿困难等症状。

如果接生员不对产妇加以劝慰或做适当处理，产妇就会筋疲力尽，子宫收缩也逐渐变得不协调，有时因为宫缩乏力，宫口不能开大，还会造成产程停滞。进入第二产程，由于宫缩乏力，胎头往往不能按正常分娩顺利下降及内旋转，使本来可以顺利分娩变成难产，胎儿也会因此而受到损害。

产妇一定要对分娩有一个正确的认识，消除精神上的紧张感，并且趁宫缩间歇时休息，补充一些食物和水，使身体有足够的体力。这样，不但能够促进分娩，还能增强对疼痛的耐受力。如果产妇确实疼痛难忍，为了进一步减轻疼痛可以做如下动作：

（1）深呼吸

子宫收缩时先用鼻子深深地吸一口气，然后慢慢地用口呼出，每分钟10次，宫缩间歇时暂停，下次宫缩时重复上述动作。

（2）按摩

吸气时两手从两侧下腹部向腹部中央轻轻按摩，呼气时从腹部中央向两侧按摩,每分钟按摩次数与呼吸相同,也可用手轻轻按摩不舒服的部位,如腰部、耻骨联合处等。

(3) 压迫止痛

在深呼吸的同时用拳头压迫腰部或耻骨联合处,也可减轻疼痛。

(3) 适当走动

产妇如果一切正常,在医生同意后可以适当地走动一下,或者靠在椅子上休息一会儿,或站立一会儿,这样,也可以缓解疼痛。

总之,产妇在临产时一定要做到自我调节,镇静自若,注意休息,按时进食和排尿,主动和医生配合,以保证产程的顺利进行。

10. 分娩越快越好

很多产妇都会觉得,分娩越快越好,这样可以减少疼痛。其实,这种观点是不正确的。

在医学上,一个产妇的全部产程所用的时间如果不到3个小时,这就叫做急产。急产常常发生在产力过强、骨盆宽大或者胎儿偏小的产妇身上,多次分娩的产妇也有发生急产的可能。

产妇并不是生得快就对孩子有利,恰恰相反,由于分娩太急,产程太短,胎儿在急速通过产道时有可能会造成产道破裂,胎儿的头部发生变形,进而导致颅内损伤等并发症。此外,由于分娩的突发性,使各种准备工作措手不及,结果造成产妇在送往医院的途中,甚至在家里就开始分娩,这样就难免会发生意外。

因此,急产对母亲和婴儿都有不利的影响,应该极力预防。在妊娠晚期,准妈妈要做好分娩的准备工作,当出现强烈宫缩时应迅速到医院,由医生根据情况进行对症处理,避免急产和意外的发生。

11. 分娩时不能吃东西

有的产妇认为在分娩时是不能吃东西的。其实，这种说法是错误的。分娩的全过程是从有规律的子宫收缩开始到胎儿、胎盘娩出，共分为3个阶段。

第一产程的时间最长，产妇从规律性的宫缩开始到宫口全开为止，是宫颈扩张期，宫缩逐渐频繁并且增强。初产妇这一产程一般需要12～16个小时，而且体力和精力的消耗都相当大，因此，要尽量吃点东西来补充能量。

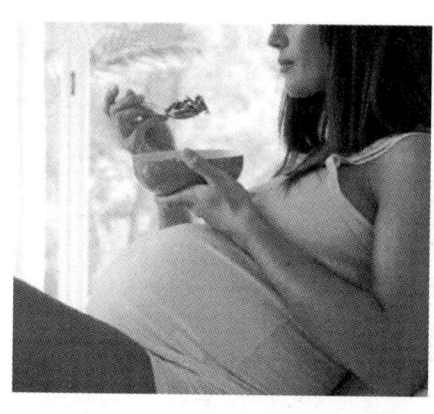

第二产程是胎儿娩出期，从宫口全开至胎儿娩出为止。一般初产妇需要1～2个小时左右。

第三产程是胎盘娩出期，从胎儿娩出至胎盘娩出为止，一般不超过30分钟。这两个阶段一般不需要吃东西。

12. 分娩时不用家人陪护

有的产妇和家人认为产妇在分娩时不需要陪护，这种想法是不正确的。其实，产妇在分娩时更需要家人和朋友的陪伴，需要有人给她们鼓励和建议，让她们满怀信心地去完成生产。在产后，产妇也需要有人为她们做好日常的护理，尽快地恢复虚弱的身体。一般来说，陪护人员需要做好以下工作：

(1) 第一产程护理

在这个过程中，宫颈逐渐扩张，产妇会感到非常疲劳，很难放松下来。因此，陪护人员可以和产妇一同走动或晃动，鼓励产妇将身体与每次宫缩协调起来，也可以为产妇擦洗脸部或者按压腰部，尽量让产妇感觉舒适。

(2) 第二产程护理

在分娩时，产妇无论使用哪种方式，陪护人员都要守护在她们的身边，如当产妇处于半立姿势时，陪护人员可以从后身抱着她们，让她们的身体靠在自己的身上，以此来减轻她们的负担和压力。产程如果进展缓慢的话，也可以在陪护人员的帮助下采用蹲跪或站位等姿势，可起到促进产程加快的作用。

在整个分娩过程中，陪护人员就像是产妇的左臂右膀，和她们一起承担痛苦，分享快乐，让她们感觉不再孤单，更加轻松地完成生产。

(3) 产后日常护理

包括清洗、消毒产妇的衣物等，在产妇不能自理时帮助产妇擦洗身体，照顾产妇饮食；帮助产妇热敷、按摩乳房，减轻乳房胀痛，以及指导产妇采取正确的哺乳姿势；多和产妇沟通，交流育儿心得；料理婴儿的饮食起居，给婴儿喂水、喂奶、洗澡等，换洗婴儿尿布和其他衣物；对婴儿脐带进行消毒，对尿布、毛巾、奶瓶等婴儿生活用品进行清洗、消毒；观察婴儿大小便是否正常，身体有无异常，预防尿布疹、鹅口疮等常见病的发生。一旦发现异常情况就要及时提醒并协助治疗等。

综上所述，产妇在分娩时必须有家人陪护。

13. 分娩无技巧，疼痛难免

由于现在的产妇大多是初产，对分娩没有经验和正确的认识，因此对分娩所产生的疼痛存在着极大的恐惧，结果导致精神紧张，更加剧了疼痛，直接影响到分娩的进程。其实，对于产妇分娩时所产生的疼痛，是可以通过下列一些技巧来减轻的。

（1）临产后

由家人陪伴和产科医生指导，分散注意力，同时对产妇讲解分娩的过程，使其能够掌握分娩的知识，有效地缓解分娩过程中的不适，从而降低对宫缩的感受力。

（2）调节呼吸的频率和节律

当运动或精神紧张时呼吸频率就会加剧，此时主动地调整呼吸的频率和节律，可以缓解由于分娩所产生的压力，增强产妇的自我控制意识。

（3）放松

如由家属或产科医生触摸产妇的紧张部位，指导其放松，反复地鼓励产妇并讲解分娩进展情况，必要时可使用笑气镇痛。此外，对有一定音乐欣赏能力的产妇也可以选择舒缓的音乐来放松。

（4）当宫口全开时

产妇疼痛有所缓解，此时会有大便感，产科医生会指导产妇屏气用力的正确方法，产妇要调整自己的心理和体力，积极配合正确用力，以加速产程进展。

14. 越早住院越好

有的产妇认为，住院的时间应该越早越好，于是还没有到预产期就大张旗鼓地搬到了医院里。其实，对产妇来说住院过早或者过晚都不是好事。如果过早，由于长时间不分娩容易让产妇精神紧张，身体疲劳，引起滞产。如果住院过晚又有发生意外的可能，危害到产妇和婴儿的生命。因此，正常的产妇应该适时住院，一般来说，当出现以下征兆时就要住院了。

（1）临近预产期

产妇的月经如果平时正常，一般就会在预产期的前后分娩，此时就要做好住院的准备。

（2）宫缩增强

如果宫缩的间歇期逐渐地缩短，并且持续时间越来越长，强度不断增加时，应该马上入院。

（3）尿频

产妇排尿如果突然变得非常频繁，说明胎儿的头部已经入盆，要立即入院。

（4）见红

在分娩前的24小时内，大多数产妇通常都会有一些带血的黏液性分泌物从阴道排出，俗称"见红"，这就预示着分娩即将开始，应该马上入院。

当然，并不是所有的产妇都不能过早住院，如果是患有以下症状的高危产妇，就应该提前两周住院，以便医生检查和采取相应的分娩措施：

（1）有不良生育史，如有流产3次以上、早产、死产、死胎、新生儿死亡或畸形儿史的产妇。

（2）有妊娠合并内科疾病，如有心脏病、肝肾疾病的产妇。

（3）妊娠异常，如妊娠高血压综合征、羊水过多、羊水过少、前置胎盘或胎位不正的产妇。

（4）高龄初产、身材矮小或者骨盆狭窄的产妇。

15．准妈妈的情绪不会影响分娩

有人认为，产妇的情绪并不会对分娩造成影响。其实，这种观点是错误的。随着预产期的临近，产妇的心情往往容易忐忑不安，甚至对自己的身体过分敏感，变得忧心忡忡。

实际上，产妇的这种心态对胎儿是十分不利的。

首先，伴随着焦虑和恐惧而引起的神经紧张往往会使产妇的身体产生许多不适的感觉，肌肉变得紧张、疲惫，并且会导致分娩时子宫收缩无力、产程延长，甚至出现滞产、难产，导致胎儿宫内窒息，对缺氧敏感的胎儿大脑细胞造成损害，进而影响到胎儿的智力，甚至是生命。

其次，产妇的焦虑不安也会导致母体内的激素发生变化，对胎儿产生不良的刺激。

据研究，产妇的情绪不稳定是造成难产的一个重要因素。情绪不稳定产妇的难产率高于情绪稳定的产妇。而且情绪不稳定的产妇，往往产程较长或伴有不规则的宫缩。

因此，产妇在分娩前应该做好心理准备，调整好自己的心态，有个平静、愉快、轻松的心态是很重要的。此外，产妇还可以阅读一些和分娩有关的科普书籍，了解分娩的过程，做到心中有数，只要身体和精神都处于最佳状态，就一定能够顺利地完成分娩。

第四章

产后误区

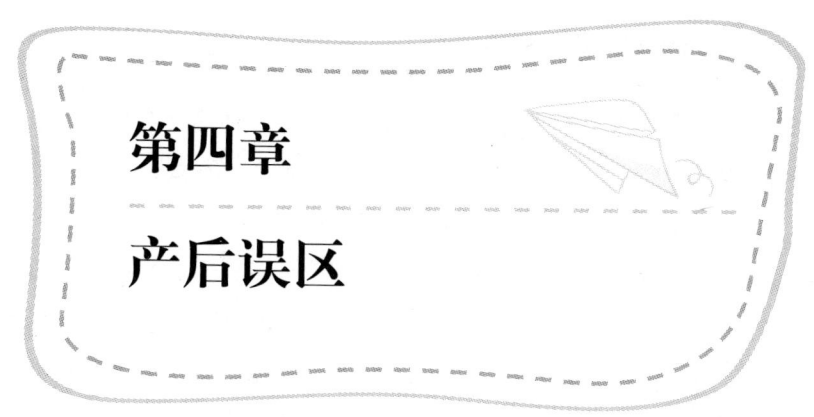

一、产后立即瘦身

生下可爱的宝宝后,除了忙碌照顾宝宝以外,相信所有的新妈妈最关心的就是自己的身体能否恢复到从前的苗条身段。事实上,产后的6个月才是新妈妈减肥的最佳时期。由于这段时间新妈妈的新陈代谢仍保持较高水平,生活习惯也尚未定型,所以减肥的效果会更好。

如果未能在产后的6个月完成瘦身,新妈妈也不必担心,只要合理地控制饮食,并适度运动,恢复曼妙身材也是可以的。如果一味地"求瘦心切"就很容易陷入产后减肥的误区中。

在这里我们详细介绍一下女性在产后容易走进减肥的几个误区,希望能给初为人母的女性提供一些帮助。

1. 生完孩子就节食

很多新妈妈担心生完孩子如果不及时恢复体形就会走样，因此，有的新妈妈一生下孩子，就开始通过节食等方式来减肥。事实上，产后42天内，新妈妈不能盲目节食减肥。

刚生产完，身体正在恢复之中，加上许多新妈妈要用母乳喂养婴儿，此时正需要补充营养。新妈妈如果产后马上强制节食，不但会导致身体恢复慢，严重的还有可能会引发产后各种并发症。

产后和产前、妊娠期间一样，都要注意平衡膳食，既要保证宝宝和新妈妈摄入充足的营养，又要避免出现营养过剩。像蛋白质、碳水化合物及脂肪类食物一定要合理搭配。如果多吃鸡、鸭、鱼、肉、蛋等荤菜，就很容易导致产后发胖；而油炸食品、动物油、肥肉、动物内脏等脂肪含量都非常高，新妈妈如果多吃也容易发胖。要想让身材变得苗条，这些食物一定要少吃。

至于减肥的最佳时机，一般来说，自然分娩的新妈妈如果在产后2～3个月或半年的时间里，身体的状况如果恢复良好就可以开始减肥。因为这段时间新妈妈体内脂肪还处于游离状态，未形成包裹状的难减脂肪，皮肤弹性的修复难度会比较小。此外，产后两三个月后月经就能够恢复正常，只要采用正确的减肥方法，不但不会影响哺乳，还会让奶水更通畅。

剖腹产的新妈妈减肥要根据自身伤口复原的状况而决定。一般在手术24小时以后可以完成排气，这时才能下床活动，不过动作要轻缓。至于何时才是减肥的最佳时机，最好是等拆完线、回家静养3个月后再开始进行。

2. 产后立即做运动

有些女性在产后不久，便迫不及待地通过运动来瘦身减肥，希望尽快恢复往日苗条的身材。事实上，在产后一段时期内新妈妈需要休养，使身体尽快恢复。如果此时进行剧烈运动，很可能会导致子宫康复放慢而引起出血，严重的还会引起生产时手术断面或外阴切口再次遭受损伤。

妇产科专家指出，女性在产后适宜运动有助于身体复原，但是必须循序渐进，运动量慢慢由小到大。此外，还应避免一些不适合的或剧烈的运动。一般来说，顺产的新妈妈在4～6周后才可以开始做产后瘦身操，剖腹产的新妈妈则需要6～8周或更长的恢复期。

产后女性在运动时要掌握好运动的技巧，注意下面一些事项：

(1) 运动项目

如果是自然分娩，新妈妈一般在分娩24小时后就可以做些简单的活动，如翻身、抬腿、缩肛等。这些活动可以帮助新妈妈身体尽快恢复。新妈妈如果是剖腹产,在拆线前可以翻身或下地走路，

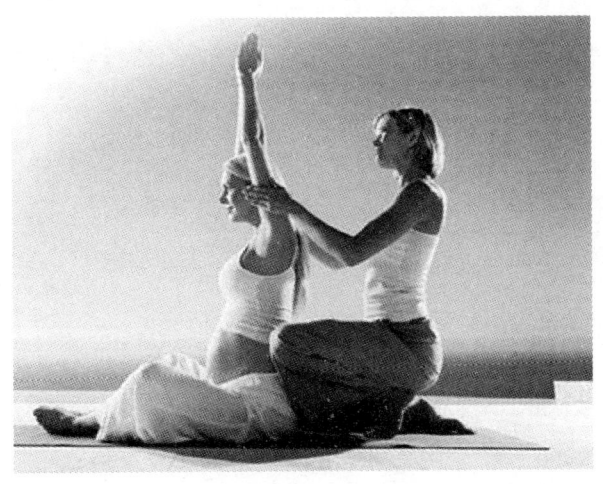

但必须在拆线后1周才能适量地活动。

产后1周，已经回到家中的新妈妈可以尝试做一些力所能及的家务，散步、做瑜伽也是比较好的运动方式。这些运动可以加快新妈妈身体的新陈代谢，消耗体内的脂肪。

产后1个月，如果身体恢复较快，新妈妈可以开始在床上做一些仰卧起坐、抬腿运动，以此来锻炼腹肌和腰肌，还可以减少腹部、臀部的脂肪。

（2）运动的时间和运动量

每天早晚各1次，每次进行15～20分钟，注意时间不要过长。在运动量的选择上，也应该由小慢慢到大，次数由少慢慢变多，循序渐进，尽量避免过强或劳累。

饭前或饭后1小时内应避免运动。

（3）注意小细节

新妈妈体质较弱、抵抗力较差，因此容易患上传染病。要注意运动场所的卫生，保持空气流通；运动出汗后，要及时擦去汗水或者洗热水澡，要及时更换衣物；随时补充水分，防止身体严重缺水。

虽然产后的适当锻炼是不可缺少的，但是新妈妈应根据自己的身体状况来选择适合的锻炼方法，以此来调节运动量。

（1）呼吸运动。平卧，双手置于身体两侧，吸气时，扩胸收腹，两臂慢慢地高举至床头，呼气时，手臂和扩胸肌复原。

（2）抬头运动。平卧，双手托头部，利用腹肌收缩力前屈颈部，使颈部接触胸部，此动作可重复数次。

（3）屈腿运动。仰卧，双臂置于身体两侧，双腿屈起，尽量使大腿靠近腰部，然后复原。

（4）缩肛运动。仰卧屈膝，有节奏地抬高臀部，模拟大便后的缩肛动作,以此来训练盆底肌的功能。

(5)仰卧屈膝运动。仰卧,双臂弯曲置于头下,双腿向下弯曲,放平,有节奏地运动。此运动一般在产后10天可以开始做,可预防子宫后倾。

3. 产后立即服用减肥药

每个女性都希望自己在产后有苗条的身材,为了实现这个美好的愿望,有的女性在产后立即服用减肥药来减肥。

现在市场上的减肥药五花八门,令人眼花缭乱,减肥的效果也并不尽如人意。所以,尽管有些减肥药有一定的减肥效果,但常常会有很大的副作用,让人望而生畏。

事实上,减肥药之所以有减肥效果,主要是通过减少人体对营养物质的吸收和增加排泄量来实现的。而且,减肥药还会使人体正常的新陈代谢受到影响,尤其是那些采用母乳喂养的新妈妈服用减肥药后,一些药物成分会随着乳汁排出被宝宝吸收,这样就和宝宝直接服用减肥药差不多。新生儿的肝脏解毒功能差,大剂量的药物易引起宝宝肝功能降低,造成肝功能异常,严重影响到宝宝的健康,其后果是非常可怕的。

4. 产后贫血仍然坚持减肥

有的新妈妈太在乎自己的身材,不顾一切地想把体重减下来,结果给身体健康造成了严重的危害。产妇由于生产时失血过多,很容易造成产后贫血。况且,贫血的新妈妈身体恢复也比较慢。产妇如果急着瘦身而没有很好地解决贫血的问题,就更容易加重贫血的症状。

因此,有贫血的新妈妈不要急着减肥,要注重补充含铁丰富的食物，多吃菠菜、鱼、肉类、动物肝脏等食物，把身体调整好以后，再考虑减肥。

很多新妈妈减肥只关心自己的体重，而忽略了减少脂肪才是减肥的关键。新妈妈们的减肥心态一般都比较急，虽然冲刺般地努力，在短时间内把体重下降了，但这样的努力最后还是以体重重新反弹而失败。因此，减肥不是一味地关注体重下降，不科学的减肥方法减掉的只是蛋白质、水分和肌肉。虽然体重确实下降了，但饮食一旦恢复，吸收的营养又会使体重增加。减肥应以减少脂肪为目的，只有脂肪减少才能减肥成功。所以，新妈妈减肥不能光看体重下降，最好采用专业测脂仪来监测每天"脂肪率"的变化，以此来了解自己采用的减肥方法是否有效。

但是，新妈妈过度减少脂肪也不好，因为过度减少脂肪会耗损肌肉，而肌肉量又是评价减肥效果的另一个重要指标。肌肉量越多，消耗热量的能力就越强，也就越容易减肥。新妈妈如果过度减肥，就会使身体肌肉量下降，身体消耗热量的能力大不如以前，变成"易胖"体质，即使只吃一点东西，也会导致肥胖。此外，生完孩子后，新妈妈身上的肌肤还比较松弛，所以，只有适当地增加一些肌肉量，肌肤才会更结实。

下面给大家推荐产后减肥的妙招：

（1）饮食有规律、均衡。保持早餐、午餐、晚餐和两顿小零食的规律饮食，每天摄取1800～2400卡路里就足够了。不规律的饮食习惯很容易引起体重过多增长。

（2）记饮食日记。可以参考医生或营养师的建议，结合自己的饮食日记来改善食物的摄取量。如果增重过多或过少就可以根据饮食日记来增加或减少食物量。

（3）避免喝带甜味的饮料。因为这些饮料中通常会含有很多的卡路里。

（4）经常进行运动。即使每天只是散步或慢走15分钟，都能够从中得到不少的益处。

（5）避免摄取单糖。应该选择含有碳水化合物的食物，如全麦面包、燕麦片及蔬菜和水果等。

（6）要吃一些健康和富含营养的小零食。

（7）每天喝8～10杯水，保持身体内的水分充足，有助于减少食量。

（8）每天摄取25～30克纤维素。

5．产后减肥急于求成

很多女性在产后着急减肥。其实，这样很容易伤害身体，尤其是在坐月子和哺乳期间。这是因为产后会出现出血、气虚、气血不足等现象，这时候最需要调养身体，补充营养，绝对不可以不顾及自己的身体，强行减肥。对于想减肥的新妈妈来说，必须在保证身体健康的前提下，再进行科学合理的减肥。

（1）新妈妈要树立正确的减肥观念

产后6个月是新妈妈瘦身的黄金时期，但由于新妈妈的身体还未完全恢复到孕前的程度，加之有些新妈妈还担负着繁重的哺育任务，所以也正是需要补充营养的时候。新妈妈如果这时盲目减肥，不仅会导致身体恢复减慢，严重的还有可能会引发产后各种并发症。

有些新妈妈害怕喂奶会使乳房松弛、下垂，影响形体美，而采用人工喂养。这种做法也是不可取的，这样不仅不利于婴儿生长发育，也不利于自身恢复和保持体形。这是因为哺乳时，婴儿吮吸刺激乳头，可促使母体的催乳素分泌增加，促使妊娠时增大的子宫收缩，使得臃肿的腹壁迅速复原。催乳素通过作用于乳房的腺上皮质细胞和乳房悬韧带，可防止乳房过度下垂。此外，哺乳还可加速乳汁的分泌，促进母体的新陈代谢，消耗妊娠期所积聚的脂肪，从而有效地防止肥胖。

(2) 要合理地调整饮食

产后的饮食搭配对于瘦身的顺利进行起着至关重要的作用。要保证宝宝摄入充足营养，新妈妈的饮食中必须要有含丰富的蛋白质、维生素、矿物质的食物，如鱼、瘦肉、蛋、奶、水果和蔬菜等。而且，新妈妈应尽量食用植物油，每日做到少食多餐，这样就不会给胃肠增加负担，食物中的能量也能很快地被身体利用。反之，新妈妈如果一次吃得很多，血液长时间地集中在消化器官内，能量一时用不完就会变成脂肪储存起来，从而形成恶性循环。

(3) 要进行适当的有氧运动

生产后的第二天，新妈妈就可以先下床走路，而失血较多、血压低以及剖腹产的新妈妈，第三天下床走动较合适。

6．不通过锻炼来恢复体形

经过妊娠、分娩和哺乳的女性，体形变化很大，和怀孕之前判若两人，不但身体发胖，腹部粗了一圈，臀位增加很多肥肉，而且乳房肥硕下垂，皮肤也失去了弹性和光泽。这些变化让很多新妈妈久久不能释怀，惊呼需要拯救自己。所以，在产后，为了恢复身材，很多新妈妈采用减肥、穿塑身内衣等方法来恢复体形。其实，这些方法对哺乳期的新妈妈来说非常不合适。

为了尽快恢复健美的体形，新妈妈应该重视锻炼。

选择阴道分娩的新妈妈，可以把双膝并拢起来，然后骨盆左右摆动，或者到户外散步，散步的时候也可以推着宝宝。散步的时间可以逐渐延长,先从 10~15 分钟,然后再到 30 分钟。当新妈妈适应了这种运动量时,觉得自己的身体已经恢复得不错了,再征求医生的意见,是否可以选择运动量加大的健身运动。

但是,饭前或饭后 1 个小时内不宜做健身运动。运动后会出很多汗,要及时饮水。而且,不要强迫自己运动,注意不要过于疲劳。准妈妈如果出现疼痛加重或恶露增多的情况,要暂停运动,等身体好转后再运动。

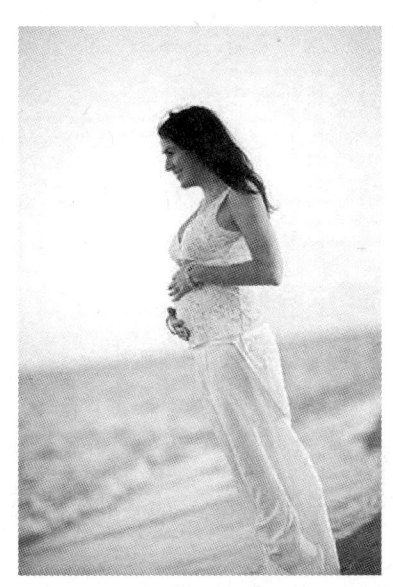

7. 所有的产妇都适合做体操锻炼

女性怀孕时身体发生了许多变化,这些变化有些是永久性的,有些是暂时性的,想要永远保持少女时代的那种苗条的身段似乎不太可能。然而,下面这些健身操能帮助产后女性的身体恢复正常。

(1)平躺,背部和腿部伸直,慢慢地吸气,扩张胸腔。收缩腹肌,尽量将背部贴近地面,这种姿势保持一会儿后放松,可重复 5 次。

(2)平躺,双腿上屈,使身体和下肢保持约 90 度角,用肩膀支持着身体的重量。膝部靠在一起,两脚左右分开,挺起身体,同时收缩臀肌。

(3)平躺,双臂贴地平伸,缓缓上举至两掌相碰,然后还原,重复几次。

（4）平躺，一条腿弯曲，至脚跟碰到臀部为止。然后伸直，放下。另一条腿做相同的动作。可双腿交替进行几次。

（5）平躺，两臂交叉于胸前，上身坐起。坐稳之后，两腿紧贴地面，挺胸，双手握于头后，手指相交，如此重复几次。

（6）平躺，抬起头部，尽量使下颚贴近胸部，保持身体和腿部的姿势不变。

（7）胸部贴近地面，提高臀部，双脚分开约30公分，然后将胸与膝尽量靠拢。

（8）平躺，双手伸直并贴紧地面，一腿举高到与身体成90度角，换另一腿再做相同的动作。如果体力支持得住，可练习双腿同时举起的动作。

新妈妈刚开始练习这些体操时可能有点困难，但不要急切地想看到效果，因为这种体操的效果是缓慢而渐进的，要想恢复原来的身材，可能需要花费几个月的时间。只有持之以恒的锻炼，才能达到减肥的目的。

虽然体操锻炼可以帮助产妇尽快恢复体形，但是，有下列情况的产妇不适宜做体操锻炼：

（1）产后体虚，出现发热者。

（2）实施剖腹产手术者。

（3）会阴撕裂程度严重者。

（4）有贫血及其他产后并发症者。

（5）血压持续升高者。

（6）产褥期感染者。

（7）患有心、肝、肺、肾等疾病较严重者。

二、坐月子误区

坐月子的习俗由来已久。由此可见,民间对产后女性的身体康复非常重视。这是因为,产妇在月子里身体不但非常虚弱,而且在分娩中受到损伤的部位需要愈合。这个时候,如果注重产后保健,有利于产妇尽快恢复正常。产妇如果此时受到不良因素影响,那么,不但身体恢复速度减慢,还有可能会使身体受到伤害,患上各种疾病,给女性带来长期而深远的影响。但是,产后保健也存在很多误区。

1．月子里不能梳头、洗头、洗澡

有的产妇在月子期间既不洗头也不洗澡,害怕会着凉、头痛和脱发等。在我国的旧社会里,产妇生完孩子不懂得消毒,由于不卫生而导致患上很多产褥热。实际上,产妇的汗腺非常活跃,更容易大量出汗,况且下身又有恶露,全身黏糊糊的,多种气味混合在一起,非常容易发生感染。因此,产后更应该讲究卫生。

一般来说,产后洗脚、洗澡不仅可以促进全身的血液循环,加快新陈代谢,使毛孔保持通畅,有利于体内的代谢产物排出。而且,还能够对植物神经起到调节作用,消除肌肉和神经的疲劳,恢复体力。

实际上,产后1周可以擦浴,产后1个月后可以淋浴,但是不要在澡盆里洗澡,以免脏水进入生殖道而引发感染。而且,在洗澡时室温要保持在34℃~36℃,水温应该在45℃左右,洗完澡后要迅速擦干全身,穿上衣服,以免受凉。

产后梳头对头皮进行刺激,可以促进局部皮肤的血液循环,满足头发生长所需的营养物质,对脱发、白发、头发分叉和断裂等都能起到预防的作用。

所以,月子里不能洗澡、洗头、梳头的做法是错误的,新妈妈一定要改正过来。干净、清爽地度过产褥期。

2. 月子里不能刷牙

受女性激素的影响,产妇在月子里会出现牙龈水肿、充血等情况,特别是刷牙时很容易发生牙龈出血。因此,按照我国的旧习俗,产妇在月子里不能刷牙。其实,这种做法是错误的。产妇在月子期间进食的次数多,吃了就睡,食物残渣留在牙缝中,发酵变酸就会侵蚀牙釉质,腐蚀牙本质,形成龋牙,即虫牙。如果龋齿再发展下去,就会发生牙髓炎、牙周炎等牙科疾病。所以,民间有"生个孩子掉颗牙"的说法。可见,产妇不刷牙是不科学的。

正确的做法是,产妇应该与平时一样,养成天天刷牙的好习惯,但要注意下面几点:

(1) 刷牙时将牙刷用温水泡软。

(2) 应选用小头、软毛、牙刷柄长短适宜的保健牙刷。

(3) 刷牙的手法不能"横冲直撞",也切忌横刷,要用竖刷法,即上牙和下牙都要从下往上刷,咬合面上下来回刷,并且里里外外都要刷到,这样才能保证牙齿彻底清洁。

(4) 早上起床后和晚上入睡前都要认真地刷1次牙,平时吃完食物后要用温水或漱口液漱口。

3. 月子里必须卧床休息

产妇在分娩后需要卧床休息。因此,有的产妇就一直不下床,

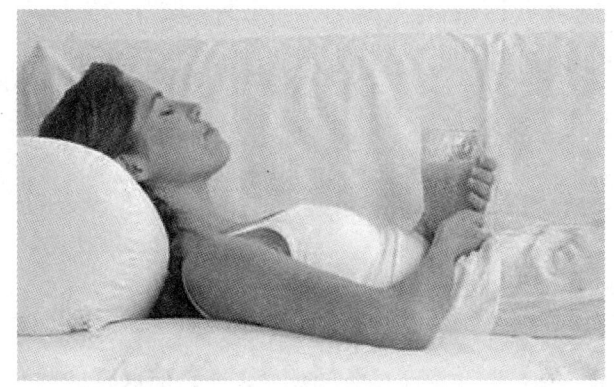

给宝宝哺乳也选择躺位。其实，无论是自然分娩还是剖腹产的产妇，都需要早些下床活动，以防止下肢血液循环不畅，造成下肢静脉栓塞，甚至肺栓塞。

产妇如果长期不下床活动，下肢肌肉还有可能会产生废用性萎缩，对今后正常生活带来麻烦。因此，分娩后积极锻炼，不仅有助于子宫的复旧，还能促进盆底、会阴肌肉弹性的恢复，对产后性生活的恢复也有益处。

产妇卧床休息并非不可，但要注意下面一些问题：

（1）要讲究姿势、方法

由于产妇身体虚弱，气血不足，产前子宫、脏器、膈肌发生位移。产后这些器官要恢复到原来位置，子宫要排出恶露。所以，产妇必须保证充分休息，以利于膈肌、心脏、胃下降回位。

（2）分娩后不能立即上床睡卧

应先闭目养神稍坐片刻，再上床背靠被褥，竖足屈膝，呈半坐半卧状态，不可骤然睡倒平卧，3天后才能平卧，或侧卧、仰卧。闭目养神的目的在于消除分娩时的紧张情绪，安定神志，解除疲劳；半坐半卧的目的在于气血下行，气机下达，有利于排出恶露，使膈肌下降，子宫及脏器恢复到原来的位置。

(3)产妇在半坐半卧时,可以用手轻轻揉按腹部

其方法是,两手掌从心下擀至脐部,在脐部停留做旋转式揉按片刻,再下擀至小腹,然后做旋转式揉按,揉按时间应比在脐部稍长。如此反复下擀,揉按10余遍,每日2~3次,可避免产后腹痛、子宫出血,帮助子宫复旧。

4. 产妇不能受风、受凉

怕风、怕凉是坐月子的传统观念之一。但这只是老人们的经验,当时的条件与现在的条件相比已经有了天壤之别。现在,绝大多数家里暖气空调一应俱全,无论什么季节坐月子都没有问题,只要避免对流风直接吹到产妇身上,就不会出现因为受风、受凉造成的产后疾病。而且,生产后家里客人多,空气流通不好,更应该及时通风换气,以预防疾病的发生。

在炎热的季节,不少产妇为避免受凉,常紧闭门窗,身穿厚衣,包头盖被等,这种做法严重妨碍了体温的散发。因此,在炎热的季节坐月子,应保持室内空气流通,室温以22℃左右为宜。产妇可常用干毛巾或温热水擦身,勤换内衣、床垫。此外,产妇常饮绿豆汤等非冰镇饮料对预防中暑也有好处。

5. 月子期间产妇发脾气是因为事儿多

分娩后,有的产妇常常会焦虑、烦躁,甚至对家人也可能有过分的语言和行为,严重者会患上产后抑郁症。这种情况大约有50%以上的产妇都有可能会出现。有的丈夫和家人就认为产妇太娇气、事儿多,因此生气,不理解,从而产生家庭矛盾。

其实,产妇这种反常的行为是由于身体激素的变化所导致的,并不是娇气所造成的。丈夫和家人对产妇应该理解,格外体贴,

以稳定产妇良好的情绪,这也是为孩子创造一个良好家庭氛围的重要条件。

6. 满月即可恢复性生活

由于人们都习惯把满月作为产妇身体完全复原的标准,因此有些夫妻在妻子刚满月时就恢复了性生活。其实,这样做还为时太早。

正常情况下,女性的子宫、宫颈、阴道在产后需要经过6～8周的时间才能逐渐复原,在此之前性生活是绝对要禁止的。这是因为,子宫内膜上还留有胎盘剥离后形成的创面,子宫颈口是开着的,会阴和阴道的伤口尚未愈合,如果此时过性生活可能会将细菌带入阴道,引起产褥感染,甚至败血症。所以,只有在产后6～8周以后、经过产后健康检查,医生确定产妇生殖系统完全恢复正常后,夫妻才能恢复性生活。剖腹产的产妇则需要更长的时间来进行恢复,一般在产后3个月才可以过性生活。

值得夫妻双方注意的是,在产后第一次过性生活时,夫妻双方都应该仔细清洗外阴和生殖器官,妻子在性生活后要立刻冲洗下身。而且,丈夫的动作一定要温柔,如果性生活结束后发现阴道出血,应该立即就诊,不可自己草草止血了事,以免延误治疗。

7. 月子病月子治

月子病是指产妇在生产(包括小产)之后1个月内所受到的外感或内伤而引起的疾患,在月子里没有治愈而留下的病症。产妇在生产之后,由于筋骨腠理大开,身体虚弱,内外空疏,如果不慎使风寒侵入,或大怒大悲,或性生活过多,都会引起月子病。

月子病的临床表现是怕冷、怕风、虚汗、关节疼痛等,尤其是遇到冷、风和阴雨天气时疼痛会加剧。此外,由于情绪忧郁而引起的月子病还可能会伴有麻木、抽搐、胀痛等症状。由于性生活而引起的月子病则会出现四肢乏力、腰酸、嗜睡等症状。由于怒气而引起的月子病还同时伴有大小关节疼痛、头痛等症状。

月子病月子治有两个含义,第一是月子里得了病就要抓紧时间治疗,不能拖延,过了月子期限就比较难治;第二是如果留下了病根,以后再坐月子时治疗起来要难一些。但这并不是说非月子期间就治不好月子病,没有必要人为地再创造一次坐月子的机会去治疗月子病。非月子里治疗月子病,因筋骨腠理已经闭合,风寒已包于体内,治疗起来需要多费一些时间,但只要找出病因,对症治疗,完全治愈还是有可能的。

月子病很容易被误诊为风湿或类风湿病,如果按风湿类病治疗收效甚微,或治疗时见效,停药后很快又复发。因此,产妇们要防患于未然,在分娩后至第42天这一段时间里必须注意以下事项:

(1)不要受凉感冒。

(2)不要过度疲劳。

(3)不要用凉水洗脸、洗手、洗脚、洗澡。

(4)运动强度不能过大,不能节食减肥。

(5)不要吃刺激性的食物。

(6)保持良好的心情,不怒、不燥、心胸开阔。

(7)忌房事。

8.月子期间看书、织毛衣

很多产妇在坐月子期间觉得无聊,都喜欢看看书或织毛衣,想利用坐月子的时间学点知识和打发寂寞的日子。其实，这个习惯非常不好。

月子主要是产妇在生理和心理上的恢复期，这段时间产妇身体较弱，机体各个方面都需要经过一段时间的恢复。因此，在产褥期，特别是产后1个月内，产妇应以休息、适当活动、增加营养、恢复体力为主。

看书需要长时间盯着书本，入迷以后又很少交换姿势，特别是对于一些有孕期合并妊高征的产妇，会使眼睛过于疲劳，日久会出现看书眼痛的毛病。织毛衣也是如此，不但会使眼睛疲劳，而且由于长时间采取坐位，会影响颈部、腰背部肌肉的恢复和休息，容易引起腰背疼痛。所以，产妇在月子里不宜看书或织毛衣，如果身体各方面都恢复好以后，可以量力而行，以不影响视力、休息和不引起疲劳为宜。

9．产妇1个月内不能到室外活动

在我国民间，坐月子存在着很多习俗，其中包括产后1个月内，无论天气如何炎热，居室的门窗都要紧闭，产妇不但要衣帽整齐，还要扎紧袖口、裤腿，不能沐浴，更不能进行室外活动，结果造成室内、身上气味难忍，重者引起中暑，危及母婴生命。

产妇在经历了分娩这一过程后，体力消耗很大，身体虚弱，感到很疲劳，因此要注意休息。但休息不等于完全不动，一个健康的产妇在产后24小时即可下床在室内活动。早下床活动，可以促进血液循环，有利于伤口愈合、子宫收缩和恶露排出，从而减少感染的机会，同时还可促进大小便通畅。

此外，适量的活动还可减少下肢静脉血栓的形成，促进盆底肌肉、筋膜紧张度的恢复等。正常的产妇在产后1周就可到室外呼吸新鲜空气，晒晒太阳，这样不仅心情舒畅，还能促使身体早日复原。但要避免在气温过低、刮风下雨的天气出去，否则会着凉。还应注意防止过度疲劳，要量力而行，逐渐增加外出的次数和时间。

10．产妇不用注意产褥期卫生

产妇注意产褥期卫生是产后保健最重要的内容之一，是预防产褥期感染的重要举措。产妇如果在产褥期卫生做不好，各种病原体就会入侵，引发皮肤感染、生殖系统感染、乳腺炎等疾病，而且妇科疾病会严重危害产妇的健康。此外，产妇如果不注重饮食卫生，那么轻则引发腹泻，重则出现消化道的严重疾病。

产妇要搞好产褥期卫生，必须要注意以下几点：

（1）会阴部卫生

分娩时，产妇的会阴部会受到胎儿的压迫或者助产操作而损伤，局部会出现水肿、轻度充血，有的产妇会阴部有撕裂或侧切切口，同时产后不可避免地会出现恶露，如果不注意清洁会阴及其周围部位，引发感染的危险性就很大。因此，产妇至少每天要清洗两次,最好选择专用的清洁盆来清洗。一般情况下，用温开水清洗就可以。如果会阴部有伤口，可以用0.02%的高锰酸钾溶液冲洗，而且在便后需要再洗1次。产妇应勤换卫生巾，避免会阴部处于潮湿环境和遭受代谢产物侵蚀。产妇如果会阴部肿胀，可以用湿敷法进行治疗，能加快伤口愈合。一般情况下，两周就可以愈合。当会阴部伤口愈合后，每天只需要对会阴部进行1次清洗就可以了，但要特别注意的是，要勤换洗内衣、内裤，而且，内衣、内裤洗干净后要放在阳光下充分曝晒，让紫外线杀灭细菌。

(2) 饮食卫生

剩菜剩饭不要吃，特别是肉类一定要煮熟，防止发生腹泻。由于产妇需要哺乳，一旦产妇摄入有毒物质就会通过乳汁危害婴儿；产妇如果出现消化道疾病，势必会影响乳汁分泌的数量和质量，也不能满足婴儿对母乳的需求。所以，产妇的饮食一定要保证干净、营养。

11. 产妇夏天洗澡贪凉

有些在夏天坐月子的产妇，为了身体舒服会用不太热的水洗澡。这种一时贪凉的做法往往会带来许多后患。产妇产后触冷会使气血凝滞，以致恶露不能顺畅排出，导致日后身体疼痛或月经不调。因此，产妇产后的洗澡水应该与体温接近，大约以37℃为宜。

12. 产妇过早穿塑身内衣

有些产妇为了保持体形，产后不久就开始穿上塑身内衣。其实，这种做法是不对的。产妇过早地穿塑身内衣，不但会影响身体健康，而且，不利于产后的恢复，特别是剖腹产的产妇。专家建议，产妇最好在产后1个月开始穿塑身内衣。产妇如果哺乳就应坚持使用哺乳文胸。

13. 产妇轻视产后第1次大小便

产妇的生理状况和常人不同，因此，在生产后排尿，尤其是第1次排尿的难度要比平时大。产妇在床上排尿，由于不习惯，容易感到别扭和紧张，小便往往不容易排出。然而，产妇的第1次小便不容轻视，处理不好会麻烦不断，可能会导致小便不畅，甚至尿潴留。产妇不要等到有尿意才小便，最好在产后6~8小时

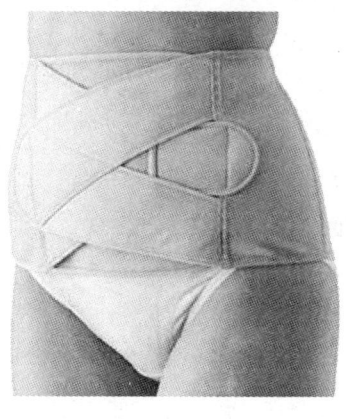

要主动排尿。刚刚生产完的产妇一般要卧床休息,如果能在床上顺利小便,那么就最好了。只要没有特殊情况,产妇还是应该起床小便。排尿时要放松,如果排尿有困难,可以用温水袋敷小腹或轻轻按小腹下方,这样就会产生尿意。对大多数产妇来说,采取这种辅助措施一般都很有效,只要第1次排尿顺利,以后就不容易出现问题了。

对刚刚生产完的产妇来说,第1次大便也同样很重要。产妇应该多喝水、吃稀饭、多吃粗粮,也可以喝点蜂蜜水,但不要进食热性食物,防止发生便秘。做过侧切的产妇更要注意,本来就无法用力,产妇如果出现便秘,将忍受很大的痛苦,甚至会使伤口不易愈合。产妇如果发生了便秘,不要为此而感到急躁,要多喝水,多吃新鲜蔬果,这样能软化粪便而顺利排出。

用食疗法润肠通便不失为一个简单而有效的好方法:一日三餐以稀饭为主食,同时喝果汁;每天早晨空腹吃熟香蕉1～2根,睡前喝蜂蜜水一小杯,每晚空腹吃苹果1～2个。如果便秘比较顽固,这些措施没有效果,那么,可以在医生的指导下采取进一步的治疗措施,可服用果导片或用开塞露、甘油栓塞入肛门内,这些措施效果显著。

14. 产妇过于担心腹痛

分娩后,产妇的子宫会迅速收缩。当子宫在收缩时,血管会变得狭窄，血液循环变得缓慢，造成腹部组织缺血缺氧，神经纤维受到压迫，产妇自然会感到疼痛。当子宫回到孕前的状态时，收缩会停止，血液在畅通的血管里循环流动，供应腹部组织的氧气充足，神经纤维遭受的压力解除，疼痛感就会消失。一般情况下，腹痛大约持续 1～2 天左右。

初产妇感到腹痛一般不太明显，这是因为子宫内的纤维组织紧密程度高，子宫收缩过程并不强烈，子宫复原需要的时间短。在经过多次妊娠后，经产妇的子宫肌纤维反复被拉长，复原难度大，延长了疼痛的时间，和初产妇相比，经产妇忍受的疼痛程度要高一些。

由子宫收缩而引起的产妇腹痛，这种生理现象是正常的，并不是疾病的表现。但是，如果超过 1 周都感到疼痛，并且腹痛是持续不断的，或者伴有恶露增多，颜色偏暗，出现血块，伴有臭味，这很可能是盆腔炎的症状，应尽早去医院检查诊治。

15．产妇的腹部有硬块很害怕

分娩以后，产妇腹部很快就变得松弛。然而，有些产妇在抚摸自己的肚子时，觉得里面好像有一个很大的硬块，时不时还会感到疼痛。针对这一现象，产妇不必担心，这并不是有什么东西没有排出来。

其实，肚子里的这个硬块是子宫。子宫在孕期变化很大，孕前也就是 50 克左右，到分娩时会达到 1000 克左右，宫腔的空间本来就小，但到妊娠足月时，里面已经容纳了 500 克左右的胎盘、1000～1500 克的羊水和 3000 克的胎儿。分娩后，胎儿和胎盘都已经离开了子宫，子宫的体积会以很快的速度缩小到原来大小，子宫恢复得越快，就会变得越硬，再加上此时的腹壁也非常松软，产妇可以很容易地摸到子宫。所以，产妇不应该对此担心，可以在产后最初的几个小时里,经常轻轻地按摩子宫,刺激它加快收缩,使子宫快点恢复。

16. 产妇腋下长肿块很担心

在分娩后2~3天,有许多产妇突然发现腋下长了肿块,疼痛剧烈,非常不舒服,感到害怕和担忧。有的产妇怀疑自己得了肿瘤,有的产妇认为是淋巴结肿大,心情非常紧张,有的产妇甚至为此而到处求医问药。这个像鸡蛋大的肿块,在分娩之前并没有发现,也没有觉得腋窝处有什么不适,而是在分娩后和乳房发生膨胀的时间是一致的。

针对这一现象,产妇们只有了解了有关知识,才不会对此而感到害怕。其实,该肿块就是我们所说的副乳房,它实际上是一种乳腺,但和乳房不同,它的乳腺组织先天发育不良。平时,它并不明显,人体没有什么异样的感觉。在产后受激素影响,乳腺开始活跃起来,大量分泌乳汁,如果淤积成硬块,就会有胀痛的感觉,这时产妇才发现腋下有肿块。

一旦产妇出现这种现象,就应该去医院做详细的检查,可以确定副乳房的形态、内部结构等。至于是否要保留副乳房,要根据具体情况而定。如果副乳房只有乳头及乳晕,也不影响美观,也没有发生胀痛,可以考虑保留。但是,副乳房对人体来说,没有任何益处,而且容易产生的疾病比正常的乳房还多,会给人体造成很大的危害。为了减少麻烦,防患于未然,最好采取手术切除。

17. 产妇多汗是一种病

不管什么季节,产妇的出汗量要比普通人多,尤其是在进食或者轻微活动时，出汗量会更多，往往会大汗淋漓，全身都是汗渍，非常不舒服。所以，有的产妇就认为这是一种病。其实，这种说法不对，这是产妇一个特殊的生理现象，医学上叫做褥汗。

褥汗的出现和产妇产后的身体状况息息相关。妊娠期间，准妈妈体内会分泌很多的激素，而且随着孕期的增加，体内的雌激素、孕激素的含量逐渐升高，从而增加了体内的氯、钠、钾等离子的含量，因此，准妈妈身体内就会积蓄大量的水分。在分娩以后，产妇体内的雌激素、孕激素的含量很快就恢复到正常水平，产妇的身体状况包括内分泌功能逐渐恢复到非妊娠状态。这个时候，人体已经不需要这些多余的水分和电解质了，如果不排出体外就会增加心脏负担。而且，这些多余的体液主要通过肾脏和皮肤排出体外。产妇在最初几天里，尿量也比平常多，皮肤担负了很重的排泄任务。因此，产妇每天都会排出大量的汗液，产后多汗并不是产妇身体虚弱或患上疾病的表现，不需要刻意补充营养，更不需要进行治疗。

此外，由于产妇尚未恢复正常的甲状腺功能，甲状腺激素水平高，新陈代谢旺盛，这也增加了排汗量。同时，产妇往往进食的高能量食物比较多，又喝下较多的汤水，这也对产后多汗有一定的影响。可见，产后出汗是一种身体自我调解的生理现象，产妇不必担心。

不过，产妇出汗过多容易伤风着凉，特别是在冬、春季节，一定要注意防寒保暖。要经常更换贴身衣物和被褥，保持身体干燥。产妇换衣服前，如果不方便洗澡，可以用干毛巾把身上的汗液擦净。多吃些新鲜蔬果。一般情况下，分娩几天后，产妇多余的水分和电解质就会被排出体外，身体排汗量也会逐渐减少，慢慢就会恢复正常。

值得注意的是，有一种病理性出汗，其症状为：汗出湿衣，持续不断，常兼倦怠嗜睡，气短懒言，或睡中多汗，醒来即止，口干咽燥，头晕耳鸣，五心烦热等。产妇一旦出现这些症状，就需要去医院诊治。

18．产妇把正常恶露当成病

产妇分娩后，胎儿、胎盘都已经排出了子宫，在一段时期内仍然会有血样分泌物从阴道流出，这在医学上称为恶露。它包括黏液、坏死的蜕膜组织、从宫腔排出的血液及产道的细菌。正常恶露不会有臭味，而只有血腥味。在产后的不同时期，恶露的成分是不同的，我们可以通过观察恶露的颜色，判断是否有异常现象。身体健康的产妇，在不同时期会有下列3种情况：

（1）红色恶露

又称为血腥恶露。在产后1～4天内出现，这时排出的分泌物和月经类似，血液含量高，颜色鲜红，有时带有血块，量也比较多，等于或多于平时的月经量。

（2）淡红色恶露

一般在产后4～6天内出现，其中含有阴道分泌物较多，还有少量血液和黏液，并有细菌生长，所以一般都是淡红色。

（3）白色恶露

出现在产后1周，直到恶露排净。其含有蜕膜细胞、表皮细胞、白细胞和细菌等成分，此恶露色泽较白，看上去像是白带，但比平时白带的量要多。

产妇身上出现的上述各种情况的恶露现象都属于正常的，不是病理反应，产妇不必担心。

每个产妇都有恶露，排出的量因人而异，持续排出恶露的时间也不同。产妇排出的平均总量约为 500～1000 毫升，大多数产妇会持续 2～4 周，少数产妇需要 1～2 个月才能排净。

此外，当产妇给新生儿喂奶的时候，新生儿吸吮奶头的动作可引起子宫反射性收缩，这对恶露的排出是有利的。

19．产妇对恶露不净不在意

在正常情况下，有些产妇的恶露可持续到产后 1～2 个月。有些产妇认为恶露的排出一般不会有什么问题，容易产生麻痹大意。但是，有的时候恶露会出现一些异常情况，即恶露不净。

有的产妇已经过了产后 3 个月，恶露还未排净，这肯定是不正常的，一定有病理因素存在。如子宫腔内的胎盘、蜕膜、胎膜等妊娠产物没有排干净，或者子宫腔感染，这些都会导致子宫复旧不良，这是恶露不净常见的病因之一。若出现并发症绒毛膜癌则是最严重的。但无论哪种病理现象都是产妇不可忽视的。产妇如果遇到恶露持续不净时，应及时去医院检查治疗。

产妇如果在产后 1～2 个月内，出现恶露不净，又没有超过正常产妇恶露排净的时间，但恶露有污臭气味，或伴有发热、腹痛等都说明阴道、附件和子宫可能发生感染。如果恶露量不断增多，颜色逐渐变暗，或出现淤块，这也都是不正常的现象，可能是子宫出血，也可能是阴道、宫颈创伤发生了感染。产妇一旦出现上述情况，就要提高警惕，尽快到医院检查治疗。

20．哺乳期过性生活不用避孕

在生完宝宝之后，很多产妇都认为哺乳期不会怀孕，于是在过性生活时不采取任何避孕措施，甚至为了达到避孕的目的而延长哺乳期。其实,这种做法是不科学的。

根据调查,处在完全哺乳期的产妇在月经恢复前就开始排卵的大约有40%,而不哺乳的产妇则有90%以上,部分哺乳的产妇与不哺乳的产妇差别不大。产妇如果在哺乳期间有性行为,一旦在月经之前就恢复排卵,那么精子和卵子就会结合而受孕。调查表明,产妇在哺乳期间受孕的案例中,在月经之前受孕的占到二分之一,所以利用哺乳期避孕是不可靠的。而且,如果为了不避孕而过度延长哺乳期,子宫就有可能会萎缩变小,甚至会导致闭经的严重后果。

产妇在哺乳期不注意避孕,万一不小心怀孕,就需要做人工流产。产妇刚刚生产完,子宫肌肉相对比较软,也比较脆,再做人工流产手术危险性大。特别是刚做过剖腹产的产妇,子宫上的伤口刚刚愈合,子宫还没有完全恢复好,如果再进行人流手术,技术上的难度会比较大。可见,无论是哪种情况,产妇在产后不久如果再进行人流手术,就会对身体健康造成很大危害。因此,夫妻双方在产后应该及时采取有效的避孕措施。

处于哺乳期的产妇,不宜采用避孕药的方法避孕。采取宫内节育器是比较好的方法,在剖腹产后6个月或顺产后3个月放置宫内节育器比较合适。也可以采用避孕套或子宫帽来避孕。如果以后没有生育计划,那么可以采用绝育手术。

21. 产妇不会得产褥期精神病

很多人认为新妈妈不会得产褥期精神病。产褥期精神病发生在围产期,是一种常见的疾病。由于现在社会竞争激烈,人们的心理压力增大,该病的发病率呈上升趋势。

产褥期精神病和下面的因素有关:

(1)生理因素

女性妊娠时,内分泌系统会大量分泌孕激素、雌激素等,整个机体都处于高度应激状态。分娩后,皮质激素、雌激素的分泌量会减少了很多,并且会逐渐恢复到正常水平。但这个时候,身体会大量增加催乳素的分泌,这种剧烈的变化会让神经系统功能变得非常不稳定。而且,分娩时,阴道往往会受到一定的创伤,引发感染而使身体发热,影响到大脑的机能。

(2)心理因素

女性从准妈妈角色转换到新妈妈角色后,无所适从,不知道如何完成角色转换;或由于胎儿性别不理想等原因,使家庭人际关系出现裂痕,产妇承受着巨大的心理压力。

这些因素既可以单独存在,也可以同时存在,但大多数都是综合在一起的。产褥期精神病有非常复杂的临床表现,出现的症状类似抑郁、躁狂、精神分裂症等。不管它的症状属于什么类型,症状以幻觉和意识障碍为主,往往发病突然,而且病情多变。在发病前,或者病情恶化前,许多产妇的家人难以发现什么异常,很容易发生难以预料的意外事件。

对待产褥期精神病应注重预防。要保证产妇营养充足和休息充分,同时做好心理保健也很重要,丈夫和家人要理解和满足产妇心理上的需求。

作为丈夫,要关心和体贴妻子,注意观察孕前、产后妻子的心理变化,保证妻子不受不良因素的刺激,让妻子在产后保持稳定的情绪和愉快的心情。

分娩前,产妇要了解卫生知识,以及分娩及产后的医疗保健知识,消除恐惧和紧张的情绪。如果发现产妇在精神方面出现异常,应尽快到医院精神科请医生诊疗,以减少患病的风险。

一般来说,随着产妇的身体状态慢慢好转,产褥期精神病也会慢慢好转,不断趋向稳定而自愈。

22．产妇洗澡很随意

产妇应该适当洗澡,保持清洁卫生。研究表明,产妇及时清洁身体,可以调节植物神经,恢复体力,解除肌肉疲劳,让产妇感到轻松惬意;加快全身的血液循环,促进会阴部伤口尽快愈合;清除皮肤上的代谢物质和各种有害病菌,保持清洁、干净,预防皮肤和会阴部伤口发生感染;增加产妇食欲,提高睡眠质量,改善产妇气色。

尽管月子里洗澡对产妇健康有很多好处。但是由于产妇身体往往比较虚弱,抵抗能力差,容易患病。产妇在月子里洗澡需注意以下几点:

(1)如果会阴部没有撕裂创伤或侧切伤口,夏天分娩的产妇一般3天后便可洗澡,而冬天可选择在分娩1周后洗澡。但洗澡次数要比平常略微减少。

(2)顺产,会阴部有侧切伤口或撕裂伤严重,以及剖腹产,腹部有刀口,这样的产妇必须等到伤口痊愈后才可以淋浴。

(3)产妇每次洗澡的时间一般为5~10分钟,不要洗太长时间。

(4)淋浴是最适合产妇的洗澡方式,盆浴或坐浴都不适合,一旦脏水进入阴道就会引起生殖器感染。产妇身体如果十分虚弱,不能站立,可在家人协助下淋浴,或者采用擦洗的方式。

(5)在不同的季节,产妇洗澡需要注意的事项也不同。冬春要防止受寒、受风,夏季要防暑热,秋季要防阴冷潮湿。在夏天,不要刻意改变浴室温度,与室外气温差不多即可。冬季天气比较冷,浴室要保持较高的温度,而且要防风。洗澡的水温可根据季节不同,在 35℃ ~ 37℃ 之间调整。

（6）产妇洗完澡后，要赶快把身上的水擦干，及时穿上防寒的衣服和戴上帽子，然后再走出浴室，防止着凉。

（7）产妇洗完澡后，要等头发晾干，才能扎起或盘起头发，头发未干之前不能立刻睡觉，否则容易头痛。

（8）产妇如果在饥饿、饱食后洗澡，就会出现头晕、眼花的症状。洗澡后应该吃适量的食物，以补充损耗的热量和电解质。

23．产妇过早、过度地劳动

产褥期，产妇的身体正在逐渐恢复之中，要注重劳逸结合。如果产妇过早、过度地劳动，就会引发子宫脱垂。虽然产妇长时间卧床不好，但是一般在产后 1 周内最好卧床静养，产后 42 天可以从事比较轻松的劳动，产后 56 天能从事正常的劳动。

产妇如果身体素质好，会阴部也没有裂伤或切伤，而且生产造成的疲劳已经消失了，那么，分娩的第二天就应当下地适当活动，这样可以促进恶露排出。半个月后，产妇可以做轻便的家务，如擦桌子、收拾房间等，这样不但可以增加食欲，加快身体复原，还能使大、小便通畅。但是，产妇不能做较重的劳动，如洗衣服、拿重物等，否则容易劳累而引发子宫脱垂。在分娩 6 ~ 8 周后，产妇最好到医院做产后检查，包括全身检查及妇科检查等，如果一切都正常了，那么从事一般劳动就没有问题了。

有的产妇觉得自己体质好，很早就下地参加劳动，造成的危害在年轻时没有什么异常，等到中老年时就显现出来了，甚至会出现劳疾。有的产妇非常慵懒，不愿参加一些适度的劳动，甚至放弃力所能及的家务活，结果身体日渐发胖，造成高血压、糖尿病等症。

处于哺乳期的产妇，在工作时要防止有害物质的毒害，如果工作环境中存在危险就应该调整岗位或放弃工作。大量事实证明，许多工业毒物都可以从乳汁中排出，而乳汁排出毒物会导致婴儿体内摄入大量的有害物质。如果母亲的工作环境存在高浓度的铅尘和铅烟，就会导致婴儿铅中毒，一般称为母源性小儿铅中毒。为了保护婴儿的健康，哺乳期的女性应禁止接触有害物质，如铅、汞、锰、镉等重金属，氟、溴、苯、二硫化碳、甲醇等化学原料，有机磷和有机氯化合物。而且，在冶金、化工、电镀、皮革等污染严重的行业都会存在这些有害物质。

24．产妇会阴部切开不需要特别护理

分娩时，有一些产妇生产难度比较大，为了缩短产程，减轻产妇的痛苦，医生一般会把产妇的会阴部切开，这样可以避免会阴部严重撕裂，保护胎儿头部免受太大挤压。但这样做会给会阴部增加一个伤口，并且伤口愈合需要一个过程。所以，和一般的产妇相比，会阴部切开的产妇要更加注意护理会阴部。除了要经常观察伤口的变化情况之外，还要注意下列情况：

（1）伤口血肿

在伤口缝合 1～2 个小时后，如果伤口部位出现剧烈的疼痛，并且疼痛程度逐渐加重，肛门甚至有坠胀感，那么应马上把情况告知医护人员，及时检查伤口。出现这种情况是医生在缝合切口时止血不够，需要及时拆开缝合线，将血肿消除，疼痛的感觉就会马上消失。

（2）伤口感染

分娩 2～3 天后，产妇感到伤口发热、疼痛，并发现伤口局部红肿，这说明伤口有炎症，可能会出现硬结，挤压时甚至有脓性分泌物流出。产妇出现这种情况，需要服用抗生素，并把缝线

拆除,让脓液流出。也可以采用物理疗法来帮助消炎,或者用0.02%浓度的高锰酸钾温水溶液坐浴。这些方法均可促进会阴部的血液循环,增强伤口的愈合能力,一般在1~2周后可完全愈合。

(3) 伤口裂开

产妇如果发生会阴部伤口裂开,而且已经离开了医院,必须马上再到医院检查处理。如果伤口裂开的时间短,组织比较新鲜,要对伤口进行妥善消毒,然后立即进行第二次缝合,在5天后进行拆线,大多数的情况都会再次长好;如果伤口组织已经出现不同程度的坏死,有分泌物流出,就不能进行缝合了,在服用抗生素预防感染的同时,可用高锰酸钾溶液坐浴,伤口局部会慢慢形成瘢痕而愈合。

总之,分娩后,产妇要仔细护理好会阴部的伤口,保持清洁卫生,以便伤口尽快愈合。

25. 剖腹产产妇可以马上进食

剖腹产是一种开腹大手术,其目的是为了解决产妇难产的问题。产妇手术后恢复的状况如何,与术后保健有很大关系。和自然分娩不同,接受剖腹产的产妇要更加注意术后保健。

(1) 术后24小时内应卧床休息

在术后24小时内,产妇一定要卧床休息,不管手术时采用的是局部麻醉还是全身麻醉。如果产妇长时间卧床,身体局部很容易出现褥疮。所以,每隔3~4小时,产妇应该借助亲属或护士的帮助翻一翻身。为了防止和减少刀口及深层组织渗出血液,应用沙袋持续压迫伤口6小时。

(2) 术后排气前应禁止进食

在正常情况下24小时以后,产妇就会出现排气。如果48小时之后还没出现排气,这就表示不正常,需要告知医生进行检查处理。在24小时以后,为了促进肠蠕动尽快恢复,产妇可以在亲友或护士的协助下,忍受住伤口的疼痛,下地站一会儿或小心走几步,每天可以做3~4次。产妇如果感到刀口很疼,不能起床,可以在床上坐一会儿,可以防止内脏器官出现粘连。在产妇卧床休息时,陪护人员可以轻轻按摩产妇的腹部,自上而下来回按摩,每次10~20分钟,按摩频率为2~3小时1次。这样,不但有利于恢复肠蠕动,还有利于恶露排净。

(3)拔出导尿管之后,应适量增加饮水量

剖腹产的产妇插入导尿管有引起尿道感染的可能,而且,尿道也容易受到阴道排出的污血的污染。如果增加饮水量可以增多排尿量,让尿液不断冲洗尿道,保持尿道清洁,防止泌尿系统感染。

(4)产妇应在肠蠕动恢复后才能进食

在剖腹产后的最开始一段时间,产妇由于消化功能并没有恢复到最佳状态,需要补充大量的水分,所以比较适合喝汤,如鸡汤、牛奶、鱼汤、骨头汤等。以后可食用半流质食物,如大米粥、小米粥、豆腐等。在肠蠕动恢复后的3~4天后,产妇可以恢复正常饮食,吃一些固体食物。此外,产妇还可适当口服一些补品,如蜂蜜、海参、燕窝等。但要避免进食生冷的食物,如果想吃水果,最好是榨成果汁,加热后食用,或者把水果煮成汤食用。

26. 产妇出现抑郁情绪很正常

近年来,医学界对产后抑郁症越来越重视。其实,产后抑郁这种现象相当普遍,有过这种经历的产妇大约占到产妇总数的50%~70%。

分娩后,有些产妇的精神状态会有很大的改变,表现出一些不正常的症状，如情绪低落、失眠、焦虑不安、容易激动、心情烦躁、忧郁爱哭等。即使在平时内心很坚强，这个时候也常常会为一些小事而伤心落泪。这些症状往往在分娩3～4天后最明显。如果丈夫和其他亲属没有陪在产妇身边，孩子又不会吃奶，饭菜也不可口等，这些事情都会使产妇出现抑郁情绪。

为什么产妇会受到产后抑郁症的困扰呢？专家们认为，这主要是由产后体内激素水平发生剧变而导致的。妊娠时，女性身体内会分泌大量与妊娠有关的各种激素。妊娠结束后，母体内激素水平会大幅度下降，容易引发产妇出现情绪波动，产生抑郁。此外，导致产后抑郁症的直接因素还有很多，如分娩带来的疲劳、夜间哺乳、挂念孩子、怕今后抚养不好孩子等。

只要及早发现，进行妥善处理，产后抑郁症一般可很快消除。其主要措施是，在心理上进行安慰，在生活上悉心关怀，消除忧虑和烦恼，让产妇对将来的生活充满信心，改善产妇的精神状态。而消除产妇忧郁情绪，最重要的是保持心理健康和精神健康。具体来说，需要医护人员的精心护理，需要亲属的关心和安慰。其中起着最重要作用的是丈夫对妻子的关爱。亲属切忌把重心都转移到孩子身上，而对产妇不重视。如果家人因为对所生孩子性别不理想，就对产妇埋怨、虐待，这样就会加重产妇的抑郁症状，将来会患上抑郁症或产后精神病。一旦产妇出现异常表现，家人就不能漠然处之，因为产后抑郁症对母子健康都很不利。

27．产妇穿着不讲究

刚刚分娩的产妇，身体比较虚弱，正处在恢复之中，衣服穿着需要讲究，做到随着四季气候变化而及时进行适宜的调整。

夏天，产妇的被褥不可过厚，最好选用棉毛巾，因为良好的吸汗效果能够去除湿气。穿棉布单衣、单裤、单袜避风即可。若衣衫汗湿，应及时更换，以防受潮。

冬天，产妇的床上应该铺厚褥垫，被子以柔软而轻盈为宜。宜穿棉衣、羽绒之类的服装，脚着厚棉线袜、羊绒袜，背、胸和下肢均需注意保暖。

在春、秋季，产妇的衣服、被褥可以比平常人稍微厚一些，以产妇不感到热为宜。需要注意的是，为防止脚下受凉，需要穿薄棉线袜。

产妇坐月子期间，衣着应注意以下几点：

(1) 衣着应宽大、舒适

有些产妇发现自己产后身材仍然很臃肿，便使用紧身衣来塑造自己的身形，甚至束胸、穿牛仔裤等。这样做不仅对身材的恢复没有什么好处，反而不利于血液流畅，特别容易使乳房受到压迫，影响哺乳。正确的做法应该是衣着略宽大些，行动方便，肌肉舒服。此外，贴身衣服还要注意以穿纯棉布衣为好。腹部可适当用布带裹紧，既可以防止腹壁松弛下垂，又有利于子宫复旧。

(2) 衣着应做到厚薄适当

产妇的衣着应根据季节的变化进行增减，做到厚薄适当。

(3) 衣着应常换

贴身内衣要经常换洗，最好用消毒液消毒或者在阳光下晾晒。短裤在产后10天内，最好一天一换，上衣两天一换；外衣也要清洁整齐，不但卫生，还可以提高产妇的精神状态。

(4) 鞋子宜软

产妇如果常穿硬底鞋、拖鞋或高跟鞋，就有可能会造成产后足底、足跟痛以及下腹酸痛。因此，产妇应该穿柔软、舒适的布鞋，以底子不薄不厚为宜。此外，月子期间出门时，要根据天气状况来选择帽子或头巾，以保护头部不受到风寒侵袭。

28．产妇穿戴过多

传统习惯认为，产妇坐月子的时候，应该严防风寒，甚至要避免吹风。于是，有的人认为产妇坐月子期间，应该穿很多衣服，甚至将身上捂得严严实实。其实，这样做不但不能保护产妇，反而会对产妇产生危害。

和产前相比，产后的女性身体情况大不相同，为了排出体内过多的水分和电解质，皮肤排泄功能变得非常旺盛，导致汗液非常多。如果不及时把汗液擦干，万一直接受到风吹，非常容易伤风感冒。有的产妇坚信传统习俗，不管春夏秋冬，不管冷热干湿，身上总是穿很多衣服，用衣服将自己包起来。这样，产妇身上产生的过多的热量就不容易散发出去，容易造成出汗过多，身体也会缺乏水分和电解质，变得虚弱无力。如果是在盛夏时节，发生中暑的可能性会很大。产妇一旦中暑，就很容易造成体温升高、虚脱、昏迷，甚至丧命。

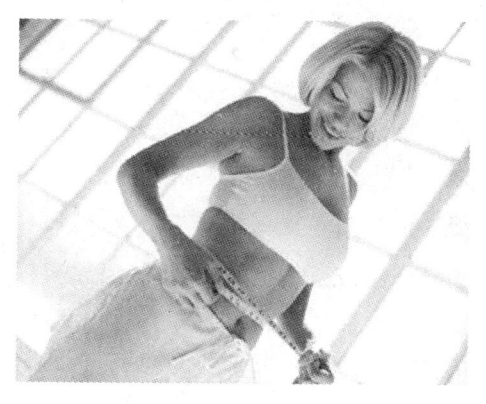

29．产妇可以穿化纤或羊毛的内衣

育儿专家对产后少奶或缺奶的产妇进行调查研究之后发现，在乳房和乳腺管内有异物的占到总人数的80%。经过进一步的调查分析，产妇分泌的乳汁中含有一种茧状微粒，这些茧状微粒其实就是羊毛和化纤织品的纤维。因此,产妇穿着由羊毛或化纤制作的内衣,一旦乳头接触到这些内衣材料的纤维,就会堵塞乳腺管。

为了保证乳腺管畅通无阻,保证奶水充足,在妊娠和哺乳期,女性不要穿着用化纤或羊毛制作的内衣。内衣应该是全棉织品,并且要柔软透气。乳罩内侧应垫上几层纱布,这样可以防尘防菌,保证清洁卫生。另外,内衣应该经常换洗,而且在洗涤的时候不要和其他材质的衣物混在一起。

30. 绝育手术后的保健不重要

有些夫妻决定以后不再要孩子了,觉得其他的避孕措施都比较麻烦,而选择做绝育手术。绝育手术一般情况下不会对身体造成危害,可以让夫妻双方没有心理负担,性生活会变得轻松起来。虽然手术很小,但是应该重视绝育手术后的保健问题,否则会危害身体健康。

一般情况下,夫妻双方中都是女性做输卵管绝育手术。人工流产后当天就可以实施手术,住院分娩的产妇如果身体状况好,6个小时后就可以做绝育手术。如果情况特殊,可以推迟到2~3天后进行。而且,这个时候做绝育手术,既省时又省力。

手术后,除了要注意正常的保健外,还要注意以下几点:

(1) 腹部切口不宜用水擦洗,要特别注意防止感染

如果在夏季手术,排出的汗液会很多,可以用75%酒精擦拭腹部切口,然后覆盖消毒纱布,拆线后1周切口就愈合得差不多了,这时就可以正常擦洗身体了。

(2) 做完手术以后,正常进食不受影响

起床活动要在卧床24小时后进行。为了让肠功能尽快恢复,应保持大小便畅通。

输卵管结扎是永久性绝育手术，可靠性非常高，但也有避孕失败的。如果做完绝育手术后，仍然怀孕，可以再次进行手术，或者人工流产后考虑用其他的避孕措施。

31．产妇乳房胀痛不用采取治疗措施

在产后 2 ~ 3 天内，产妇乳房会分泌出大量乳汁，导致乳腺管淤塞，致使乳汁集结成块，婴儿无法把乳汁吸出来。这个时候，有的产妇会出现乳房胀痛，而且疼痛程度让产妇无法忍受。有的产妇觉得这不是个大问题，忍一忍就行了，没有采取任何治疗措施。医学专家告诉我们，这个问题不能漠视，因为很有可能会引发乳腺炎，影响哺乳。

解决乳房胀痛的问题，最关键的是要保证乳汁流出畅通。而给宝宝哺乳是保证乳汁通畅最有效的办法，宝宝饿了就让宝宝吸吮乳房，不用遵循定时定量，这样做可以帮助乳房排出乳汁，使乳腺管恢复畅通。宝宝如果不肯吃奶或者很难吸到奶，就可以考虑使用真空吸奶器，这样也会促使乳房分泌乳汁。

新妈妈如果感到乳房胀痛、发热，并且发现乳房皮肤发红，这就说明乳房出现了炎症。一旦出现这种情况，新妈妈就应该把乳汁挤干净。然后，在医生的指导下服用合适的抗生素和止痛剂，一般 1 ~ 2 周之后乳房就会康复。

32．产妇的乳房不用保健

有的产妇认为，分娩后的乳房只要能正常分泌乳汁就没有问题，不需要额外保健。其实，这种观点是错误的。分娩后，产妇如果不注意乳房保健，就很容易患上乳腺炎。

乳腺炎分为早期、化脓期和溃后期。早期症状是患者感到乳

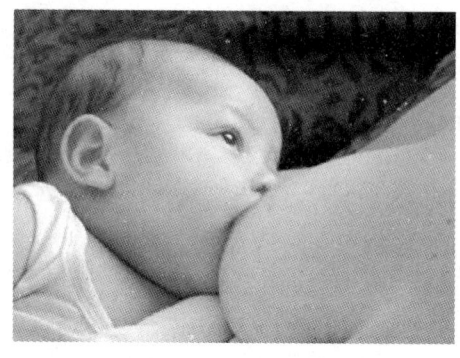

房肿胀、疼痛,哺乳时症状会加重,局部皮肤发红,乳汁分泌不畅,可能存在肿块。有的还会出现食欲不佳、胸口发闷等全身不适症状。化脓期症状是乳房肿块增大,伴有乏力、寒颤、高热、脉搏过速、大便干燥等症状,还可发现同侧腋下淋巴肿大,进行血化验会发现白细胞明显增多。溃后期的症状是,浅表脓肿可使乳房表面出现溃烂,较深的脓肿延伸到乳房深处,继续恶化有出现脓毒败血症的可能。急性乳腺炎是一种急性乳房炎症,多由金黄色葡萄球菌或链球菌侵入乳腺所引起,它是产褥期的一种常见病。

急性乳腺炎会给产妇带来很大的痛苦,乳房组织遭到破坏会使乳房变形,影响泌乳。因此,虽然治疗急性乳腺炎的方法有很多且非常有效,但是对待急性乳腺炎要以预防为主。

(1) 哺乳期要保持乳房的清洁卫生

在产褥期,产妇应用温开水经常清洗乳头和乳晕。在每次哺乳之前,要用流动的水把双手洗干净,然后用40%硼酸水擦洗乳头和乳晕,这样能有效地清除婴儿口腔传播的细菌。在哺乳期,产妇应该选择合适的乳罩,把乳房向上托住,以防乳房下垂。同时有利于血液循环和便于乳汁排出。如果一次哺乳结束后,婴儿不能吸尽全部乳汁,就应该用吸奶器把余奶抽吸干净,这样能避免乳汁淤积,防止出现炎症。

(2) 乳房有缺陷要及时矫正

产妇的乳头内凹和内翻都会影响产后哺乳,甚至会造成哺乳无法进行，以致乳汁淤积在乳腺内。如果是因为继发感染而造成乳头凹陷，那么需要及时给予纠正。其方法是，可用手指把乳头慢慢向外拉，或使用拔火罐把乳头吸出。如果情况严重，纠正非常困难，可借助玻璃罩实行间接哺乳。而乳头内翻是很难通过自己的一些措施来改变的，所以应该去医院诊治，可以通过手术来矫正。

（3）防止乳头皲裂

很多产妇会发生乳头皲裂，特别是初产妇，其乳头皮肤娇嫩更容易受损。一旦发生乳头皲裂，就会给产妇带来疼痛和很多麻烦，因此要重视预防。在妊娠后期和哺乳期，产妇要经常用温水洗涤乳头，同时要对乳头进行揉搓和按摩，这样有利于增强乳头张力，最大限度地防止乳头皲裂。婴儿如果吸吮乳头的时间过长，被唾液浸泡后，乳头也容易发生皲裂，导致细菌容易侵入乳房而引发乳腺炎。所以，产妇每次哺乳时间不要太长，更不能让婴儿养成含着乳头入睡的习惯。

33．产妇乳汁自出不用治疗

在产后不久，有的产妇乳汁会持续流出，医学上把这种现象称为产后乳汁自出，属于病理性溢乳。其原因是和脑垂体内分泌紊乱有关，乳房不能储存乳汁，随产随流。中医认为产后乳汁自出大多是因为身体虚弱、中气不足、产后过度忧虑、悲伤而导致乳汁外溢。

西医一般采用激素制剂来进行治疗。中医则强调产妇可通过补养身体来治疗，还可用一些补气益血的药物来治疗。由于产妇在产后往往会出现心理波动，所以应当注意调节心情，避免各种刺激因素。其实，相当多的产妇乳汁自出只是发生在产后的几天内，过一段时间后，产妇身体便能通过自我调整恢复正常泌乳。因此，在出现乳汁自出后，产妇不要着急，应采取一些措施来避免乳汁自出带来的麻烦。每次哺乳结束后，奶水往往没有吸净，这时可用吸奶器吸净奶水。在这期间，要特别注意乳房的清洁卫生。为防止乳汁弄湿衣服，可以用干净的纱布或乳垫放在胸罩内，并且要经常更换清洗。如果几天后症状仍然不见好转，就需要看医生进行诊断治疗。

34．子宫复旧不全不需要治疗

产前产后，女性的子宫是变化最大的器官。正常情况下，在产后5～6周，随着子宫的收缩，体积会逐渐缩小，逐渐恢复到孕前的状态。产后子宫的恢复速度与产妇年龄、分娩次数、分娩过程、身体状况、是否哺乳等都有一定的关系。产妇如果年龄偏大、多次分娩、产程较长、难产、体质虚弱等，子宫恢复就会比较慢。相反，子宫恢复得就会比较快。产后的女性如果哺乳，就会引起子宫反射性收缩，加快子宫恢复。

影响到子宫复旧的几种情况是，子宫蜕膜组织没有完全从子宫内膜上剥离下来并排出；子宫内有胎膜和胎盘的残留；胎盘面积过大；产褥感染；在妊娠过程中出现子宫肌瘤；子宫位置异常，如向阴道方向倾斜；产后膀胱内有大量尿液而不能排出等。

子宫复旧不全的症状有下腹坠胀、腰痛；子宫增大，质地软，有压痛；血性恶露明显增多，持续时间长，有恶臭味，甚至有大量出血；血性恶露停止后会流出脓性分泌物。

产妇一旦出现上述症状，就应该马上就医，积极进行治疗。平时，产后需保持排尿通畅，防止膀胱积蓄尿液。注意休息时的体位，长期仰卧会影响子宫恢复，采取侧卧位比较合适。有些产妇如果是子宫后位,可采用胸膝卧位来纠正子宫的位置,每天坚持做 2 次,每次 15 分钟。如果产后出血持续时间长、出血量大,子宫内就很可能有残留组织,需要用 B 超检查。在确定情况后,可以实施清宫术,将子宫内膜清理一遍,将残余胚胎等清除干净。

35. 子宫脱垂不需要治疗

产妇如果腹部压力过大或长时间站立时就会发生子宫脱垂,但经过休息后子宫会自己缩回。当情况严重时,子宫会脱垂到阴道口外不能送回。产妇患上子宫脱垂后,常常会觉得下腹、外阴、阴道和会阴等部位有坠胀的感觉,并会觉得腰酸背痛。如果任由子宫颈长期暴露在外面,就会经常受到摩擦,然后出现肥大、发炎、溃烂、出血。如果同时有膀胱膨出或直肠膨出,就会出现尿频、尿急乃至大小便困难,甚至会导致输尿管积水和肾盂积水发生的可能。而且,很容易出现尿路感染反复发作,不但让病人忍受极大的痛苦,还严重影响正常的生活和工作。

根据临床表现,医学上将子宫脱垂分为Ⅰ、Ⅱ、Ⅲ度 3 个等级。Ⅰ度子宫脱垂,大多数病人并没有什么感觉,有的只有在做重体力劳动或长久站立后才感到下腹坠胀,一般不需要治疗,注意休息即可;Ⅱ度子宫脱垂,子宫体或子宫颈的一部分脱出阴道外,需要把脱出部分托进体内,然后再进行治疗;Ⅲ度子宫脱垂是最严重的,子宫全部暴露于阴道外,必须住院治疗,医生将根据患者的具体情况来选择适当的手术方式。

产后是非常容易发生子宫脱垂的一段时期,归纳起来,主要有以下三方面原因:

第一,分娩时用力不当,如在子宫口还没有完全打开的时候,产妇就开始屏气、用力,这种情况容易出现在急产、难产。

第二，分娩时会阴部受到了损伤甚至撕裂，产后的恢复状况不理想，容易导致子宫内的支持组织松弛或撕裂，子宫受到的支持力减弱，无法有效地防止子宫脱垂。

第二，产妇原本体质较弱，产后身体保健做得不好，容易引发各种疾病，出现咳嗽、便秘等问题，腹压就会升高。此外，产后过早活动，或者从事重体力劳动，如提拉重物，长期站立、蹲坐等，这些都是农村女性比城市女性子宫脱垂患病率高的重要原因。

对待子宫脱垂，以预防为主，应从以下几方面着手：

（1）贯彻计划生育政策，自觉晚婚晚育、少生优生

生育次数过多、过密，会损害生殖系统健康，使子宫内的组织和肌肉缺乏弹性，子宫脱垂发生的可能性会大大增加。

（2）选择恰当的分娩方式

医生要为产妇选用伤害最小的生产方式，提高个人接产水平，接产过程中严格操作，尽量减少产伤。采用阴道分娩方式时，医生要根据情况及时为产妇做会阴部切开，以免会阴部和阴道严重受伤。

（3）饮食合理，注意保健

平时要合理膳食，及时增添衣物，增强抵抗力，预防慢性病，特别是呼吸道疾病和消化道疾病。产妇出现慢性咳嗽、便秘等症状时，要及时进行治疗。否则，用力咳嗽和用力解便都会增加腹压，很容易造成子宫脱垂。

此外，育龄女性在经期、妊娠前后和产后都要注意：不要参加劳动强度大的工作。特别是产后，在休养42～60天后才可恢复正常工作。

36. 产妇排尿困难不用治疗

分娩后，有些产妇特别是初产妇，在一段时间内会出现小便

困难。有的产妇膀胱内蓄满尿液,有尿意却排不出来;有的产妇可以排尿,但却总是尿不干净;还有的产妇膀胱内蓄满尿液,但一点尿意也没有。排尿困难会给产妇带来很大的痛苦和不便,应及时采取措施,让排尿恢复正常。

在正常情况下,准妈妈主要通过排尿和出汗把体内水分排出体外。但到了妊娠晚期,子宫的体积和重量都明显增加,在子宫的压迫下,膀胱内肌肉的张力降低。分娩的时候,胎儿的头部也会对膀胱形成长时间的挤压,进一步减弱膀胱肌肉的收缩能力。分娩后子宫对膀胱的压迫大为减轻,但短期内膀胱肌肉的张力和收缩功能都不能恢复正常,因此膀胱很难将尿液排干净。另外,有些在分娩时做了会阴部侧切术的产妇,小便时伤口受到尿液刺激而感到疼痛,尿道括约肌容易紧张而无法舒张,也会导致产后小便困难。还有些产妇没有在床上小便的习惯,也容易引发小便困难。产妇如果在分娩5~6小时后仍然没有尿液排出,医学上称为产后尿潴留。

产妇出现小便困难应及时采取措施,下面介绍一些方法,供产妇参考:

(1)产后6~8小时要主动排尿,不要等到有尿意才排尿,这样可以预防产后排尿困难。排尿时要暗示自己可以成功,精神放松,让排尿过程很自然,注意把精力集中在小便上。

(2)如果不能顺利排出尿液,可以用热水袋热敷小腹;用温水对尿道和外阴周围进行熏洗;听滴水声对排尿也有一定的诱导作用。

(3)可采用中医药方,解决排尿困难。

(4)可在关元、气海、三阴交等穴位处施用针灸法,能够促进膀胱肌肉收缩。

如果上述方法没有取得理想的效果,那么需要实施导尿术,导尿管要保留一到两天的时间,让膀胱得到充分休息,使充血、水肿尽快消失,膀胱肌肉张力和收缩力就可以自然恢复,排尿也能恢复正常了。

37. 产后检查不重要

很多产妇认为,只要宝宝顺利生下来就没事了,产后检查并不重要。其实不然,产后检查不仅能及时发现产妇的多种疾病,还能避免患病的产妇对婴儿健康造成的影响,同时还能帮助产妇及时采取合适的避孕措施,尤其是对妊娠期间有严重并发症的产妇更为重要。

值得注意的是,产后检查必须由专业人员来做,以确定产妇的恢复状况、是否有感染(如乳房或子宫是否有感染症状)、情绪如何等。产妇经过42天的产褥期休息和调养,如果感到自己身体基本恢复了,那也就是接近坐月子的结束时间了。

产后检查除了全身一般情况检查外,还有专业的妇产科检查。首先是量体重,产妇如果发现体重增加过快,就应适当调整饮食,减少主食,增加含蛋白质和维生素较丰富的食物。对体重增加过快的产妇,应该坚持锻炼,体重较产前偏低的产妇则应加强营养。其次是测血压,产妇如果血压尚未恢复正常,应该及时查明原因,对症治疗。

对于有产后合并症的产妇,如患有肝病、心脏病、肾炎等,应该到内科检查;对于怀孕期间有妊娠高血压综合征的产妇,则需要检查血和尿是否正常,检查血压是否仍在继续升高,如有异常,应积极治疗,以防转为慢性高血压。另外,产后无奶或奶少的产妇,应请医生进行饮食指导,或给予食物、药物治疗。

在妇产科检查方面,则需要检查产妇的盆腔器官,检查产妇的子宫是否恢复正常、阴道分泌物的量和颜色是否正常、子宫颈有无糜烂、会阴和阴道的裂伤或缝合口是否愈合等。

同时，为了宝宝的正常发育生长，在满月后要给宝宝进行保健检查。检查项目包括测量身长、体重、脐部的愈合情况、营养状况和智力发育等。此外，医生还根据母乳喂养、人工喂养和混合喂养等具体情况，确定是否需要补充维生素或其他营养成分。

38．产妇患盆腔静脉曲张不用治疗

体质虚弱的女性在产后比较容易患上盆腔静脉曲张。这种疾病是由盆腔内长期淤血而引发的一种综合病征。常有子宫增大、宫颈血肿、子宫和卵巢的静脉迂曲扩张等表现。

在妊娠期间，不断膨胀的子宫压迫盆腔血管，阻碍血液回流，引起淤血。如果产后女性的身体恢复不好，使得盆腔血管没有恢复如初，就会加重盆腔淤血。此外，产妇如果长时间保持蹲、坐、站立一种姿势，或长期便秘等，也会使盆腔淤血的症状变得更加严重。

产妇发生盆腔静脉曲张后，会出现下腹有坠胀疼痛感、恶露量增多、白带增多以及尿频、尿急、腰酸、腰骶部坠痛等现象。这不但会给产妇带来极大的痛苦，还会给未来的生活留下许多隐患。因此，产妇要积极预防盆腔静脉曲张，及时治疗。

下面介绍一些方法可供产妇参考：

（1）产后要保证足够休息，卧床时最好采取侧卧位，而且需要定时变换体位；如果条件允许，卧床时可采取低脚高位；避免长时间保持一种姿势。

（2）产妇多吃新鲜蔬果，保持大便顺畅，如果发生便秘，可早、晚各服蜂蜜一汤匙。

（3）可用手掌在下腹部做顺时针和逆时针两个方向的按摩，

并同时上下来回对尾骶部进行按摩，每日2次，每次10～15遍。

（4）可采用中药熨法来治疗。把称量好的药材炒热，然后放在布袋中，对下腹部和尾骶周围进行热熨。

（5）做缩肛运动，像大便后收缩肛门一样，把肛门向上收缩，每日做5～6次，每次收缩10～20遍。

（6）平卧在床上，两脚靠向臀部，两手臂平放在床上，然后腰部发力，将臀部上下移动，每日做2次，每次20遍，以后可逐渐增加次数。

（7）手扶桌子或床，两足并拢站好，然后开始蹲下、站起，不断重复，每日2次，每次5～10遍。

如果症状比较严重，除了以上方法外，还可采用膝胸卧位，这样可以有效地缓解症状。其方法是，让胸部紧紧贴住床，大腿与小腿的角度保持为90度，把臀部抬高，每日2次，每次15分钟。

39．患心脏病的产妇不会发生心力衰竭

女性如果患有心脏病，除了在妊娠期间和分娩时要注意发生心力衰竭以外，在分娩后的6～8天内，产妇发生心力衰竭的危险性仍然存在，不能掉以轻心。预防产后发生心力衰竭应注意以下几点：

（1）保证充足的休息

产妇不适宜照顾宝宝，可以让家人或保姆来照顾，这样可以最大限度地保证充足的睡眠，避免劳累。产妇要注意适当活动，一开始在床上可以活动四肢，让心脏得到锻炼，5～7天后可以尝试下床活动，但要注意循序渐进，根据身体状况来逐渐增大活动量。

（2）保持情绪稳定

产妇要乐观自信，宽容大度，不要为小事而斤斤计较。家人

要悉心呵护产妇，不要惹产妇生气。

（3）饮食宜清淡

要控制好食盐的摄入量，最好食用低钠盐。不要吃油腻的食物，多吃细软易消化吸收的食物。每餐最好吃七分饱，晚餐一定不要多吃，可以尝试少食多餐的方法。

（4）要严防感染

因为感染会加重心脏负担。产妇垫、卫生纸等应该经常更换，保持清洁、干爽。

除此之外，心功能为Ⅲ级以上的产妇不宜采用母乳喂养，可采取人工喂养宝宝。而且产褥期严禁同房。同时，做绝育手术应掌握好时间。一般在产后1周左右进行，产妇如果发现心脏状况不好，有心力衰竭的迹象，就必须先把心力衰竭控制住，然后再考虑做绝育手术。

40．产妇不用预防足跟痛

在坐月子期间，有的产妇感觉足跟有明显疼痛，如果遇到潮湿、寒冷的天气时症状就会加重。这种现象虽然很常见，不需要过分担心，但也应该引起重视。

产妇爱穿拖鞋或赤脚穿凉鞋，脚部容易受寒凉侵袭，这样就容易出现足跟痛。此外，也和产妇不注意休息有一定关系。产妇身体往往比较虚弱，身体内的很多器官没有恢复到最佳状态，对外界不良因素的抵抗能力也较

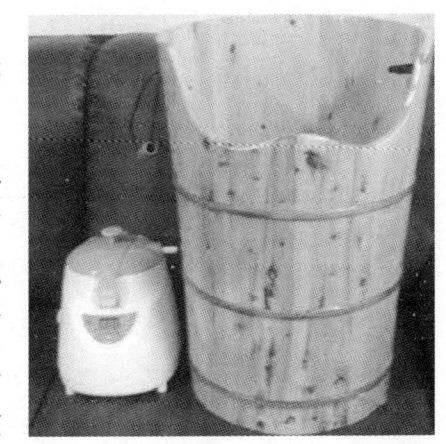

弱，一旦受到寒冷刺激就更容易促使足跟疼痛。

产妇足跟疼痛主要表现为：足跟疼痛状况会频繁变化，休息后疼痛会减轻，遇到温热的刺激会感到舒适，长久站立或长时间步行症状会明显加重，受到寒冷刺激疼痛也会加重。这种症状如果长时间得不到好转，下肢的血液循环就会受到影响，下肢的活动能力也会受限制，甚至出现行走困难。

因此，产妇要预防足跟痛，注意保护双脚，穿鞋时要穿上袜子，不要穿拖鞋、凉鞋，让双脚保持一定温度，防止受风寒侵袭。产妇如果出现足跟疼痛，除了保持脚部的温暖外，还可以用热水烫脚，促进脚部的血液循环，或者尽快去医院诊治，不能让足跟疼痛变为慢性病。

41．产妇对产后脱发过于忧虑

很多女性在产前都拥有一头乌黑而富有光泽的头发，而分娩后头发却逐渐发黄，并且还会脱落很多。这种现象被称为分娩后脱发，有大约35%～45%的产妇会出现产后脱发。

人体组织因为需要新陈代谢，正常情况下也会出现脱发现象，只不过平时头发的脱落并不明显。产妇之所以会出现明显脱发，和产前产后的生理变化有密切关系。因此，产妇不必过于忧虑。一般来说，头发生长5年就要全部更换1次，这种更新过程在逐渐地进行，人们并不会注意到。

产妇之所以在月子期间头发更换速度比较快，头发脱落比较多，是因为头发更新的速度和产妇体内的雌激素水平有密切相关；头发的更新速度和雌激素的水平成反比关系。女性怀孕以后，体内雌激素水平升高，会延长头发的寿命，脱发速度变得缓慢，本来应该脱落的大量头发继续留在头上。分娩之后，体内雌激素水平迅速下降到正常水平，于是那些寿命被延长的头发开始纷纷脱落，所以在产后会出现大量头发脱落的现象。

此外，产妇脱发还与精神因素和营养状况有关。有的女性受到不良刺激后，心理状态变得不稳定，植物神经功能变得不正常，头部供血不足，也容易诱发脱发。有些女性在怀孕期间或产后哺乳期偏食、挑食，结果造成营养不良，头发也容易折断、脱落。

虽然产后脱发与体内雌激素水平有关，但不能通过服用雌激素来进行治疗。身体内的激素分泌遵循着一定的规律，服用雌激素会影响内分泌的自我调节功能，导致内分泌紊乱，危害身体健康。而且，雌激素对婴幼儿也有一定危害。母亲如果服用雌激素，就会通过乳汁进入婴儿体内。

预防或减少产后脱发可以采取下列措施：

（1）在妊娠期和哺乳期，女性应该保持一个良好的、稳定的心理状态，保持心情乐观、舒畅，避免产生紧张、焦虑、恐惧等不良情绪，遇到问题要及时调整。

（2）注意合理膳食，饮食要新鲜，多吃蔬果、海产品、豆类、蛋类等食物，给身体和头发提供足够的营养。

（3）经常用木制梳梳头，或者用手指适当地按摩头皮，这对头皮的血液循环非常有利，可加快头发新陈代谢的速度。讲究头部卫生，定期洗头，把头皮上的油脂污垢清除掉，以促进新发再生。

（4）按照医生的指示，适量服用维生素 B_1、谷维素及钙片，在一定程度上可以预防产后脱发。随着体内雌激素恢复正常，产后脱发的现象就会自然消失，并且在产后6～9个月后可以重新长出头发。

42．产妇发生肛裂不要紧

肛裂是一种很常见的疾病。肛裂的发生一般是由皮肤及血管机械刺激和炎症的改变而引起的。肛管后部和前部不如两侧坚固，容易损伤，坚硬的粪块可撕裂肛门皮肤，使之反复感染，经久不愈。准妈妈和产妇更容易患肛裂。这是因为，女性妊娠后活动相对减少，肠蠕动减弱，极易产生便秘，干硬的粪块易擦伤肛管皮肤而引起局部感染。而分娩时常常因用力过度，容易撕裂肛管会阴部，引起疼痛和出血，发生肛裂。产妇容易发生肛裂，除了上述原因所致外，更主要是由于便秘所致。

造成产妇便秘的原因主要是，一方面是分娩之后长期卧床休息，很少活动、肠蠕动减慢，同时怀孕时腹壁扩张，产后腹壁松弛无力、腹压降低。这些都会使肠内容物易停滞在肠腔里，难以排出；另一方面是产后饮食不当，过多地进食精细食物，不吃或很少吃蔬菜、水果等富含纤维的食物，饮水少。这样也很容易发生便秘，而诱发肛裂。肛裂的主要症状是便后疼痛，严重者便后疼痛持续可达数小时之久，因而患者惧怕大便，结果使粪便停留在肠腔内的时间更久、更干燥，造成下次排便疼痛，形成恶性循环。

有调查表明，产后便秘者达76.4%，而肛裂者中70.6%有便秘。便秘既是肛裂的原因，又是肛裂的结果，两者互为因果，形成恶性循环。

产妇预防肛裂应从以下几个方面着手：

（1）保持肛门清洁，大便后用温水清洗会阴部和肛门。

（2）少吃辛辣刺激的食物。

（3）避免久坐，要适量活动，经常变换姿势。

（4）预防便秘。

除了上述方法以外，还要经常按摩腹部，可以增强肠蠕动能力。要养成定时排便的习惯，缩短排便间隔时间，以免大便积聚过多或大便变干而造成便秘。一旦发生了便秘，可适量服用一些轻泻药，也可用开塞露促进排便。如果肛裂已经发生，那么应及时就医治疗。

43. 产妇不用预防感冒

分娩会消耗产妇大量的体力和精力，使产妇的身体非常虚弱，抵抗力明显下降，加上褥汗较多，身上毛孔经常处于张开状态，又长期处于温暖的室内，一旦身体受到风寒侵袭，就很容易患感冒。产妇感冒不但自身感到不适，影响身体恢复，还有可能传染给婴儿。婴儿感冒治疗起来比产妇更加困难。所以，产妇要重视预防感冒。

（1）防寒保暖

冬春季节坐月子，新妈妈的居室要保持适宜的温度。家中最好有暖气，如果没有，可以使用电暖器或空调来提高室内的温度。

（2）居室通风

产妇的房间每天都要打开窗户2～3次，每次20～30分钟，保持空气清新，降低室内空气中病原微生物的密度，防止患上传染病。但在房间通风前，产妇和宝宝应该暂时待在其他房间，避免受到冷风的侵袭而着凉。

（3）湿度适宜

如果冬天家中有暖气，室内的空气会变得非常干燥，人长期居住在这种环境中，容易出现口干舌燥、流鼻血、咽痛等症状。所以，有条件的可以在室内使用加湿器，没有条件的可以在室内放盆水或者经常拖地等，这些办法都可以增加空气的湿度。

（4）皮肤清洁

产妇褥汗比较多，衣物及被褥经常很潮湿，非常有利于病菌的生长。因此，产妇必须经常换洗衣物和被褥。晾晒衣被的时候要充分接受阳光照射。这样做不但能保持清洁卫生，而且还能借助紫外线来杀死病菌。

(5) 注意休息

产妇居住的房间要保持安静,这样才有利于产妇休息。而且产妇要保持心情愉快,养成良好的作息习惯,保证躺下尽快入睡,睡眠时间要充足。心情舒畅、充足的睡眠都能增强产妇的抵抗力。

(6) 饮食均衡

冬春季节的饮食中,很多营养物质相对减少,特别是维生素。所以这个季节产妇的饮食要更加注意:应多进食高蛋白质食物和新鲜蔬果,可促进细胞的新陈代谢,有助于提高身体免疫力。此外,还要多喝白开水,增加排尿的次数,有助于体内毒素及时排出,增强抵抗感冒病毒的能力。

⑦隔离消毒

冬季是流行性感冒爆发的季节,产妇要尽量避免去人多的地方,在家中尽量不要接待来访的客人,以减少接触感冒病毒的机会。如果家中有人患上感冒,最好采取隔离措施,可采用食醋熏蒸法,对房间进行消毒。其方法是,每立方米的空间需要食醋5～10毫升,用水把食醋稀释2～3倍,然后关紧门窗,加热食醋,让食醋蒸汽布满整个房间,这样可以有效地杀灭病菌。

44. 夏季产妇中暑不及时处理

在盛夏季节,天气潮湿闷热,刚生产完的产妇为了防止受风寒而穿较多的衣服,发生产后中暑的可能性比较大。产后中暑是一种急性热病,产褥期产妇长时间处于高温环境中,体内热量无法散发,导致电解质紊乱,最终会出现体温中枢调节失常。中暑往往会突然发作,病情发展很快,需要及时处理,否则会造成严重后果,甚至会导致休克死亡。

在平时生活中,产妇要注意以下几点:

(1) 保持室内有一个合适的温度和湿度

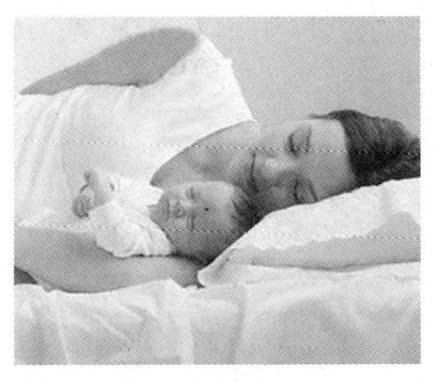

分娩后,产妇身体非常虚弱,会排出大量的汗液,如果进行一些活动,那么出汗将会更多。在这个时候,如果室内闷热不透气,产妇发生中暑或感染的危险性就很高。所以,产妇居室的温度和湿度要适宜。产妇居住的房间要经常打扫清洗,保持清洁卫生,要定时打开门窗换气,让空气通过自然通风保持清新。由于产妇不能吹穿堂风,所以不要让门窗形成对流。

(2) 饮食要丰富,保证适量摄入各种营养素

产妇少吃油腻食物,多吃些易消化的流质食品,以及富含矿物质和维生素的新鲜蔬果。平常要定时喝些温开水,也可喝绿豆汤,但产妇不能贪吃冷饮。

(3) 挑选一款合适的凉席

夏日炎炎,产妇可以用凉席来防暑降温。但产妇不同于平常人,要根据自己的身体状况来选择不同材质的凉席,最好选用天然材质的凉席,如麻制的、丝制的或用草编制的。这些材质的凉席不但不会让身体感到很凉,而且吸汗的效果比较好,可以防止身体出现燥热感。

(4) 合理使用电风扇和空调

夏天,产妇吹电风扇,不要让风直接吹到身上,应将电风扇对着其他地方吹,让风在房间里循环流动,这样不仅可以保持室内适宜的温度,还可以保持空气新鲜,而且对产妇身体不会带来不良影响。产妇居室开空调时,产妇最好不要待在房间里,可以

等到房间降到合适的温度时,再回到房间。即使产妇要待在房间里,也不要让冷风直接吹向身体。

(5) 经常洗澡,注意个人卫生,穿衣服要宽松舒适

产妇每天要用温开水清洗1次身体,出汗后要用毛巾及时擦去汗液;应穿纯棉服装,因其柔软、舒适、吸汗效果好,不要穿透风散热差的化纤类的衣服;产妇要根据天气情况来调整穿着,如天气炎热时可穿短衣、短裤,有利于防暑和防止出现皮肤问题。

总之,产妇一旦出现持续高热,并有面色苍白、呕吐、腹泻、神志不清等症状,就应立即送医院治疗,否则后果不堪设想。

三、产妇吃得越多,身体恢复得越快

产后的女性身体极为虚弱,需要补充各种营养物质来加快伤口愈合,促进身体恢复。许多产妇认为,现在吃东西不用考虑到胎儿的问题了,自然也就不会有那么多的禁忌了。这种想法在某种程度上是有些道理的,那些对胎儿有害,但对母体没有什么危害的东西可以考虑吃了。而且产妇多吃些营养丰富的食品,一般情况下也没什么不好。但是,产妇并不是吃得越多,身体就恢复得越快。考虑到产妇的身体情况的特殊性以及为哺乳做准备,产妇在饮食上还是应该注意一些。

1. 蔬菜水汽大,月子期间产妇应忌食

有人认为,蔬菜水汽大,产妇坐月子时不要吃,否则对产妇产奶不好,容易造成奶水不足。其实,这种想法是不对的。产褥期产妇的饮食原则是营养均衡,不能只吃高蛋白、高热量的肉类。实际上,产妇如果蔬菜、水果吃得不够,就很容易导致大便秘结。

而且产妇身体康复及乳汁分泌都需要更多的维生素和矿物质。蔬菜和水果中富含维生素和膳食纤维,可以促进胃肠蠕动,提高食欲,促进人体对糖分和蛋白质的吸收。尤其是蔬菜中含有大量的维生素C,具有止血和促进伤口愈合的作用。

因此,产妇只要胃肠没有不适,吃新鲜蔬菜和水果都大有益处。但需要注意以下几点:

(1)产妇的胃肠功能较虚弱,应从少量开始吃。

(2)产妇的胃肠对冷刺激很敏感,不要吃过凉的蔬菜和水果。如果过凉就很容易导致胃肠淤血,影响消化功能。

(3)产妇的抵抗力弱,一定要注意食物的清洁、卫生。

2.产妇吃鸡蛋越多越好

产妇在产后身体比较虚弱,多吃些营养丰富的鸡蛋及其他食物,对恢复身体是大有益处的。很多人认为产妇吃鸡蛋越多越好,于是便毫无顾忌地大吃起来,一天竟然吃10多个鸡蛋,其他肉类就很少吃,结果身体不但没恢复好,反而得了贫血和胆囊炎。

虽然鸡蛋中含蛋白质多,具有极高的生物价值,吸收率达到95%,是人体较好的蛋白质来源。但是,再好的食物也要适量。而且鸡蛋中的脂肪和胆固醇含量都很高,脂肪占10%,胆固醇约300mg/个。因此,鸡蛋吃得过多,会导致脂肪和胆固醇过剩,难以消化,易患胆囊炎。

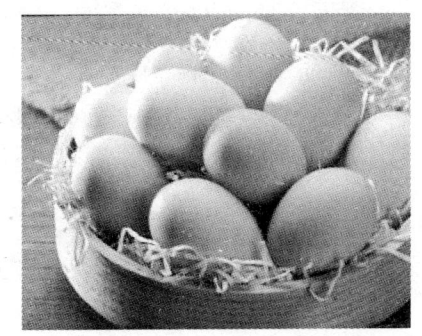

那么,产妇每天吃多少个鸡蛋合适呢?产妇和普通人一样,每天吃3个鸡蛋就能满足身体的需要。根据临床试验,

一位产妇或普通人,每天吃 40 个鸡蛋与每天吃 3 个鸡蛋,人体所吸收的量是相同的。如果吃得太多,不仅是一种浪费,而且也不能全部被消化吸收,还会增加胃肠负担,甚至会引起消化不良等胃肠道疾病。

所以,产妇不应该偏好某种食物或迷信一些不科学的习俗而限制其他营养素的摄入。

3.产妇需要多吃营养滋补品

随着生活水平的提高,人们越来越重视营养上的补充,特别是一些产妇,往往是"供大于求",在一般饮食的基础上,家人或产妇自己总是认为,应该再吃点滋补品来增加营养。这种想法是可以理解的,如果补充不当,往往会引起副作用。

产妇每天需要的热量约为 3000 千卡,其中包括蛋白质 90～100 克,钙质 1200 毫克,铁 28 毫克。产妇如果每天能吃主食 400～500 克,肉类或鱼类 200～250 克,鸡蛋 1～3 个,豆制品 100 克,豆浆或牛奶 250～500 克,新鲜蔬菜 500 克,水果约 200～400 克,就可以满足哺乳期的营养需要,在正常情况下不需要进补。

临床上经常可以见到,不需要大补而进行滋补的产妇,这样很容易发生内分泌功能紊乱,甚至发生高血压、肥胖等疾病。

如果产妇的身体的确有不适,如产后血虚、血淤、气虚等症,可适当选用滋补品来进行调补。

但是,并不是所有的产妇都需要额外补充营养。如果身体健康,产后无明显虚损者,饮食均衡多样化,就能满足所需营养,不需要多此一举。产妇如果确定需要补充营养,那么应在营养师或医生的指导下科学地进补,切勿盲目进补。

4．汤比肉更有营养

在医院产科病房区，我们经常会看到产妇家属进进出出，他们手里都拿着保温瓶，保温瓶里面装着各种大补的汤，他们都认为汤能补血补身。其实，这是普遍存在的饮食营养误区。

汤里有90%多是水分，还有少量溶出的无机盐（如钾、钠等）、氨基酸、脂肪及含氮浸出物，如嘌呤、核苷等。因此，肉汤里的营养含量还不到肉原料的10%，如果只喝汤不吃肉，既不能获得充足的营养，又浪费食物。

产妇分娩后代谢机能旺盛，出汗量和尿量增多，乳汁中80%多是水分，而水分不足会使乳汁减少。产妇多喝汤水是应该的，如蛋汤、排骨汤、鸡汤等，既有利于乳汁分泌，又有润肠作用。而且，汤水可补充水分，促进胃液的分泌，增进食欲。但产妇喝太多的汤会适得其反。所以，产妇饮汤一定要科学。

（1）不宜在产后大量饮汤

产后1～2天内，产妇机体组织中潴留的水分迅速返回循环，使血容量增加，在这种情况下，产妇如果大量饮汤就会加重心脏、肾脏的负担。同时，新生儿需乳量少，而喝汤有催乳作用，可导致乳汁淤滞而引起乳房胀痛，若处理不当易发生急性乳腺炎。因此，分娩后1周内产妇喝汤应适量。

（2）不宜喝高脂肪浓汤

如老母鸡汤、猪蹄汤、排骨汤等。产妇喝高脂肪浓汤易产生油腻感，影响食欲，导致发胖。另外，婴儿对高脂肪乳汁不能很好地吸收，易引起腹泻。因此，产妇应喝蛋花汤、鱼汤、豆腐汤、瘦肉汤、蔬菜汤、面汤及米汤等，以满足母婴对营养素的需要。

5. 多吃肉可补益产后虚损

大多数产妇都认为吃得越多越补,特别是肉类,有的产妇甚至1天吃1只鸡,一餐吃5~6个鸡蛋。其实,这种盲目的进补方式是有损身体健康的。

营养学家认为,在一个平衡的膳食中,产妇没有必要每天大量进食蛋、肉等高蛋白食物。而且,鸡肉中的蛋白质含量为23.3%,鸡蛋中的蛋白质含量为14.8%~20%。产妇如果天天吃这些高蛋白食物,就会加重胃肠道负担,影响其他营养物质的摄入,使营养失去平衡。此外,产妇过多摄入蛋白质,机体还会产生大量硫化氢、组织胺,造成血液中氮质增高,可引起腹胀、食欲减退、头晕、疲倦等病症,导致血液中的胆固醇增多,加重肾脏肾小球过滤的负担,甚至会引起组织和器官变性,罹患癌症。

同时,过量的高蛋白还会使乳汁中脂肪的含量增高,婴儿难以吸收而导致腹泻,婴儿长期腹泻会出现营养吸收不良,生长发育缓慢。

因此,产妇在坐月子期间要适当摄入营养,食物要多样化,不能偏食。而且,动物性蛋白与植物性蛋白要搭配食用,做到蛋白互补,荤食与豆制品混合食用,这样有利于产妇身体恢复和哺乳需要。

6. 猪腰是产妇最佳的动物性食品

猪腰也就是猪的肾脏,属于内脏类,很多人认为猪腰补肾,是产妇的最佳动物性食品。所以,月子期间,有的产妇每天吃两三个猪腰。结果1个月后,发现胆固醇偏高了。

猪腰中含蛋白质15.4%,含铁、锌及B族维生素较一般肉类要高,是较好补充蛋白质及维生素的食品。但因为胆固醇含量高,为354毫克/100克食物,是一般肉类的2~4倍。长期大量食用猪腰,会导致胆固醇过量蓄积,血胆固醇易升高,易形成动脉粥样硬化。

人体每天需要大约300毫克的胆固醇就足够了,如果长期大量食用含胆固醇高的食物,就会破坏机体自身胆固醇的调节系统,使血液中胆固醇浓度升高。因此,产妇坐月子不能大量食用猪腰。可多选择瘦猪肉、牛肉、羊肉、鸡肉、鱼、蛋等动物性食品,适量进食动物内脏和血,每周吃两次动物内脏,如肝或肾等食物,可补充铁质,预防贫血。

7. 产妇可多喝姜汁或多吃姜

很多产妇认为姜能补身祛风,所以,产后就开始大量吃姜,同时还吃很多猪脚姜醋,觉得猪脚姜醋能催乳,应该多吃。其实,这种做法是不正确的。

中医认为产妇身体虚寒,适宜吃一些温性的食物,如红糖、生姜、芝麻、羊肉、黄鳝等。在月子里生姜可能是女性一生中用得最多的食材,如姜醋、姜炒菜炒饭、生姜煮汤、姜水洗澡、洗头等,可以说月子里生姜无处不在。

虽然生姜有很多益处,但是生姜要用得适量和适时,产妇不能大量和长时间地进食。因为生姜性温热、辛,可疏风解表、散寒,促进恶露排出,促进血液循环。如果产妇过多食用则会增加血性恶露,使恶露排不净,子宫内膜修复不好,造成贫血,导致产后体弱。

因此,产妇应适当地进食生姜,等恶露转为颜色淡黄的白色恶露时是最佳的进食时间,以隔天小半碗姜汤或一碗姜醋的量为宜,可持续10天左右,但不宜食用浓姜汤。如果恶露突然增多或颜色变鲜红,应暂时停止食用或减少食用量。

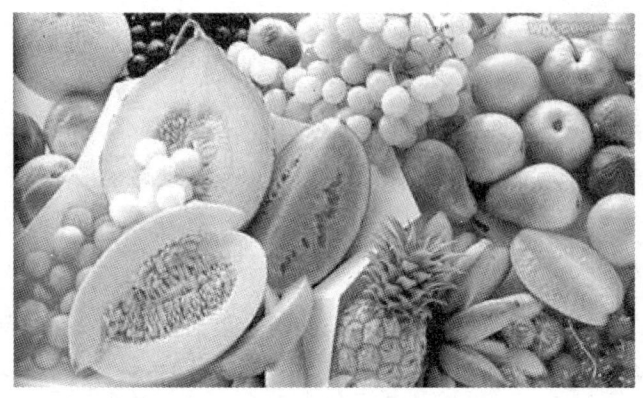

8. 产妇的饮食越清淡越好

营养专家认为,产妇的饮食应以清淡为主,但并不等于越清淡越好。有些人认为清淡就是所有食物都不放盐或其他调味品,或所有食物的烹调都用水焯。其实,这种既不能炒也不能焖的烹调方法,是不正确的。

众所周知,盐、酱油和所有咸味的调味品中均含有钠,钠是人体中不可缺少的重要元素,食盐是人体获得钠的主要来源。而钠可调节和维持体内含水量的恒定,可调节体液的酸碱平衡,维持液渗透压平衡,参与糖代谢及维持神经肌肉的应激性。

产后大量出汗,特别是在夏天生产的产妇汗更多,汗中带走了大量的钠,如果不适当补充,时间长了血液中钠的浓度就不能维持在正常水平。这样,不但影响体液的平衡,还会影响肌肉的应激性,出现无力、血压降低等现象,严重的还会造成脑部缺血。

因此,营养学家提倡产妇钠的摄入量每天为2500毫克左右,如出汗多者应该酌量增加,每天5~6克的盐或30毫升的酱油是必需的,但不主张多吃腌渍食物或罐头食品。

9. 虚弱的产妇可多服西洋参

西洋参又叫花旗参,主要产自加拿大和美国,在我国也有栽培。其性味甘、微苦、凉,归心、肺、肾经。女性由于怀孕期间不能吃过多大热大补的药和食物,否则会导致宝宝出生后难带,且易生疮。因此,很多女性认为产后可常服西洋参。

西洋参的主要功效有益肺阴、清虚火、生津止渴,一般用于阴虚火旺、肺虚、咯血,还可用于虚热或热病后津液不足、烦咳等症。阴虚火旺临床表现为两颧发红、五心烦热、午后潮热、盗汗、口干不欲饮、舌质红少苔或无舌苔,严重者可由于虚火旺盛造成迫血妄行的出血症,如咯血、衄血等。

由此可见,西洋参不适宜用于气虚、阳虚、血虚体质的人。如阳虚的人本身体质是阳气不足,如果长期服用西洋参,就会使本来火已不足的患者进一步加重病情。产妇产后失血过多,元气大伤,这时本该吃大补元气的补血剂,却吃了西洋参,导致病情加重,使身体更难以复原。

值得产妇注意的是,凡药必毒,用之得当能治病,用之不当则害人,在选择药补的时候,一定要慎之又慎。

10. 产妇应忌口

很多地方的习俗是产妇要忌口,结果造成产妇只能吃有限的几种食物,如鸡蛋、瘦肉等。实际上,确实有一些对产妇身体恢复和泌乳不利的食物,如麦芽水、人参、韭菜等刺激性的食物。但其他大多数的食物并没有科学依据证明对产妇恢复不利。

分娩时,产妇消耗很大体力,产后身体要恢复,同时又要哺育宝宝。因此,需要的能量和营养素较多,产妇仅吃一两种食物,既不能满足身体的要求,也不利于乳汁的分泌。

产妇的营养需求几乎是正常成年人的 1.5 倍,而产妇忌口是绝对达不到营养要求的。民间所说的腥膻之物,如鱼、羊肉、牛肉等,对产妇是非常好的食物。而且,不管是海鱼还是淡水鱼,肉质都很细腻,味道鲜美,特别适合产妇食用。鱼类中的脂肪含量较低,可避免脂肪过量影响婴儿和预防产后发胖,海鱼的脂肪里含长链脂肪酸多,对婴儿的大脑和视力发育都有利。

羊肉富含蛋白质、铁、锌等微量元素,不但具有和胃驱寒、滋补强身的功效,还有催乳的作用。产后用羊肉加当归、生姜一起炖汤给产妇吃,可治产妇少乳和小腹疼痛。牛肉中含蛋白质和微量元素都较高,而脂肪偏低,产妇多吃牛肉也可改善产后贫血。对于其他的海产类如虾、蟹和贝壳类等,性味偏寒,产妇坐月子期间则不适宜多吃。

11. 产妇应多喝鸡汤

产妇多喝鸡汤是多数人的共识。的确,鸡汤的营养非常丰富,它含有水解后的动物蛋白、氮浸出物、鸡油脂、矿物质等,对体质虚弱的人群有很好的滋补作用。由于鸡肉在炖煮的过程中营养物质较容易进入汤中,而且,体质虚弱者多数存在蛋白质、矿物质及其他微量营养素缺乏的情况,鸡汤正是很好的选择。

但是,中医认为,鸡汤也并非人人都适合食用,它具有的温中、益气、补虚的功能,对于产妇来讲,整天蜗居家中,难免会上火。因此,有肝阳上亢的产妇,如有血压升高或肝风内动者,食用鸡汤能生痰、助火、动风。可见,若用鸡汤给这类产妇补身,等于火上浇油,不仅达不到补养的目的,还会因此产生"火奶",从而影响哺乳。

12. 产妇可多吃红糖

红糖性温，由于含高铁而呈红色，并且钙质和其他矿物质的含量也都远远超过普通白糖。因此，长期以来红糖一直被当做是产妇必不可少的补品。

此外，红糖中还含有丰富的锰、锌等微量元素和蛋白质，释放能量快，其中含有的"益母草"成分可以促进宫缩，排出宫内淤血，具有益气养血、健脾养胃、驱散风寒、活血化淤的作用。

现代医学研究显示，红糖虽有很多好处，但是过量食用反而对身体不利。这是因为，现在的妈妈多为初产妇，产后子宫收缩较好，恶露亦较正常。而红糖有活血的作用，产妇如果食用较多，就很容易引起阴道出血增加，造成不良的后果。

由于红糖含糖量高，热量也高，饮用过多会损坏牙齿，以及会造成产后肥胖。尤其是在夏季，产妇如果食用过多的红糖，会加速出汗，使身体更加虚弱，甚至中暑。而且，红糖在储藏、运输等过程中，也容易滋生细菌，很不卫生。所以，红糖应煮开后再饮用，不可用开水冲服。

值得产妇注意的是，饮用红糖的时间不宜太长，一般控制在产后7～10天为宜。

13. 产妇多吃人参

很多产妇认为，产后用人参炖鸡或用人参炖瘦肉汤可以补身。中医认为人参性味甘微温，归脾肺、心经，有大补元气、补脾益肺的功效，可治疗气虚欲脱、气息短促、脉微欲绝的危重病症或治疗大出血后出现的气随血脱的危重病症，是一种补气固脱的急救药。

但是，人参一般不用于有实证、有外邪的病症，如产妇里热炽盛，湿热症不宜用人参，以防助热恋湿热不易除去。一些阴虚火旺的产妇也应慎用人参，以防助火更旺而产生热扰心神的精神错乱症。

可见，产妇服用人参以及过量服用人参都是不科学的，它不仅容易导致出血过多，还不利于产妇恢复体力。

当然，产妇也不是绝对不能服用人参。健康的产妇在产后3周左右，伤口已愈合，新生的子宫内膜已基本复原，恶露已基本干净，此时如果服用一些人参，既可以补养身体，增强产后元气，有利于体力恢复，又不会引起烦躁不安、出血过多。但1次服用人参不宜过多，每次以5～10克为宜。

14．产妇喝麦乳精滋补

虽然麦乳精营养丰富，味道可口，能够滋补身体，但产妇在哺乳期间常喝麦乳精是不科学的。这是因为，麦乳精中的麦芽会抑制乳腺分泌乳汁，哺乳期产妇如果经常喝麦乳精，就会使乳汁的分泌量明显减少。所以，中医历来把麦芽作为回乳的用药，禁止产妇喝麦乳精。

15．产妇经常吃巧克力

产妇如果经常吃巧克力，巧克力中所含的可可碱就会进入母乳，并通过哺乳进入婴儿的体内，损害婴儿的神经系统和心脏，导致消化不良、睡眠不稳、哭闹不停等。此外，产妇常吃巧克力也会影响食欲，造成身体所需的营养供给不足。这样，不仅会影响产妇的身体康复，还会影响婴儿的生长发育。

16. 产妇可多喝茶水

产妇多喝茶水可以增加乳汁的分泌。但茶叶中含有的鞣酸也会影响肠道对铁的吸收，容易引起产后贫血。此外，茶水中还含有咖啡因，产妇饮用茶水后不仅难以入睡，影响体力恢复，咖啡因还可通过乳汁进入婴儿体内，导致婴儿发生肠痉挛或突然无故地啼哭。所以，产妇应少喝茶水。

17. 以米酒代水给产妇烹调食物

有些地方的习俗是，不能用生水给产妇烹调食物，否则会患产后风湿病，必须要用自己家酿的米酒作为烹调用水。所以，坐月子期间产妇吃的、喝的都是米酒。

中医认为，米酒性温，可以增加产妇的血液循环和新陈代谢，驱走寒气，适当食用可促进产妇康复。但是关于多吃可预防风湿病和神经痛的说法则无科学依据。而且，产妇过量食用米酒也会使恶露的时间延长，增加血性恶露的时间和出血量，导致失血性贫血。

众所周知，酒精是刺激性物质，对产妇虚弱的身体也是一种刺激，它能通过乳汁被婴儿吸收，对婴儿娇嫩的皮肤产生刺激，导致出疹。最大的害处是酒精对婴儿的脑部发育有害。

水是人体必需的营养素，人体构成的70%都是水，细胞内外都需要水，新陈代谢也需要水，产妇应多补充水分，以恢复代谢和保证乳汁的分泌。因此，月子期间要慎用米酒，以免对子宫的恢复和婴儿的发育不利。

18. 产妇可多吃辛辣的食物

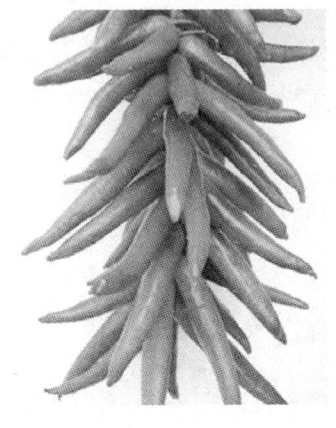

月子里没有胃口，有些产妇会吃一些辛辣的食物来开胃。但辛辣食物有害于产妇的健康。因为，刚分娩后的产妇体内有热，容易出现口舌生疮、大便秘结等不适，甚至会引起痔疮。而且，产妇体内的热会通过乳汁影响宝宝，使宝宝患病。因此，产后1个月内，产妇不宜多吃蒜、辣椒、胡椒、茴香、韭菜等刺激性的食物。

19. 为了恢复体形和美容，产妇拼命吃水果

水果香甜可口，营养丰富，食用方便，适合产妇日常食用，并且食用水果还有助于产妇预防某些疾病的发生。但是，过量食用水果有害而无益。因为水果中所含的葡萄糖、果糖经胃肠道消化吸收后可转化为中性脂肪，从而引发高脂血症。

因此，产妇食用水果一定要适量。一般来说，每天饭后吃1个水果，保证营养摄入量就够了。但也不是所有的水果都适合产妇食用。下面是适合产妇食用的水果：

(1) 香蕉

香蕉中含有大量的纤维素和铁质，有通便补血的作用。产妇多爱卧床休息，胃肠蠕动较差，常常发生便秘。再加上产后失血较多，需要补血，而铁质是造血的主要原料之一。所以，产妇多吃些香蕉能防止产后便秘和产后贫血。如果产妇摄入的铁质多了，

乳汁中铁质就会增多,这对预防婴儿贫血有一定的帮助作用。

(2) 橘子

橘子中含维生素 C 和钙质较多,维生素 C 能增强血管壁的弹性和韧性,防止出血。产妇的子宫内膜有较大的创面,出血较多。如果吃些橘子,便可防止产后继续出血。而钙是构成婴儿骨骼、牙齿的重要成分,产妇适当吃些橘子,能够通过乳汁把钙质提供给婴儿,这样不仅能促进婴儿牙齿、骨骼的生长,还能防止婴儿发生佝偻病。另外,橘核、橘络(橘子瓣上的白丝)还有通乳作用。

(3) 山楂

山楂中含有丰富的维生素和矿物质,对产妇有一定的营养价值。此外,山楂中还含有大量的山楂酸、柠檬酸,能够生津止渴、散淤活血。产妇由于过度劳累,往往食欲不振、口干舌燥、饭量减少,如果适当吃些山楂,能够增进食欲、帮助消化、加大饭量,有利于身体康复和哺乳。

(4) 红枣

红枣中含有丰富的维生素 C,以及大量的葡萄糖和蛋白质。中医认为,红枣是水果中最好的补药,具有补脾活胃、益气生津、调整血脉、和解百毒的作用,尤其适合脾胃虚弱、气血不足的产妇食用。红枣味道香甜,吃法多种多样,既可口嚼生吃,也可熬粥蒸饭吃。

(5) 桂圆

桂圆又叫龙眼,是营养极其丰富的一种水果。中医认为,桂圆味甘、性平、无毒,入脾经心,为补血益脾之佳果。对于体质虚弱的产妇,适当吃些新鲜的桂圆或干的桂圆肉,既能补脾胃之气,又能补心血不足。

(6) 奇异果

奇异果又称猕猴桃,味甘性冷,维生素C含量极高,有解热、止渴、利尿、通乳的功效,常食可强化免疫系统。奇异果因其性冷,产妇食用前应用热水烫,每日以1个为宜。

(7) 榴莲

榴莲味甘性热,盛产于东南亚,有水果之王的美誉。因其性热,能壮阳助火,对加强体温、促进血液循环有良好的作用。

(8) 苹果

苹果味甘、性平微凉。不仅具有抗癌的功效,还可促进大脑发育,增强记忆力。此外,苹果还有生津、解暑、开胃的功效,因其含有丰富的纤维素,可促进消化和肠壁蠕动,减少便秘。所以,产妇可适当吃些苹果。

(9) 木瓜

木瓜的营养成分主要有糖类、膳食纤维、蛋白质、维生素B和C、钙、钾、铁等,主要产于我国南方。由于木瓜中含有一种木瓜素,有高度分解蛋白质的功效,鱼肉、蛋类等食物在极短时间内便可被它分解成人体很容易吸收的养分,直接刺激母体乳腺的分泌。产妇乳汁稀少或乳汁不下,均可用木瓜与鱼同炖后食用。

(10) 葡萄

葡萄味甘酸,性平。有补气血、强筋骨、利小便的功效。因含铁量较高,可用来补血。葡萄制成葡萄干后,铁占的比例更大,可当做补铁食品。常食用可消除困倦乏力、形体消瘦等症状,是健体延年的佳品。女性产后失血过多,更可以把葡萄作为补血佳品来食用。

20. 产妇不能吃盐

在民间有一种传统的说法,产妇在坐月子乃至哺乳期间都不能吃盐，吃了会对自身和宝宝都不好。于是，很多产妇在月子里吃的食物都不放盐，弄得产妇没了胃口，食欲不振，营养缺乏，反而影响了产妇泌乳。

众所周知，盐中含有人体内必需的物质——钠，如果人体内缺钠，就会出现低血压、头昏眼花、恶心、呕吐、无食欲、乏力、容易疲劳等现象。由于产妇在生产时和产后都出汗较多，乳腺分泌也比较旺盛，体内很容易缺水、缺盐。这时，如果再限制产妇摄入盐，就会影响体内电解质的平衡，同时也会影响产妇的食欲，进而影响产妇泌乳，最终会影响到婴儿的身体发育。

所以，月子里的产妇既不能过多食盐，也不能忌盐。专家建议，在产后的前3天，产妇应保持与家人同样的食盐摄入量（可比世界卫生组织推荐每天5～6克的低盐摄入量略多），3天后可适当减少，保持低盐水平即可。

第五章

喂养误区

一、母乳喂养随意性大

许多新妈妈在喂养宝宝的时候，觉得只要奶水充足，宝宝愿意吃，应该就没什么问题。这种看法应该说是代表了大多数新妈妈的观点，因为现在很多新妈妈并没有哺乳经验。实际上，新妈妈除了要在饮食上进行调整，以保证奶水充足之外，还有许多事情需要注意。如果你的哺乳方法不对，不但会给宝宝造成不良的影响，还会影响到自身健康。

1. 新妈妈生气时喂奶

大多数的新妈妈都知道，自身的营养状况会影响母乳的质量，但很多新妈妈却不知道，心情同样也会影响母乳的质量。

随着社会的发展，人们的生活节奏越来越快，竞争越来越激烈，使得人们情绪波动也比较大。处于哺乳期的新妈妈，由于角色的转变，从一个无忧无虑、活泼的少女一下转变成了为人妻为人母，心理上难以很快转变过来。如果夫妻感情不和、生活不如意、理想与现实有很大的差距等多方面的原因,就很容易导致新妈妈出现愤怒、焦虑、紧张的情绪。此外,日夜精心照顾宝宝,致使身心劳累,容易造成肝郁气滞,甚至产生淤血,使得奶水量更少。这时,宝宝如果吃了妈妈的奶,心跳就会加快,变得烦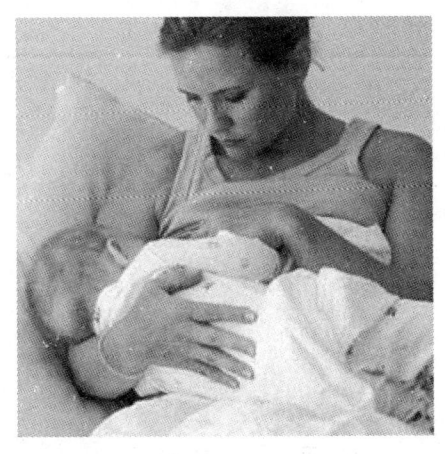躁不安,甚至夜睡不宁,哭闹不止,并伴有消化功能紊乱等症。

科学研究表明,人在生气时会耗费大量的精力,生理反应十分强烈,分泌物成分复杂,人体内可产生毒素。此种毒素可使水变成紫色,并且有沉淀。如果新妈妈在生气时或刚生完气就给宝宝喂奶,这种毒素会随着奶水进入宝宝体内,造成宝宝中毒,轻者生疮,重者生病。

还有的新妈妈在给宝宝喂奶时,夫妻双方发生争吵,如果夫妻双方的动作过于激烈,将会危及到宝宝的生命。

所以,哺乳期的新妈妈不要在生气时或刚生完气就给宝宝喂奶。除了要有充分的休息外,还要保持精神和情绪稳定,最好不要炒股或做一些使情绪大起大落的事情。多听音乐,读一些好的书刊,做一些有益健康的运动,这对乳汁的质和量都会起到较好的效果。

2. 新妈妈运动后立即喂奶

许多爱美的女性在产后急于恢复体形,却不知怎样选择安全有效的运动方式;还有的产妇,刚从医院回到家,就开始做繁重的家务活,一刻也闲不住。研究表明,人在运动中体内会产生大量的乳酸,乳酸会通过妈妈的血液进入乳汁,使乳汁变味,使得宝宝不爱喝,同时还会影响到乳汁的质量。一般中等强度以上的运动,人体就会产生乳酸,哺乳期的新妈妈如果需要运动或干比较繁重的体力活,最好在这之前给宝宝喂奶。所以,正在哺乳期的新妈妈,只适宜从事一些简单的劳动,劳动结束后也要先休息一会儿才可以给宝宝喂奶。

　　一般休完产假后,有些新妈妈既要上班,又要继续给宝宝哺乳。下班后,新妈妈一想到家中还有待哺的宝宝,就急急忙忙往家赶。专家认为,新妈妈走路走得太急会产生"热奶"。所以,新妈妈一回到家,不能马上给宝宝哺乳,最好休息15~20分钟后再给宝宝喂奶。

3．新妈妈躺着给宝宝喂奶

　　刚出生的宝宝既不会坐,也不会走,新妈妈只好让宝宝躺在床上吃奶。其实,这样做是不科学的。首先,宝宝的胃和成人不同,宝宝的胃呈水平位置,入口也较成人的松,如果新妈妈躺着喂奶,空气就容易进入胃里,引起宝宝吐奶、腹胀,严重时吐的奶容易反吸到气管里引起窒息。有时,宝宝也会因妈妈睡着被挤压在双乳间而引起窒息。

　　其次,宝宝的咽鼓管较短,位置平而低,新妈妈躺着喂奶时,如果有奶或宝宝的呕吐物流进宝宝的耳朵里,就很容易发生感染。由于宝宝的免疫机能还不健全,极易得急性化脓性中耳炎,如果治疗不及时,就会导致耳聋。所以,新妈妈既不要躺在床上给宝宝喂奶,也不要让宝宝躺在床上吮吸奶瓶。

　　正确的哺乳姿势应该是新妈妈坐在床上或椅子上,将宝宝抱

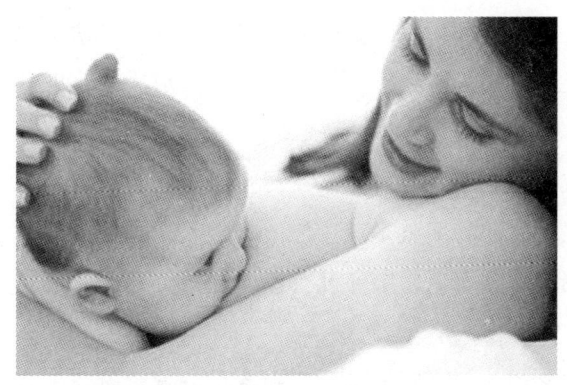

起,让宝宝的头部与水平线呈45度的角。人工喂养也是如此。而且,宝宝吃完奶后要轻轻拍几下宝宝的背部,让宝宝胃里的空气排出。

4．新妈妈喂奶时逗宝宝笑

很多新妈妈都喜欢逗宝宝发笑,即使在给宝宝喂奶时也不例外。其实,这种做法是不对的。宝宝在吃奶时,如果因被逗引而发笑,就会使喉部的声门打开,吸入的奶汁可能会误入气管,轻者呛奶,重者可诱发吸入性肺炎。所以,新妈妈千万不要在喂奶时逗宝宝笑。

5．定时给宝宝喂奶

有的新妈妈认为,给宝宝喂奶最好定时,如果时间还没有到,不管宝宝怎么哭,也不要去喂奶。原因是,宝宝哭才能使宝宝的心脏变得更强健,哭对于宝宝来说是一种很好的运动。同时,定时喂奶还能够培养宝宝的忍耐力。而且,还有些新妈妈为了自己方便,在宝宝不想吃奶时硬喂,在宝宝想吃奶时又不喂。其实,这种无视宝宝需求的喂养方法是不科学的。

食欲的节律,是宝宝身体上的要求,是因人而异的,硬要在时间上整齐划一，实际上是极大的错误。成功地让宝宝习惯了定时喂奶，新妈妈可能会感觉到很轻松，但对于宝宝的感觉却是一种伤害。

宝宝总是在通过各种方式竭尽全力地把自己的渴望传递给母亲，想吃奶时的啼哭就是其中之一。但是，当宝宝明白自己无论怎么哭都吃不到奶时，宝宝就会渐渐地放弃这种正确传递自己情绪的欲望。

一般来说，母乳喂养的宝宝每次的吃奶量都不一定相同。而妈妈的每次乳汁的分泌量也不一定相同。宝宝自身个体差异很大，不能用同一标准硬性规定喂奶的时间。如果宝宝的确饿了，妈妈却任由宝宝怎么哭也要等到喂奶的时间，这种做法不但会影响宝宝的生长发育，还会给宝宝的心理健康造成不良的影响，使其对周围世界缺乏信任感和安全感。

可是，如果按需喂奶会不会使宝宝的生活没有规律呢？其实，随着妈妈奶水的增多和宝宝胃容量的增大，宝宝吃奶的间隔时间自然会渐渐延长，形成自己的规律。

出生28天以内的新生儿，更不要定时喂奶。在经过1～2个星期后，宝宝就会渐渐形成一定的吃奶规律。而且，按需喂奶，不但可以有效地刺激催乳素的分泌，能使乳汁分泌得更早些，还可预防奶胀，降低急性乳腺炎的发生几率。

然而，也有些宝宝过于安静，即使饿了也不哭。所以，对这些不善于啼哭的宝宝，应该注意他们的体重。宝宝的体重如果不增加时，就应该考虑增加喂奶的次数。但有些宝宝总是有吃奶的要求，有可能是宝宝吸吮位置不正确，吃不到足量的奶。吃奶的时间很长，由于疲劳而入睡，但很快又醒了。也有可能是喂奶的时间太短或母乳过稀。如果出现这些问题，新妈妈就应改进喂奶的方法。

总之，定时给宝宝喂奶是不可取的，新妈妈应该做到按需喂奶，即宝宝什么时候饿了就什么时候喂。

6．新妈妈用香皂清洗乳房

为了保持乳房的清洁，有些新妈妈经常用香皂来清洗乳房。其实，这种做法是不正确的。因为香皂类清洁物质可通过机械与化学作用除去皮肤表面的角化层，促使皮肤表面"碱化"，有利于细菌生长。时间一长，乳房就可能会发生炎症。因此，正确的做法是，每天应该用温开水来清洗乳房。

7．新妈妈着浓妆喂奶

有些新妈妈因为交际或工作需要而浓妆艳抹，回到家后没有卸妆就直接给宝宝喂奶。其实，这种做法是不对的。浓妆艳抹时，陌生的化妆品气味会掩盖熟悉的母体气味（又称体臭），而母亲身体的气味对宝宝有着特殊的吸引力，并可激发出愉悦的进餐情绪，即使刚出生的宝宝，也能将头转向母亲气味的方向寻找奶头。因此，母亲体味有助于宝宝吸奶。如果新妈妈着浓妆喂奶，宝宝难以适应，就会导致宝宝情绪低落，食量下降而影响发育。

8．新妈妈穿工作服喂奶

有的新妈妈为了方便，穿着工作服就给宝宝喂奶，这样做容易危害宝宝的健康。这是因为，工作服上往往粘有油垢、尘土、纸屑和毒性强的化学物质等。宝宝吃奶时，会把这些脏物和毒物吸进嘴里，因宝宝抵抗力较差，肝脏的解毒功能较弱，就很容易发生肠道疾病，甚至会发生慢性中毒，危害健康。所以，新妈妈给宝宝喂奶前，一定要脱下工作服，换上自己的衣服，并把手洗干净。

9. 房事后立即喂奶

很多新妈妈在房事后立即给宝宝喂奶。其实，这种做法是不正确的。我国古代医书里就有记载，采用母乳喂养宝宝的新妈妈，在性生活后不可立即哺乳。因为新妈妈在性生活时非常兴奋，中医认为"相火内动"，新妈妈可能会分泌出"热奶"，影响乳汁的质量。实际上，人在喜怒哀乐的情绪变化的时候，体内的代谢与安静状态不同，必然会影响到乳汁的质量。所以，房事后哺乳不利于宝宝的健康。

10. 洗澡后马上喂奶

许多哺乳期的新妈妈，在冬天都喜欢洗热水澡，然后，暖融融地抱起宝宝哺乳。其实，这种做法是不对的。专家认为，新妈妈刚洗完热水澡后并不适宜立即哺乳。这是因为洗热水澡，身体的温度升高，乳汁的温度也会随着升高，如果这时哺乳，"热奶"可能会伤害到宝宝。正确的做法是，妈妈洗完热水澡后应该休息一会儿，再给宝宝哺乳。

在夏季，天气炎热，许多哺乳期的新妈妈喜欢用凉水洗澡。新妈妈洗凉水澡，血管遇冷收缩，体温下降，乳汁的温度也会随着降低。而且，母乳受冷的影响，可能会发生质和量的变化。这时，新妈妈如果马上给宝宝哺乳，宝宝容易产生不适。所以，新妈妈洗完凉水澡后，也要休息一会儿，再给宝宝哺乳。

另外，宝宝洗完澡之后也不宜马上吃奶，因为宝宝的气息产生了变化，气息未定时就吃奶会使宝宝脾胃受损，甚至有可能会患上赤白痢疾。

二、产后催奶误区

产后,有些新妈妈奶水很充足。但是,奶水不足的新妈妈也有很多。这时,催乳就成了新妈妈的一项非常重要的工作了。新妈妈奶水少不要太着急,要保持平静的心态,保证营养充足,不吃对哺乳不利的食物,必要时可求助医生来采取治疗措施。实在不行,还可以喂奶粉。虽说母乳喂养好,但使用优质的奶粉喂养的宝宝一样可以健康、聪明。

1. 产后马上喝浓汤催奶

专家指出,产后两三天产妇不会分泌很多乳汁,乳腺管也不是特别通畅。这时,产妇如果马上过多地饮用高脂肪浓汤来催奶,就有可能会因为催奶而导致乳腺管堵塞,引起发炎,影响母乳喂养。同时,产妇摄入大量脂肪,还可能会引起胃肠道胀气,影响食欲,甚至体态会发胖、变形等。因此,在产后一两天,产妇喝些清淡的汤或医院特别配制的食物,保证能量充足、迅速恢复体力才是保证泌乳的关键。产后1个月才是产妇催奶的最佳时期。

2. 用桂圆等补品催奶

乳汁的分泌量与遗传有关,对于刚分娩的新妈妈来说,有些食物是不宜在哺乳期食用的,否则会起到"回奶"的作用。如含有麦芽成分的麦乳精、麦片等,产后产妇喝红枣桂圆汤、红糖水等,都不利于子宫收缩、复原和恶露排出。因此,产妇产后不宜用桂圆等补品催奶。

3．自制催奶食谱

有的产妇在输乳管还没有完全畅通的情况下,就急着采用各种方法来催乳。有的产妇自制催奶食谱,如猪蹄汤、鱼头汤、鲫鱼汤、归芪鲤鱼汤、黄花木耳猪蹄汤、当归猪蹄汤、何首乌炖鸡等,这种方法不可取。由于每个人的体质不同,催奶的方法也不尽相同,况且有的汤中还含有中药成分。所以,产妇最好咨询专业的中医医师,不要盲目地用各种自制的食谱催奶,以免造成不良的后果。

4．不根据自身情况盲目催奶

有些新妈妈不根据自身的实际情况,盲目地催奶。为了下奶,特意喝大量的汤。其实,这种做法是不正确的。新妈妈的身体如果健壮、营养好,初乳分泌量也较多,应晚些喝汤,适当地少喝汤,以免乳房过度充盈淤积而感到不适。如果新妈妈的身体各方面都比较差,可以早些喝汤,多喝汤,但也要根据自身的耐受力而定,以免增加胃肠道的负担,引起消化不良。如果是顺产,新妈妈刚开始比较疲劳,需要充分休息才能恢复体力,所以,不要急于喝汤。如果是剖腹产,新妈妈可以早些喝汤。

实际上,新妈妈喝汤并不是最重要的。新妈妈刚刚承受了分娩的痛苦,非常辛苦,而且为了保证宝宝对母乳的需求,还要没日没夜地哺乳,消耗大量的能量和精力。所以,新妈妈要尽早地恢复正常饮食,适当喝汤,以便恢复体力。如果新妈妈大量喝汤,就会影响正常的饮食,造成能量摄入不足,反而会导致身体更加虚弱。

5. 产后马上喝母鸡汤催奶

许多人认为,产妇早喝母鸡汤是催奶的一个好方法。其实,产妇过早地喝母鸡汤,是造成产妇少奶或无奶的重要原因之一。

这是因为,产妇分娩后,血液中的雌激素与孕激素浓度就会下降,这时分泌乳素就会开始发挥作用,促进乳汁的分泌。新妈妈如果过早地喝老母鸡汤来催奶,而母鸡的卵巢、蛋衣中含有一定的雌激素,就会增加产妇血液中的雌激素,使泌乳素的作用减弱,甚至消失,从而导致乳汁不足或无奶,还有可能会使新妈妈出现腹胀,甚至腹泻等症。

所以,正确的做法是,新妈妈应该喝公鸡炖的汤,可使乳汁增加,因为公鸡睾丸中含有的雄性激素,具有对抗雌激素的作用。而且,公鸡的脂肪少,有助于产妇恢复体形,宝宝也不会因为乳汁中脂肪含量高而引起腹泻。

三、母乳喂养误区

母乳中含有的营养物质对宝宝来说,是最天然、最安全、最完整的。采用母乳喂养的宝宝,不但生长发育良好,而且也不容易患病。对宝宝和妈妈来说,母乳喂养还是增进感情的一种方式。所以,专家提倡母乳喂养。然而,母乳喂养虽然好处多,但许多新妈妈在喂养的时候仍有许多误区。

1．初乳不能喝

有的产妇认为初乳没有营养，不让宝宝吸吮。事实上，初乳含有丰富的免疫物质，营养价值很高。因此，新妈妈千万不要浪费自己的初乳。

母乳按时间与成分可分为3种，产后1～5天为初乳，6～10天为过渡乳，15天～15个月为成熟乳。初乳量较少，颜色淡黄，主要是因含有大量的胡萝卜素所致。初乳不但含脂肪少，而且富含新生儿生长发育不可缺少的营养成分，如蛋白质、锌和多种微量元素等，以及含有大量的免疫物质，可增强新生儿的免疫力，提高新生儿抵抗疾病的能力，保护新生儿免受病毒感染。这就是用母乳喂养的宝宝在出生后6个月内很少得病的原因。因此，初乳对新生儿来说是非常珍贵的，应该给新生儿吃。

2．产后24小时开奶

有的人认为开奶早不好，产后24小时才可以给新生儿喂奶。但专家指出，开奶越早越好。因为新生儿吸吮乳头不但可以促进乳腺分泌乳汁，还有利于产妇子宫收缩，使子宫早日复原。同时，新生儿又能及早得到营养丰富的初乳，可谓一举三得。一般来说，正常情况下，产后半小时即可哺乳。

3．过早地给宝宝断奶

有人认为，不早给宝宝断奶，宝宝就会因为依恋母乳而不好好吃饭，宝宝就永远不会接受奶粉或新鲜牛奶。还有人认为，母乳过了一定时间就没有营养了。正是人们对母乳喂养的这些偏见,导致了许多新妈妈过早地给宝宝断奶。

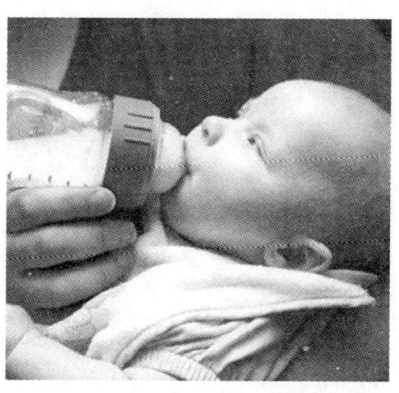

宝宝不好好吃饭与母乳喂养没有关系,缺少科学依据。母乳喂养和添加辅食以及过渡到正式吃饭,是相辅相成的,根本不是对立的。母乳喂养有助于宝宝接受固体食物,因为母亲的饮食成分和味道会渗透到母乳,宝宝从母乳中也能尝到各种味道,非常愿意接受新的食物。所以,在哺乳期的新妈妈,更要注意自己的饮食,尽量避免进食刺激性的食物,以免引起宝宝的不适,甚至宝宝拒绝吃奶。

有一些无论是吃母乳还是吃奶粉的宝宝确实存在不好好吃饭的问题,这是父母在喂养的过程中的失误造成的。在给宝宝添加辅食阶段,父母没有科学的喂养,没有培养宝宝良好的进食习惯。

大量的研究证明,母乳在一定的时间内都富含营养,如脂肪、蛋白质、钙和维生素以及对宝宝身体健康有利的免疫因子。坚持母乳喂养,为宝宝建立了一道天然的免疫屏障,能够有效地预防疾病的侵袭。尤其是那些体质弱或过敏体质的宝宝,更应该坚持母乳喂养至1岁以上。同时。坚持母乳喂养,也有助于加深母子亲密关系,建立宝宝的安全感。而且,长期的母乳喂养,还有利于宝宝的口腔发育,从而提高宝宝的语言能力。

母乳是宝宝最好的天然食品,而婴儿期又是人一生中对营养需求最佳时期。如果缺乏母乳喂养或母乳喂养时间过短，就会造成宝宝体内营养平衡失调，引起宝宝患病。

值得新妈妈注意的是，虽然不能过早地给宝宝断奶，但是也不要给宝宝断奶过晚。

4. 一次只喂一侧乳房

有些新妈妈的奶水很充足，宝宝每次只吃一只乳房的奶就饱了，所以就不再让宝宝吃另一只乳房的奶。其实，正确的做法是，两边的乳房都要让宝宝吸。如果1次只喂一边，另一边的乳房受的刺激就减少，泌乳也会减少。有些宝宝的食量比较少，只要吃一只乳房的奶就饱了，如果是这样的话，可先用吸奶器把前部分比较稀的奶水吸掉，让宝宝吃到比较浓稠且更有营养的奶。新妈妈的奶水如果很充足，最好两边平均吃，这次吃这边，下次就吃另一边，每次都要让一边的乳房尽量被吸空。如果1次只吃了一个半，下次就先吃上次后吃的那一边。这样做会让乳汁分泌得更多而不淤塞。

如果新妈妈的奶水越少，就越要增加宝宝吮吸的次数，因为宝宝对乳头的吮吸是对乳房最好的刺激。每次哺乳时都要让宝宝充分吸空乳房，这样可有利于乳汁的再产生。可见，乳汁产生的多少与宝宝吮吸的次数有密切关系。所以，新妈妈要让宝宝多吮吸乳房。夜间是催乳素分泌水平最高的时候，一定要给宝宝喂奶，让宝宝吮吸乳房。

由于乳汁有前奶和后奶之分，前奶蛋白质含量高，后奶脂肪酸更多，只有完全被吸空，才能保证宝宝获得全面的营养。

5．奶水不足就添加配方奶粉

由于无法确认宝宝到底吃下去多少奶，所以，许多新妈妈都会担心自己的奶水不够宝宝吃，宝宝会缺乏营养，于是就给宝宝加了配方奶粉。也有一些新妈妈先给宝宝吃奶粉，然后再喂母乳，结果造成宝宝不努力吸母乳。

其实，宝宝如果把乳房吸得越空，下次的乳汁分泌就越多。宝宝如果每次都不把奶吸完，那么以后乳汁分泌就就少。

新妈妈如果觉得喂完两侧乳房，宝宝似乎还是没有饱，也不要马上就给宝宝加奶粉。正确的做法是，让宝宝再换回先喂的那一侧，让宝宝再次吸吮。可从左边换到右边，再换到左边……只要宝宝肯吸就让宝宝尽情地吮吸，这样，不但可以刺激乳房下奶，宝宝也能吃到足够的奶水。随着哺乳时间的延长，新妈妈的奶水就会越来越多。

宝宝如果不肯再吸奶了，或是吸几口奶就哇哇大哭，那么说明奶水真是吸不出来了，此时就应该给宝宝添加配方奶粉。在添加配方奶粉的时候不要 1 次喂得太多，应该 1 次只喂 10ml，不够再添 10ml。新生儿的胃容量仅为 30ml，不要人为地把宝宝的胃口撑得很大。

6．奶水清就是营养差

有些母乳喂养的新妈妈们认为挤出来的奶水比较清是营养不够。其实，从外观看，清淡的奶水营养并不一定比浓稠的奶水差，只是奶水里的成分有所不同。产妇 1～2 周内分泌的奶水看起来淡淡的有些像水，但这种初乳里所含的蛋白质较多，脂肪较少，微量元素锌及免疫物质也都较以后分泌的成熟乳多。因此，看起来清淡的奶水实际上却对新生儿是非常珍贵的,很适合新生儿的消化吸收。所以,不要把产后最初几天分泌的初乳挤掉,应该尽量让新生儿吃到初乳。

此外,膳食的质量也会直接影响新妈妈奶水的成分,新妈妈如果爱吃肥猪肉、肥鸡、油炸食品等,奶水中含的脂肪量就高,奶水从外观上看较白且浓稠,但高脂肪的奶水却不一定对宝宝有利,有时还会引起宝宝消化不良。特别是过于肥胖的宝宝,新妈妈的饮食一定要注意清淡一些,多吃蔬菜和水果,保证食物品种多样化及营养平衡,只有这样才有利于宝宝的健康。

7. 乳房排空了,乳汁就会越来越少

很多新妈妈认为乳房排空了,乳汁就会越产越少。其实,这种观点是错误的。充分排空乳房,会有效地刺激泌乳素的大量分泌,使乳房产生更多的乳汁。新妈妈如果不能哺乳时,一定要将乳房内的乳汁挤出、排空,每天排空的次数为6～8次或更多些。只有将乳房内的乳汁排空,以后才能继续正常地分泌乳汁。

8. 喂母乳也要喂水

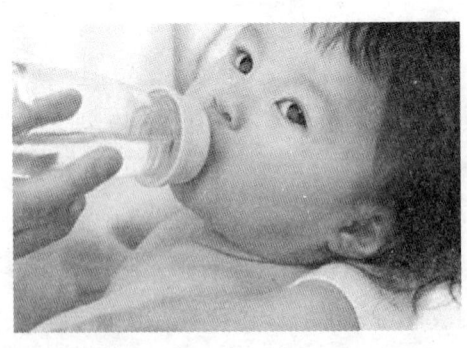

母乳中含有充足的水分,吃母乳的宝宝用不着额外喂水。因为母乳大部分是水分,可以满足宝宝的需要。初生的婴儿肾脏功能不完善,要将体内的代谢产物排出体外,需要

比成人更多的水分。而妈妈乳汁中的水分，温度适宜，清洁无菌，所以它是宝宝最好的饮料。母乳中的水分可以随着宝宝的需要来增减，用母乳喂养宝宝，用不着担心宝宝会缺水，只要新妈妈做到按需喂养就没有问题。

母乳喂养的宝宝，有时候看上去小嘴有点干，这是因为宝宝口腔的唾液分泌较少，就是俗话说的"口水少"，这是很正常的现象。宝宝口腔看上去有些干，就算是给宝宝不停地喂水，宝宝的口腔还是会干干的。

宝宝如果吃奶足够，且体重增长在正常范围内，每天的小便也适量，颜色清淡不浓黄，就表明宝宝身体的水分已足够了，不要刻意给宝宝喂水。

如果给宝宝喝水，会挤占部分胃容量，抑制宝宝的吮吸能力，使宝宝主动吮吸乳汁的量减少，这不仅对宝宝成长不利，还会造成母乳分泌减少。所以，纯母乳喂养的宝宝不必再喂水。为了保证母乳的质量，只要新妈妈在饮食上保证摄入的营养素平衡就可以了。

9．奶水少干脆喂牛奶

很多产妇分娩后刚开始的一两天奶水比较少，担心宝宝没有足够的奶吃就非常着急，于是就给宝宝喂牛奶，这样做会造成新妈妈更没有乳汁分泌。

产妇产奶需要一个过程，不能太着急。分娩后半小时内要让宝宝吮吸乳头，这样可以尽早建立催乳和排乳反射，促进乳汁分泌。第一次哺乳时间以5～10分钟为宜，产后第一天哺乳可以每1～3小时1次，哺乳的时间和频率可根据具体情况自由掌握。刚分娩的第一天，产妇身体还比较虚弱，加上伤口疼痛，可采用侧卧位给宝宝哺乳。

多数产妇分娩后的头两天,乳房还不能完全分泌乳汁。所以不必担心母乳量少,宝宝吃不饱。而且,宝宝的需求量也不是很多。新妈妈只要身体健康,经常让宝宝吮吸乳头,刺激乳房,即使奶水没有下来,也要坚持让宝宝多吮吸,这样才有利于乳汁分泌。三四天后新妈妈的乳房就会很充盈了。

同时,新妈妈要充分休息,不能太累。新妈妈如果睡眠不足,就会使奶水量减少。由于新妈妈夜里要起来几次给宝宝喂奶而睡不好觉,所以,新妈妈可以让丈夫或家人在白天帮助照看宝宝,自己抓紧时间睡觉。每天应争取10个小时的睡眠,这样,不但有利于乳汁的分泌,还有利于子宫复原。

10. 乳房不胀就是没奶

有些新妈妈认为自己的乳房不胀就是没奶或者奶少,有时候宝宝吸了一会儿之后胀感就消失,觉得自己的奶水被吸光了。其实,这时候新妈妈的乳汁还是挺充盈的,完全可以继续让宝宝吸。

有些新妈妈感觉自己的乳房一点也不胀,就认为还没有开奶,可是用手一挤就有奶水射出来。这说明,新妈妈感觉不到奶胀并不代表无奶,可能有奶水,只是新妈妈自己并没有觉察到而已。

新妈妈可以通过观察宝宝吃奶来判断自己是否有奶水,只要喂奶时可以听见宝宝的吞咽声,就说明宝宝能够吃到奶水。

所以,当宝宝想要吃奶时,新妈妈还没有感到奶胀,可以先让宝宝吸。如果确实是母乳不足,那么应该先喂母乳后再喂配方奶粉。

11. 没下奶就先给宝宝喂配方奶粉

刚刚分娩的产妇，由于还没有下奶，看着宝宝饿了而没有奶吃，疼爱宝宝是母亲的天性，于是，就给宝宝喂配方奶粉。这样做的结果是，等新妈妈下了奶，宝宝就再也不肯接受新妈妈的乳头了。

这是因为，宝宝只要吃 3 次奶嘴就可能造成错觉，有的甚至只吃 1 次奶嘴就会形成错觉。所以，千万不要没有下奶就先喂宝宝奶粉，或认为没有下奶就让宝宝吮吸乳房是白费力气。相反，这恰恰是最好的催奶方法，只有宝宝的吮吸才能刺激新妈妈的乳房分泌乳汁。

12. 开奶前给宝宝喂糖水

以前，在开奶前总是要先给宝宝喂一些糖水，民间称之为"开路奶"。主要是因为以前宝宝开奶时间迟，要出生后 12 个小时才开始喂奶，怕宝宝饿着，发生低血糖，于是便在宝宝出生后的 6 个小时喂一些糖水。其实，这样做会影响母乳喂养。我们都知道，糖水比母乳甜，如果宝宝喝惯了糖水，不用太费劲就能吃饱，这样，将会影响宝宝对母乳的吮吸力。

联合国儿童基金会提出的"母乳喂养新观点"认为：在开奶前，不要给宝宝喂糖水和牛奶。现在提倡"早开奶、勤喂奶"，当新生儿出生后半个小时便可开始母乳喂养，最晚也不要超过 6 个小时。这样，宝宝就不会发生低血糖，也就没有必要在开奶前给宝宝喂糖水了。即使在奶水不足、乳头内陷、剖腹产的情况下也要坚定母乳喂养的信心。哪怕是部分母乳喂养，也会对宝宝起到保护作用。

专家指出，不提倡用奶瓶和橡皮奶头喂奶，甚至把奶嘴当做"安慰物"。否则，不但会减弱宝宝的吸吮力及对母亲乳头吸吮的兴趣，而且还会增加感染的机会。

13．给宝宝断奶过晚

给宝宝断奶过晚是我国农村普遍存在的现象，但在城市里也有晚断奶的现象。有些人认为延长母乳喂养的时间，可为宝宝提供丰富的营养。有些妈妈不是合理地延长哺乳期，而是一味地延长哺乳期，甚至宝宝到了两岁，还闹着要吃奶。

事实上，哺乳期过长不但会导致小儿营养不良，也会使孩子失去了学习探索新事物的机会。实验表明，哺乳时间过长的宝宝不愿再多吃别的食物。而且，越晚断奶的宝宝的依赖性越强，到了后来，奶水基本没什么营养了，宝宝吃了以后，会影响食欲。甚至有的宝宝却越来越离不开母乳，好像在享受这种吮吸的感觉。

如果盲目地延长哺乳期，母乳到了12个月以后，奶水中的蛋白质含量逐渐减少，奶水变得很稀，营养价值较低，根本就不能满足宝宝生长发育的需要。而此时正是宝宝生长发育较快，需要多种营养物质的阶段。如果断奶过晚，宝宝就会出现营养不良，身体消瘦，体弱多病。

同时，长期哺乳对母亲的健康也不利，因机体正常的生理功能得不到调节，不但会出现睡眠不佳、精神不振、胃口不好、体力过分消耗等现象，而且还会引起生殖器官萎缩，阴道黏膜薄弱，缺乏弹性，甚至还会引起永久性的闭经。

14．哺乳期新妈妈减肥

有的产妇在分娩后体形发生了很大的变化，如双下颌，身材臃肿等，失去了往日迷人的风采，感觉很苦恼，于是想到了减肥。

专家指出，在哺乳期的新妈妈是不适合减肥的，不管采取哪种方法减肥，如果方法不当，不仅对自身造成伤害，还会给宝宝带来不良影响。实际上，新妈妈给宝宝哺乳就是一种最好的减肥方法。这是因为，哺乳可以消耗很多能量，即使摄取较多的脂肪，体重也不会增加很多。

节食减肥是女性最常采用的减肥方法之一。如果新妈妈在哺乳期节食减肥，拒绝吃含高脂肪、高热量的食物，不但身体恢复慢，严重的还有可能会引发各种并发症。而且，乳汁分泌起来也会很少。

药物减肥本身就没有科学根据。如果新妈妈长期吃减肥药，不但会对自身的肝、肾造成损害，而且，药物还会通过乳汁传递给宝宝，造成宝宝的肝、肾损害。

有的产妇认为，针灸减肥不会对自己和宝宝造成损害，其实不然。针灸减肥会使产妇摄入的食物量大大减少，同样也会减少乳汁的分泌量，影响乳汁的质量，对宝宝的生长发育极为不利。

运动减肥看似简单易做，新妈妈如果减肥心切，产后过早大量地运动，也不利于子宫恢复。而且，新妈妈在身体还没有完全恢复的情况下，如果做剧烈的运动，就会导致子宫下垂、肌肉韧带松弛，从而使新妈妈未老先衰。

总之，处在哺乳期的新妈妈不宜减肥。如果坚持做产后保健操及适当的运动，对于恢复体形的健美是有好处的。

15．上班后新妈妈挤奶很随意

不少新妈妈还来不及等到宝宝断奶，就迫不及待地重返工作岗位。于是就用吸奶器把乳汁吸出来或把奶挤出来储存在冰箱里，

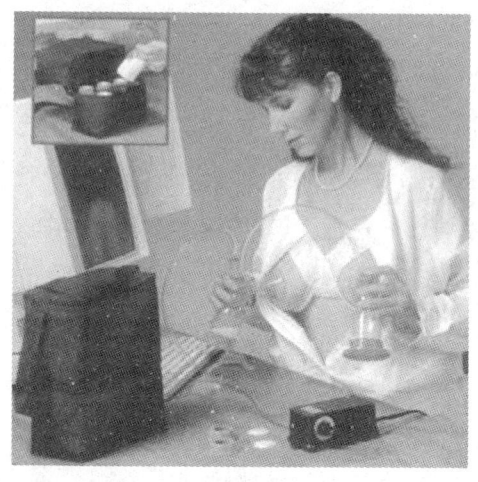

以便宝宝饥饿时食用。

有的哺乳的新妈妈在上班时也随身带着奶瓶，以便在奶水胀时挤出来。虽然这种做法不错，但卫生条件没有保证。在工作场所，一般没有专用的育婴室，妈妈们不是进厕所挤奶，就是躲进一个隐蔽的小房间挤奶，这样挤的奶很容易受到细菌的感染。宝宝食用了污染过的奶水，就会发生腹泻，对身体不利。因此，新妈妈只有做到确保乳汁不受任何污染，才能给宝宝食用。

新妈妈每次挤完奶后，都应在奶瓶外面贴上标签，注明详细的时间，以便按时间先后食用。保存奶瓶时，最好在外面包一层保鲜膜。冷藏的奶水不要超过24小时，冷冻的奶水最好在1周内吃完。不要用微波炉加热，可放在温水里解冻，食用前应摇晃均匀。

16．宝宝最好吃亲生母亲的乳汁

大多数人认为，人乳是母亲气血的精华，不能随意捐献，宝宝最好吃亲生母亲的乳汁。

一般来说，新妈妈的奶水只会越吃越多，哺乳能促进新妈妈催乳激素的分泌，而催乳激素分泌得越多，对雌激素和乳癌因子的抑制就越强。所以，捐献乳汁对母亲乳腺的健康是有利的。

如果有条件，那么一个宝宝最好能吃几位母亲的乳汁，也就是我们所说的"百家奶"。因为每个新妈妈身上所拥有的免疫抗体都不尽相同,吃"百家奶"能使宝宝所获得的免疫抗体更健全。因此,健康的母亲们可以互相交换母乳来喂养自己的宝宝,这样可以使宝宝更健康,智商也更高。

17．母乳喂养，乳房会下垂

很多新妈妈都会认为,母乳喂养会导致乳房下垂,影响自己的体形。其实,母乳喂养并不是乳房下垂的真正原因。分娩后的女性,乳房下垂与多种因素有关,如妊娠后激素的分泌、母亲体重增加过多、重力的作用、年龄增大后机体组织自然衰老、皮下脂肪减少造成皮肤松弛和遗传因素等,但产妇乳房变形主要是护理不当。

专家指出,母乳喂养不仅不会影响妈妈的体形,反而会对体形恢复起到很好的促进作用。宝宝吸吮乳头会刺激乳腺组织,而乳腺组织接受外界刺激越多就越发达,这与肌肉运动越多就越结实的道理是一样的。因此,坚持母乳喂养的新妈妈在哺乳期后,乳房会变得更大、更坚挺。

为了保证产后能顺利地实行母乳喂养并保持良好的乳房形态,女性应该从妊娠期开始对乳房进行保健,这是十分重要的。女性在孕期要注意佩戴合体的乳罩,随着孕期的增加,乳房体积的增大,要不断地更换不同型号的乳罩,以保证乳房血液的通畅,使乳腺组织正常发育。在哺乳期,新妈妈如果做好乳房的保健,就不用担心乳房下垂的问题。

哺乳也是要有科学技巧的。首先,应该注意正确的哺乳姿势和宝宝的含接姿势。宝宝应把大部分乳晕含在嘴里,双唇外翻呈鱼唇状,这样可以减少乳头皲裂的发生。其次,只要有奶就喂，左右乳房轮流喂等。最后，哺乳结束时，不要强行用力将乳头从宝宝口中拉出，应该将小拇指从宝宝嘴角伸入，让宝宝张开口，乳头会自然脱出。此外，新妈妈感觉到乳房发胀时，可采取按摩、热敷等方法，防止乳汁淤积。睡眠时不要压迫乳房。产后要坚持佩戴乳罩，可促进乳房血液和畅通。

母乳喂养是母爱的最好体现，凡是身体健康的新妈妈，都应该坚持用母乳喂养自己的宝宝。

18．喂完奶后马上把宝宝放在床上

宝宝吃母乳时都会不同程度地吸入一定的空气，所以给宝宝喂完奶后，不要马上把宝宝放在床上，而是要把宝宝竖直抱起，让宝宝的头靠在新妈妈的肩上，也可以让宝宝坐在新妈妈的腿

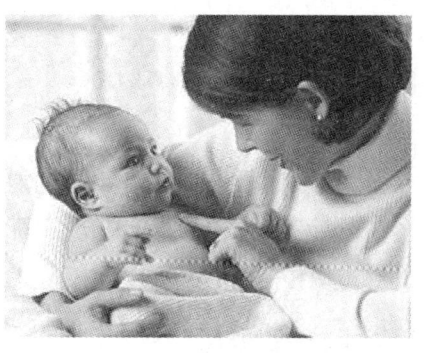

上，以一只手托住宝宝枕部和颈背部，另一只手弯曲，在宝宝背部轻拍，使吞入胃里的空气吐出，以防止溢奶。此外，在喂完宝宝母乳后，爸爸也可以接过宝宝，为宝宝拍嗝。

19．夜里躺着给宝宝喂奶

分娩后，产妇非常疲惫，再加上白天不断地给宝宝喂奶、换尿布，而到了夜里妈妈困乏是很自然的事情。夜间如果遇到宝宝哭闹，妈妈通常都会觉得很烦，有时把奶头往宝宝的嘴里一送，宝宝吃到奶也就不哭了。此时，妈妈可能又睡着了，妈妈的这种做法是非常危险的。如果宝宝吃奶时与妈妈靠得很近，

熟睡的妈妈很容易压住宝宝的鼻孔，这样悲剧就有可能会发生。为了避免发生意外，妈妈夜间不要躺着给宝宝喂奶，最好能坐起来。

20．宝宝吮吸妈妈乳房的次数越多越好

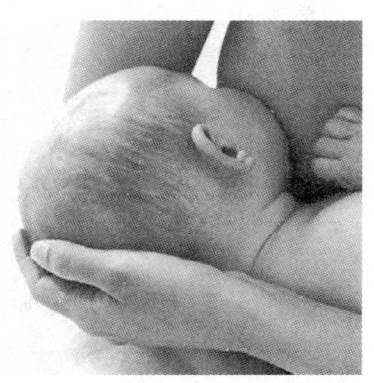

有些妈妈在产后的最初几天里，只要宝宝一哭就让宝宝吸奶，认为宝宝吮吸乳房的次数多，乳汁的分泌就越早、量也越多。

一般来说，在产后的最初3天内，每天让宝宝吮吸乳房10次左右，每次约15分钟即可。而早开奶、多泌乳的最根本条件是充足的睡眠与营养，如果一开始就让宝宝过频地吮吸乳头，不但会影响妈妈休息，还有可能会导致乳头水肿、皲裂、疼痛，从而影响以后顺利泌乳和哺乳。

四、人工喂养误区

众所周知，母乳含有宝宝生长发育所需的各种营养素，没有哪一种营养品可以替代。所以，很多新妈妈只要有条件都会用母乳喂养宝宝。但是，当新妈妈因为奶水不足等原因而不能给宝宝哺乳时，需要采取人工喂养。虽然母乳喂养要比人工喂养好，但是，新妈妈如果能科学的人工喂养，同样可以使宝宝健康成长，避免走进各种误区。

1. 用炼乳替代乳品

有些新妈妈用炼乳替代乳品用来喂养宝宝，专家指出，这种做法不妥。因为炼乳是一种牛奶制品，市场上销售的炼乳是将鲜牛奶蒸发至原容量的 2/5，再加入 40% 的蔗糖装罐制成的。而且，由于炼乳太稠、太甜，必须加 5～8 倍左右的水来稀释，以使炼乳的浓度和甜味下降。当炼乳的浓度和甜味符合宝宝食用的要求时，炼乳中蛋白质和脂肪的浓度就比鲜牛奶减少了一半，就不能满足宝宝生长发育的需要。

因此，如果长期以炼乳为主食喂养宝宝，就会造成宝宝体重不增，面色苍白，抵抗力下降，而且，宝宝还容易患多种脂溶性维生素缺乏症。如果少加水，使炼乳的蛋白质和脂肪的浓度接近鲜牛奶水平，则糖的含量又会偏高。如果用这样的甜炼乳喂养宝宝就会引起腹泻。此外，过甜炼乳还会使宝宝胃口不好，宝宝如果习惯了甜味，就会对以后添加辅食造成困难。所以，新妈妈不要把炼乳作为有营养价值的代乳品来喂养宝宝。

2. 用酸奶饮料喂养宝宝

酸奶是不能随意用来喂养婴儿的，只能作为一种有助于消化的保健饮料。酸奶中的乳酸菌虽能抑制和消灭很多病原菌，但同时也破坏了对人体有益的正常菌群的生长条件，会影响正常的消化功能。尤其是患胃肠炎的婴幼儿及早产儿，如果喝了过多的酸奶，可能会引起呕吐和坏疽性肠炎。所以，新妈妈千万不要用酸奶饮料来喂养宝宝。

3. 宝宝喝的牛奶越浓越好

过浓的牛奶是指多加奶粉少加水，或者鲜牛奶太淡又在其中加入奶粉，使其浓度超出正常比例标准的牛奶。其实，宝宝喝的牛奶的浓度应该和宝宝的年龄成正比，即牛奶的浓度要按宝宝的月龄逐渐递增。过浓的牛奶，其营养成分增加，超过了宝宝的胃肠道消化吸收限度。宝宝喝了不但消化不了，还可能会损伤消化器官，出现腹泻、便秘、食欲不振，甚至拒食等状况，久而久之，宝宝的体重非但不能增加，还会引起急性出血性小肠炎。因此，如果用奶粉或牛奶来喂养宝宝，应视奶粉或牛奶的质量、宝宝的年龄来决定浓度。

4. 宝宝喝的牛奶加糖越多越好

为了增加碳水化合物所供给的热量，在给宝宝喂牛奶时要加适量的糖，但加糖必须要定量，一般是每100毫升牛奶加蔗糖5～8克，过多的糖会对宝宝的生长发育有弊无利。

饮用加糖过多的牛奶的婴儿虽然外表上看起来很胖，但身体抵抗力却很差，医学上称之为"泥膏形"体形。此外，过多的糖贮存在体内，还会成为龋齿、近视、动脉硬化等疾病的危险因素，也会影响宝宝的食欲，导致宝宝出现营养不良。

5. 配方奶粉越贵越好

大多数人都会认为东西越贵就越好。有些奶粉制造企业就会利用人们的消费心态，故意抬高价格。一般来说，进口奶粉相对要贵一些，但并不能说明它们的质量就一定优于同类的国内奶粉。

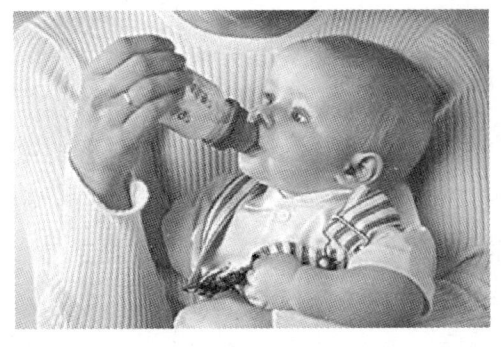

进口奶粉之所以贵,是因为要额外分担销售、运输、异地开发市场等费用和关税。进口的奶粉多是根据外国人的体质特点而设计,配方未达到本土化,即使个别营养成分技术领先,却也未必适合中国宝宝的体质。而国产奶粉是根据国情、人民生活水平与各类食品的比价,并延续以前国家统一的定价。所以,价格相对较低。

我们如果仔细研究一下各种奶粉的配方成分表,就很容易发现,从奶粉的配方成分来讲,其中的营养成分都差不多,但同类产品的价格却相差很多。所以,新妈妈在选购奶粉时一定要擦亮眼睛。

现在市场上的婴儿奶粉在价格上分高、中、低3个档次,最贵的是进口奶粉,中等价格的奶粉多为合资产品,国产名牌奶粉价格为低档。

这些奶粉在营养配方上差距不大,国内一些知名品牌的婴幼儿奶粉各项指标均达到了标准。在这些婴幼儿配方奶粉中,不但有适合不同年龄段婴幼儿食用的,采用不同配方生产的产品,而且还有高乳糖配方和低乳糖配方之分。高乳糖配方的奶粉,乳糖含量达50%,接近于母乳,适合大部分婴幼儿食用。低乳糖奶粉,乳糖含量在20%左右,适合那些喝牛奶会出现腹胀、腹泻等不适的宝宝食用。

其实,不论是哪种奶粉,只要宝宝吃了能够健康地生长发育,不会引起过敏等不良反应,就是适合宝宝的奶粉。值得妈妈注意的是，奶粉的品牌不宜经常更换，否则可能会引起宝宝消化系统紊乱。

在选购婴幼儿配方奶粉时，既不要有对国内知名品牌奶粉质量的不信任心理，不惜花高价购买进口奶粉，也不要过分地考虑价格因素，忽视质量因素，而选购价格便宜、质量没有保证的奶粉。总之，只有质量好、价格合理又适合宝宝的年龄及身体状况的奶粉才是最佳选择。

6. 新生儿可以喝牛奶

在婴儿期至幼儿期即 0～6 岁，专家建议都要用专门的婴幼儿配方奶粉，而不宜直接喝牛奶。这是因为，牛奶本是牛犊的喂养品，牛奶中的蛋白质含量虽高于母乳，但其中必需氨基酸较少，形成的凝块较大，难以消化。而且，牛奶中不饱和脂肪酸少，脂肪球大，缺乏脂解酶，不利于消化吸收；牛奶中的乳糖含量低于母乳，以甲型乳糖为主，必须加糖以提高热量。牛奶中所含的钙、磷总量虽然高于母乳，但是钙、磷比例不合适，也不利于婴幼儿消化吸收。因此，新生儿最好不要喝牛奶。

7. 在配方奶粉中多加糖可以败火

有些新妈妈新爸爸认为，宝宝喝奶粉容易上火，于是就在奶粉里加一些糖来败火。有的甚至一勺奶粉就要加一勺糖。其实，这种做法是错误的。按照配方奶粉的食用要求，宝宝饮用时并不需要额外加糖，如果加糖过多，就会导致配方奶粉营养搭配不合理，造成宝宝体内高糖，容易导致宝宝肥胖。

8．只要宝宝喝足够的配方奶粉，营养就够了

许多新妈妈新爸爸认为，只要宝宝喝足够的配方奶粉，1岁以内的宝宝营养就够了。虽然奶粉可以为宝宝提供生长发育所需要的大部分营养，但还是满足不了宝宝对全部营养的需求。如果不及时给宝宝增添辅食，就会引起一些营养素缺乏，出现贫血、缺锌等症。因此，新爸爸新妈妈一定要按月龄为宝宝添加辅食。只要及时添加辅食，就能满足宝宝身体的快速生长发育。

10．宝宝多吃米糊可以代替奶粉

许多父母认为，多喂宝宝吃米糊可以代替奶粉。其实，这种做法是不对的。这是因为，米糊的主要成分是碳水化合物，而脂肪和蛋白质的含量不足。这样，米糊就无法提供配方奶粉所含的婴儿需要的营养。如果没有配方奶粉的补充，宝宝的营养就跟不上。

如果把奶粉和米糊调在一起喂宝宝，就可能会导致婴儿对蛋白质的吸收不全。所以，在冲调奶粉时一定要按照奶粉包装上标明的剂量来冲调。如果奶粉加得太多，就会增加宝宝的胃肠和肾脏的负担，不利于营养成分的吸收。如果奶粉冲调太稀，就会使蛋白质含量不足，影响宝宝的生长发育。

11．配方奶粉越香越好

一些奶粉生产商为了迎合人们讲究色、香、味的饮食习惯，有意识地在奶粉中添加一些香兰素、奶香精等芳香物质，使其冲饮时香气扑鼻，以增强人们的食欲。由于奶粉原本淡香、无特殊气味，这些芳香物质只能改变奶粉的口感，并不能增加奶粉的营养。

所以，奶粉不能仅以味道是否香浓来论好坏。要想鉴别奶粉的质量，可以用以下几种方法：

（1）试手感

如果是袋装奶粉，用手指捏住包装袋来回摩擦，好奶粉会发出"吱吱"的声音，而劣质奶粉由于掺有葡萄糖等成分，颗粒较粗，故会发出"沙沙"的流动声。

（2）辨颜色

好奶粉呈天然乳黄色。劣质奶粉细看则有结晶和光泽，或呈漂白色。

（3）闻气味

打开包装，好奶粉有牛奶特有的乳香味。劣质奶粉乳香甚微，甚至没有乳香味。

（4）尝味道

把少许奶粉放进嘴里品尝，好奶粉细腻发黏，易黏住牙齿、舌头，且无甜味。劣质奶粉放入口中很快会溶解，不粘牙，甜味浓。

12．快速溶解的配方奶粉质量好

奶粉速溶度高只是奶粉的一项外在感官指标，并不能代表奶粉有更好的营养成分，尤其是配方奶粉，它是由奶粉、乳清粉、奶油粉、微量元素等诸多原料混合而成的，实际上这些原料的质地、多少、配比，才是决定奶粉质量的关键因素。

我们通过观察溶解速度，可鉴别出奶粉质量的好坏。把奶粉放入杯中，溶解得越快的越不好，用热开水冲时，好奶粉形成悬漂物上浮，搅拌之初会粘住调羹，劣质奶粉溶解迅速，没有天然乳汁的香味和颜色。因此，快速溶解的配方奶粉质量好的说法是不对的。

13. 配方奶粉中的含钙量越高越适合婴儿

一些厂家为了寻找卖点，会在天然牛奶中人为地添加化学钙，从而提高了奶粉的含钙量。其实，各个厂家生产的配方奶粉的含钙量差别并不大。而且，奶粉中过多的化学钙不仅不能被宝宝所吸收利用，反而会使宝宝的大便变得坚硬，难以排出。还容易在宝宝体内沉淀，造成结石。所以，配方奶粉中含钙量越高越适合婴儿的说法是不对的。

14. 宝宝喝配方奶粉不需要喝水

很多新妈妈都认为，配方奶粉需要用开水来冲调，给宝宝喂了奶粉就不必再喂开水了。殊不知，奶粉中的蛋白质、钙、磷、钠等矿物质含量过高，大大超过母乳，这些矿物质进入体内会消耗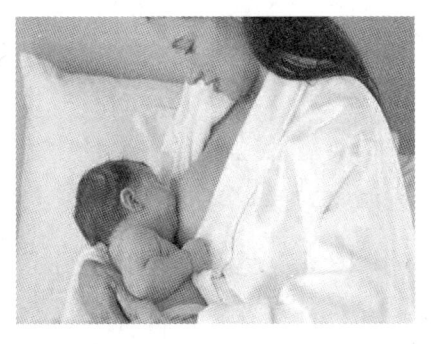掉大量的水分，导致大便干结难解，俗称"上火"。如果给宝宝喂了配方奶粉而不注意喂水就会出现"上火"的现象，所以，给宝宝喂了配方奶粉后要多喂些开水。

15. 配方奶粉一次喝不完，留着下次再喝

有些新妈妈为了节省，把宝宝喝剩的奶粉留着下次再给宝宝喝。其实，这样做是错误的。奶粉冲调以后，时间长了很容易变质，所以，新妈妈在冲调奶粉的时候可以少冲一点，宁愿多冲一次也

不要剩下，这样就不会浪费了。

另外，奶瓶在用过之后也要马上清洗干净，在给宝宝使用之前，最好再用开水烫过或者煮过。

16．在宝宝喝的奶粉中添加米汤

很多新妈妈都喜欢在奶粉中添加米汤来喂婴儿。其实，这种做法是错误的。因为米汤中的主要成分是淀粉，其中含有脂肪氧化酶，它会破坏奶粉中的维生素 A。婴儿摄取维生素 A 的主要来源是乳制品，宝宝如果摄取了被破坏的维生素 A，就会导致发育迟缓、体弱多病。因此，在喂养宝宝时，应该把乳制品和米汤分开，更不要在宝宝喝的奶粉中添加米汤。

17．宝宝喝鲜牛奶比喝配方奶粉好

有些新妈妈认为牛奶越新鲜越好。所以，在宝宝断掉母乳后就直接给宝宝喝鲜牛奶。其实，这样做对宝宝的健康非常不利。对宝宝来说，除母乳以外的其他乳汁，如牛奶、羊乳等都有不可避免的缺陷。

首先，鲜牛奶中主要含有 α 型乳糖，它会抑制双歧杆菌，并促进大肠杆菌的生成，容易诱发宝宝发生胃肠道疾病。同时，鲜牛奶中含有的矿物质会加重宝宝的肾脏负担，导致宝宝出现慢性脱水、大便干燥、上火等症。

其次，宝宝的胃肠道、肾脏等系统发育还不成熟，给宝宝喝鲜牛奶就会造成很多危害。鲜牛奶中的磷比钙多，而且含量较高的磷会影响钙的吸收。同时，鲜牛奶中酪蛋白的含量较高，在遇到胃酸后容易凝结成块，也不容易被胃肠道吸收。

最后，鲜牛奶中的脂肪主要是动物性饱和脂肪，会刺激婴儿柔弱的肠道，使肠道发生慢性隐性失血，引起宝宝贫血。鲜牛奶中还缺乏脑发育所需的多不饱和脂肪酸，不利于宝宝大脑的发育。

因此，两岁以内的宝宝最好喝配方奶粉，尽量不要饮用鲜牛奶。

18．过度关注配方奶粉的营养成分

只要是喂养1岁以内宝宝的配方奶粉，不管是国产的还是进口的，营养成分大致都与母乳接近。有些品牌的奶粉虽然强化了某些营养成分，但对于宝宝来说，增加的营养成分并没有什么效果。6个月以上的宝宝除了喝奶粉以外，还要吃辅食，这样许多营养成分在辅食中一样可以得到补充。

因此，新爸爸新妈妈在选购配方奶粉时，不要为了某一两种营养成分而精挑细选，更重要的是，应为宝宝选择一些质量可靠的配方奶粉。

19．小火煮牛奶时间要长一点儿

现在，市场出售的许多牛奶都是经过消毒杀菌，可以直接饮用的。但是，在下列情况下，牛奶也需要加热才能喝。

（1）肠胃、牙齿不能承受冷的情况。

（2）牛奶开封后存放了一段时间，可能会发生细菌污染的情况。

（3）老人、小孩等肠胃较虚弱的。

许多人都习惯用小火煮牛奶，而且时间也较长。其实，这种煮牛奶的方法是错误的。

当牛奶加热到60℃时，牛奶的肢体状的蛋白质微粒会脱水变成凝胶状。牛奶中的磷酸物在此温度下也会由酸性转变为中性而

沉淀。当牛奶加热到100℃时，牛奶中丰富的氨基酸会在高温下与糖形成果糖基氨基酸，这种物质不但不能被人体消化吸收，反而会对人体的健康造成损害，而且营养价值也大大降低。同时，牛奶的色、香、味也会降低。如果牛奶煮的时间过长，牛奶中的维生素易被空气氧化而受到破坏。

而且，还有些人喜欢用微波炉加热牛奶，这也是不正确的做法。因为用微波炉加热牛奶不能搅拌，且时间较短，控制不好容易使牛奶脂肪和蛋白质糊在容器内壁，造成营养损失。所以，最好用专用的奶锅加热牛奶。

煮牛奶的正确方法是，边煮边注意观察牛奶的变化，待牛奶出现第一个气泡的时候，立即关火。同时，在煮的过程中要不停地搅拌，动作要温和，不要搅起泡沫，火候不要太大，中火即可。这样不仅能杀灭细菌，还能最大限度地保存牛奶中的各种营养成分。如果是加热袋装牛奶，要先将一锅水烧开，然后把火关掉，再将袋装牛奶放入锅中，10分钟后取出，千万不要把袋装牛奶放入沸水中加热。

20．使用保温杯盛牛奶

牛奶是细菌很好的培养基，牛奶中含有丰富的蛋白质和糖，营养充足，且含水量又高。如果把煮沸的牛奶存放在保温杯里面，时间长了牛奶就会发生变质。当煮沸的牛奶温度降到40℃以下时，保温杯内的微生物就会大量繁殖。而且，牛奶存放的时间越长，细菌繁殖的越多。宝宝如果喝了这样酸败变质的牛奶，就很容易发生腹泻、消化不良、甚至中毒。所以，给宝宝喂牛奶最好是现吃现煮。

21．给宝宝喂配方奶粉不用加含铁的辅食

很多宝宝以配方奶粉为主食，不添加含铁的辅食。其实，这种人工喂养的方法是错误的。由于奶粉中的含铁量很低，只有母乳的33%，而且人体对奶粉中铁的吸收率仅有10%。虽然维生素C在一定程度上能够提高铁的吸收利用率，但是奶粉中的维生素C含量比较少，而且多数家庭都用金属器皿煮牛奶，容易使牛奶中的维生素C发生氧化，从而减少了维生素C的含量。再加上宝宝缺乏胃酸，不利于维生素C的吸收，这样又会再次降低奶粉中铁的吸收率。

因此，以奶粉为主食的宝宝，在满6个月后需要及时并适当地添加辅食，如蛋黄、鱼蛋白粉等，从食物中补充铁质。同时，还要通过补充果汁等方法给宝宝补充维生素C，尽量做到饮食多样化。否则，宝宝可能会因摄入铁元素不足，容易发生贫血症。

22．宝宝吃得越多越有利于生长发育

对宝宝来说，并不是吃得越多就越利于生长发育。宝宝虽然处在生长发育的迅速期，但合理掌握喂养量也是很重要的。一般来说，以宝宝每公斤体重喂100～110毫升奶为宜，一天的奶总量最好不要超过600毫升。宝宝的食量如果较大，超过的部分可用其他食物代替。宝宝如果超量饮用

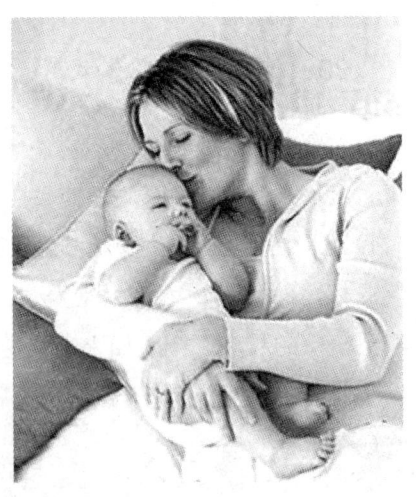

奶粉，可能会造成以下不良的后果：

首先，引起宝宝抽搐，因为牛奶中钙、磷两种矿物质的比例不合理，磷元素过多会"排挤"体内的钙元素，可产生低血钙症而导致宝宝惊厥发作。

其次，宝宝肠内乳糖酶活性较低。虽然奶粉中乳糖较多，但宝宝会因无法消化而出现腹泻。

所以，新妈妈在给宝宝喂奶粉时，既不要强迫宝宝吃，也不要无限制地由宝宝能喝多少就喝多少，应根据宝宝的生长发育情况，掌握好一定的喂养量，这样，才有利于宝宝的健康。

23．宝宝睡前不用喝奶

为了让宝宝睡个好觉，很多新妈妈在睡前都不给宝宝喂奶。也有一些新妈妈因担心宝宝睡前饮奶会尿床而不给宝宝喂奶。实际上，睡前给宝宝喝一杯奶，对宝宝的生长发育具有特殊的作用。宝宝在进入睡眠状态后，内分泌系统功能活跃，生长激素大量释放，如果奶粉中丰富的钙质进入体内，两者结合从而加速了宝宝骨骼的生长，宝宝就会长得更高。

此外，牛奶中还含有一种能使人疲倦欲睡的色氨酸和微量的吗啡类物质，这些物质都有一定的镇静、催眠作用。所以，宝宝睡前喝杯奶没有关系。

24．煮牛奶要去奶皮

在煮牛奶的时候，牛奶的表面常常会浮出一层奶油皮，很多新妈妈觉得这些奶皮是脏泡泡，于是将这些奶皮捞出去。其实，这层奶皮并不是什么脏泡泡，而是奶中的脂肪，是一种能提供能量的物质，并含有丰富的维生素A，对宝宝的眼睛发育和抵抗致病菌都很有益处。

因此,我们可以用这种方法来辨别奶粉质量的优劣:冲调后放置数分钟,看液面上是否有一层奶皮,如果有就说明这种奶粉质量较好,玻璃瓶装的生鲜奶更是如此。否则,就是劣质奶粉。

25. 牛奶不注意避光

牛奶中的许多维生素在光照的条件下,都会受到不同程度的破坏。如维生素 B_2 等,在光的照射下可引起核醇的光化学裂解,产生光黄素。而光黄素是一种较强的氧化剂,它可破坏其他维生素,如维生素 C 在光黄素的催化下容易失去活性。

当牛奶存放在玻璃瓶中时,在日光的照射下损失较多的是维生素 B_2,日照两个小时维生素 B_2 可被破坏 50% 以上,在室外光线照射下损失 30%,阴天或室内条件下两个小时,维生素 B_2 损失 45%。而且,维生素 B_6 对光也较敏感,在阳光下照射 8 小时损失 21%。

此外,牛奶在光照下还会产生一种"日光异味",会影响口感。因此,提醒新妈妈在选购牛奶时,最好选择纸质容器的奶制品。

26. 牛奶与酸性食物同食

有的新妈妈在给宝宝喂牛奶后,再给宝宝吃巧克力、橘子等酸性食物。其实,这种饮食方法是不科学的。

牛奶中含有丰富的磷蛋白和酪蛋白,而酪蛋白常以钙盐的形式存在于牛奶中,一旦牛奶遇到酸性食物中的草酸或果酸,就会结合成草酸钙或形成较大的凝块,这样,既不利于消化,也阻碍营养成分的吸收，甚至出现腹胀、腹痛、腹泻等胃肠道疾病。

因此，宝宝饮用牛奶后，不要马上给宝宝吃酸性食物，或者喝酸性饮料。正确的做法是，应该在喂完宝宝奶后 30～60 分钟左右再吃水果。

27．让宝宝空腹喝牛奶

很多新妈妈都有让宝宝空腹喝牛奶的习惯。其实，这种做法是不符合营养要求的。

这是因为，牛奶中 80% 是水分，宝宝如果空腹喝较多的牛奶就会稀释胃液，不利于食物的消化吸收。而且，空腹时肠蠕动很快，牛奶会很快通过胃肠，且存留的时间很短，其营养成分往往来不及吸收就很快进入大肠，造成牛奶的营养成分损失很大。所以，让宝宝空腹喝牛奶是不科学的。

28．给宝宝喝冰冻牛奶

夏天炎热，有的新妈妈把牛奶冰冻后再喂宝宝。其实，这种做法是不对的。宝宝喝冰冻牛奶是很伤内脏的，因为冰冻的牛奶进入胃后会刺激胃黏膜，引起血管强烈收缩，使胃酸和消化酶分泌减少，这大大削弱了胃原有的杀菌和消化功能。

此外，宝宝的胃肠道平滑肌受到冷的刺激，还会增强胃肠蠕动，轻者则会引起上腹疼痛，重者则会导致急性胃痉挛或腹泻。

29．给宝宝喂开口茶

有的父母在宝宝刚出生时，就给宝宝喂用中药熬成的"开口茶"，先用大黄汤清理宝宝肠胃里消化道的异物，再用甘草汤泄宝宝的胎毒、胎火，以为这些方法都有利于宝宝以后的生长。

事实上，中药大黄味苦、性寒，有导泻的功效，宝宝出生时胃肠内没有食物，如果出现腹泻就会伤及胃肠黏膜。因此，在宝宝出生数小时后，可先给宝宝喂温开水10毫升，过半小时左右，也就是等宝宝排尿后再喂母乳就可以了。

30．奶嘴口扎大点好吃奶

有些新妈妈认为宝宝还小，担心奶嘴太小宝宝吸不出奶或怕宝宝吸奶累着，就把奶嘴口扎大点，或买大一号的奶嘴。其实，这种做法是非常不可取的。

如果奶嘴的吸孔太大，使奶水大量流出，宝宝吃得太急，不仅会发生呛奶，还会导致宝宝消化不良。如果奶嘴的吸孔太小，奶瓶里的奶水无法流出，宝宝就会吃不到奶；如果宝宝吃不到奶就会用力吸奶，这样很容易发生腹胀、吐奶。因此，奶嘴吸孔大小是否合适是非常重要的。

判断奶嘴吸孔大小是否合适，可将奶瓶倒过来，如果奶水呈小滴状流出，且每秒流量约两滴左右，则奶嘴吸孔适宜。如果奶水呈水流状流出，则奶嘴吸孔太大。

此外，不同月龄的宝宝要选择不同的奶嘴孔。每个厂家生产的奶嘴开口也不都一样，有的是十字孔，有的是圆孔，还有的奶嘴孔根据母乳流量的原理设计了一个孔、两个孔、3个孔。圆孔的奶嘴适合刚出生的宝宝，奶水能够自动流出，且流量较少；十字孔的奶嘴适合出生3个月以上的宝宝，能够根据宝宝吮吸力量调节奶量，且流量较大。

总之，月龄小的宝宝应该选择孔小的奶嘴，月龄大的宝宝由于吮吸能力较强，可以选择孔大一点的奶嘴。

五、哺乳妈妈用药误区

我们日常所服用的大部分药物都可以通过乳汁进入宝宝体内。由于宝宝的免疫能力和新陈代谢功能还很不完善,更容易受到药物的影响,危害宝宝的健康。有些药物对成人也许没有什么影响,但对宝宝就容易造成伤害。所以,采用母乳喂养的新妈妈,用药一定要谨慎,防止进入误区。

1. 哺乳妈妈生病乱用药

哺乳期的妈妈有时会生病,需要服用药物来治疗疾病。但有的哺乳期妈妈生病后随便乱用药,这样做会对宝宝造成极大的危害。原因是大部分的药物都能进入乳汁。而且,由于药物的分子量、酸碱度、水溶性或脂溶性等不同,在乳汁中的含量也大不相同。

宝宝每天都喝很多的乳汁,虽然乳汁中大部分药物的浓度不高,但由于宝宝体内的酶活性较低,肾脏过滤功能有限,使药物在宝宝体内的半衰期延长,再加上宝宝的排泄功能不够完善,也会促使药物在其体内的半衰期延长。药物随乳汁进入宝宝体内,常常会引起宝宝出现药物不良反应。这种不良反应与使用药物的种类、剂量、疗程的长短及宝宝的抵抗力有关。因此,哺乳期的妈妈生病用药时应遵循以下原则:

(1)不是非用不可的药物尽量不用。
(2)在同类型药物中,尽量选用对母婴危害较小的药物。
(3)尽量减少联合用药和辅助用药。
(4)必须使用哺乳期禁用的药物时,应暂停哺乳。

此外，还有一些药物虽然也能引起婴儿出现不良反应，但危害不大，通过调整剂量或改变用药时间，如先哺乳后用药等方法，是可以慎重使用的。所以，哺乳期妈妈患病后，应做到能少用药的尽量少用，非用不可的药物应在医生指导下使用，并严密观察宝宝的情况，绝对不可自行购药或乱用药，以免影响宝宝的健康。

2．哺乳妈妈可随意服用避孕药

有些哺乳的妈妈，由于种种原因采取服用避孕药的方法来避孕。避孕药中含有睾丸酮、黄体酮以及雌激素类衍生物等，这些物质进入母体后，一方面会抑制泌乳素的生成，使乳汁的分泌减少，另一方面避孕药物中的有效成分会随着乳汁进入宝宝体内，对宝宝的生长发育不利。所以，妈妈在哺乳期间不宜服用避孕药，可以采取以下几种避孕措施：

（1）使用避孕套

避孕套不含有药物，对宝宝和妈妈都不会带来药物方面的影响。

（2）放置节育器

产后6个月还在哺乳的妈妈，可以考虑放置宫内节育器，但要先到医院请医生做检查，尤其是剖腹产的妈妈，哺乳期间也正是子宫恢复期，是否适合上环一定要请教医生。同时，对避孕环的形状、型号都要认真选择，避免上环后环脱落或移位而影响避孕效果。

（3）做绝育手术

通过手术结扎输精或输卵管，以阻断输精管的精子进入精液，或使卵子不能通过输卵管与精子相遇。此方法对男性性功能、女性月经、性生活都没有影响。但是这种方法不适合有严重的神经官能症、性疾病或生殖系统炎症的哺乳期妇女。

总之，哺乳期妈妈可选择的避孕方法有很多种，其原则就是不能影响乳汁的分泌和宝宝的生长发育，新妈妈可根据自己的实际情况选择适合的方法，以便顺利度过哺乳期。

3．药物不会进入乳汁被宝宝吸收

很多哺乳妈妈用药的时候，往往只考虑药物是否会影响乳汁分泌，却很少考虑药物对宝宝的影响，或者根本不知道哪些药物会对宝宝有影响。事实上，很多药物可随乳汁进入宝宝体内，从而对宝宝的健康产生影响。尽管有的药物进入乳汁的浓度很低，但对于身体机能还没有完全健全的宝宝来说，其危害是极大的。

一般来说，哺乳期的妈妈所服用的药物几乎都可进入乳汁，但进入的量很少超过摄入量的1%～2%。因此，哺乳期的妈妈应选择那些进入乳汁量少的药物，以避免对宝宝产生危害。

药物进入乳汁受下列因素的影响：

（1）药物的分子量＞200的物质难以穿过细胞膜。

（2）药物在脂肪和水中的溶解度。

（3）药物与母体血浆蛋白的结合能力。

（4）药物的离解度。离解度越低，乳汁中的药物浓度也越低。

（5）药物的酸碱度。

有一些药物较容易进入乳汁，会对宝宝健康造成不良的影响，如激素类、避孕药、抗代谢药、甲状腺功能抑制剂、溴化物、氯霉素、麦角碱类、异烟肼、锂制剂、单胺氧化酶抑制剂、灭滴灵等药物是哺乳期妈妈禁用的。

哺乳期妈妈用药，首先，要权衡用药的必要性和对宝宝可能会造成的危害性，明确用药特征，尽量避免因哺乳用药而对宝宝造成危害。其次，就是选用进入乳汁最少，对宝宝影响最小的药物。最后，要注意用药和哺乳的时间间隔，可以根据药物的半衰期长短调整用药和哺乳的最佳间隔时间。一定要避免在药物浓度高峰时哺乳，应在哺乳后再服药。当服药剂量过大或疗程过长时，为防止对宝宝产生不良影响，应当监测宝宝血药浓度，特别是对于一些治疗指数低的药物更要注意。

4．哺乳妈妈可随意服用中药

很多新妈妈认为西药有副作用，可以通过乳汁对宝宝产生影响，而中药是纯天然物质，应该是比较安全的。实际上，是药三分毒，中药没有副作用是不可能的，只是相对于西药的副作用来说，中药的副作用较小。服用中西药都有可能会出现不良反应，但是，人们往往对西药的不良反应比较注意，而且西药在药品说明书上也将不良反应标注得比较清楚。而对中药的不良反应，人们则不太关注。有些中药制剂并非纯中药制剂，而是含有西药成分的。所以，哺乳期的妈妈在选择服用中药时，应正确认识中药的毒性。用药时，一定要注意时间、剂量、服法，以避免服用的中药通过乳汁对宝宝的健康产生不良的影响。

哺乳期的妈妈需要选购中药时，要注意药材的选择、炮制方法及制剂形式。哺乳期的妈妈必须注意下面几点：

（1）在医生指导下用药，不可擅自使用。
（2）不可加大剂量或延长用药的时间。
（3）不要乱搭配，要注意中药的合理配位。
（4）当心中西药混合服用引发的不良反应。
（5）无毒药物对于高过敏体质的宝宝可能会有副作用。

5．外用药物不会进入乳汁

随着医学知识的普及，许多哺乳妈妈在服药时都会特别注意，害怕对宝宝有影响。然而，对于外用药，哺乳妈妈却不那么注意，有的甚至认为外用药不会进入乳汁影响宝宝。于是，有的哺乳妈妈患了某些皮肤病，认为症状较轻，没有必要去医院请医生看，只要不乱吃药就不会对宝宝造成不良影响，就自作主张地到药房买一些外用药。其实，这种做法是错误的。

研究表明，一些外用药也能透过皮肤进入血液，随妈妈的血液再进入乳汁，损害宝宝的健康。所以，哺乳妈妈应慎用下列外用药。

（1）杀癣净

其成分是克霉唑，多用于皮肤黏膜真菌感染，如体癣、股癣、手足癣等，该药物成分可进入乳汁。虽然临床上未见明显不良反应，但为了宝宝的健康，哺乳妈妈应该慎用。

（2）百多邦软膏

是一种抗生素外用软膏，在治疗皮肤感染方面应用较广泛。有不少专家认为，妊娠期及哺乳期的女性最好不要使用该药。因为该药的聚乙二醇会被人体吸收且蓄积，可能会引起一系列不良反应。

（3）阿昔洛韦软膏

属抗病毒外用药，一般是抑制病毒 DNA 的复制，但同时对人体细胞也有抑制作用，从而影响人体的 DNA 复制。所以，孕产妇在使用这种抗病毒外用药时应慎重。

（4）糖皮质激素

这类药具有抗炎、抗过敏的作用，广泛应用于荨麻疹、湿疹、药疹、接触性皮炎等的治疗。但是，妊娠期女性大面积或长期使用时，可造成胎儿肾上腺皮质功能减退。而且，该药还能通过皮肤吸收，小剂量进入乳汁中。

总之，处在哺乳期的妈妈，无论使用口服药还是外用药，都应该在医生的指导下进行使用，以保证用药安全有效，避免给宝宝造成不良的影响。

第六章
新生儿护理误区

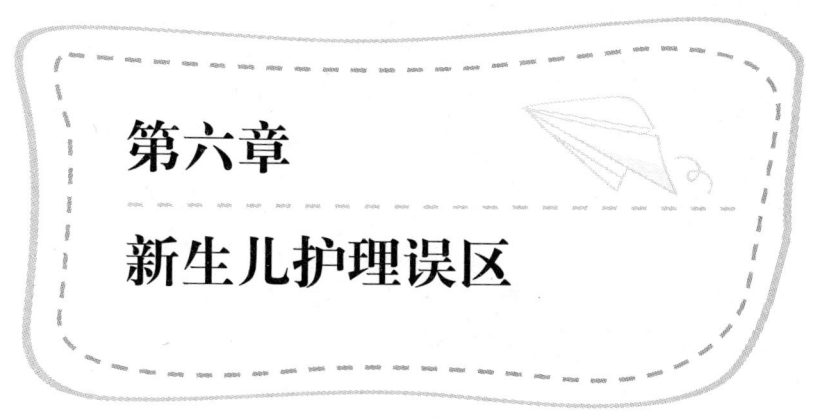

一、日常护理宝宝"想当然"

宝宝刚出生身体还很娇弱,需要得到新妈妈的细心呵护才能健康成长。但是,新妈妈如果没有经验,身边也没有可以请教的人,往往凭借自己的直觉,那么,在宝宝的日常护理中就有可能会犯下很多错误。何况,新妈妈也处于身体状态不佳的时期,自己照顾自己都很勉强,自然容易忽略很多小细节。

1. 宝宝大便多一定是腹泻了

一般来说,新生儿在出生 12 个小时之后就开始排便,母乳喂养的婴儿每天排便的次数不等,一般每天为 1~4 次或者 5~6 次,也可能会更多。因此,宝宝排便多并不一定是腹泻,新爸爸新妈妈不必太过担心,可以先通过对宝宝大便的观察来了解情况,然后再去医院就诊。通常情况下,宝宝的大便会出现以下情况:

(1) 糊状,并且夹杂着腐蚀味。这可能是因宝宝进食太多而消化不良引起的,只要调节一下宝宝的饮食即可。

(2)稀水便,并且大便次数增多。这可能是宝宝吃了变质的食物所致,很有可能是急性胃肠炎,应该去医院就诊,在医生的指导下服用抗菌素。

(3)脓血便,可能是细菌性痢疾,需要服用特殊的抗菌素。

(4)大便呈蛋花汤样,而且没有臭味。这可能是感染了病毒,需要使用抗病毒药物进行对症治疗。

当宝宝腹泻时,新爸爸新妈妈需要在护理上做一些调整。

首先,调整饮食。不少新爸爸新妈妈想方设法地喂宝宝牛奶和一些高脂肪、高蛋白的食物,以弥补宝宝腹泻造成的营养损失。其实,这样做只会加重宝宝肠胃的负担,使腹泻更难治愈。对于腹泻的宝宝来说,应该多吃一些比较容易消化的食物,如糖盐开水和米汤等,使肠胃的功能尽快恢复,以加快疾病的痊愈。

其次,注意腹部保暖。宝宝的腹部最容易感染风寒,尤其是患有腹泻的宝宝,肠蠕动已经加快,如果此时腹部再次受凉,就会使病情更加严重。

2.宝宝穿少会着凉,给宝宝多穿点

有些新爸爸新妈妈担心宝宝冷,给宝宝穿得很多、很厚。其实,这样做是不正确的。古语说"若要小儿安,常带三分寒"。宝宝穿的衣服要适宜,不能穿得过多,因为宝宝喜欢活动,如果衣服穿得多,活动就容易出汗,而出汗时所散发的体温是不出汗时的几倍,所以容易着凉感冒。衣服穿得少一些,随着宝宝活动量的增加,可增强体质,减少疾病。

实际上,人的机体对天气冷暖的变化有一定的适应能力,新生儿的适应能力比较差，就需要逐步锻炼以适应自然环境。宝宝如果从小穿衣过多，就会使宝宝只适应暖和的环境，耐寒力必然会越来越差，身体也就更加缺乏抵抗力。

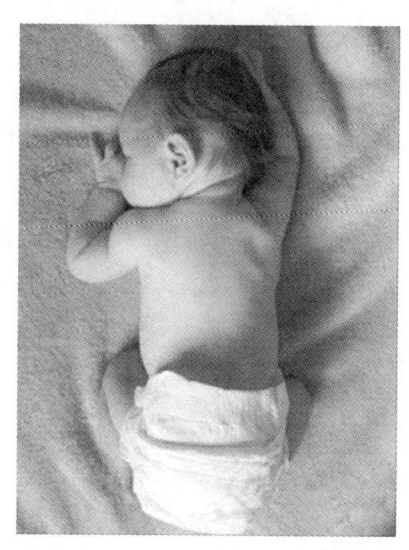

那么，究竟给宝宝穿多少衣服合适呢？一般来说，婴幼儿可比成人穿的适当多1~2件即可。在气候多变的春秋季节，新爸爸新妈妈应根据天气变化随时为宝宝增减衣服。

3．宝宝总是打嗝，一定是肠胃有问题

新生儿打嗝是很常见的现象，尤其是在每次喂完奶之后，但这并不一定就是肠胃有问题，新爸爸新妈妈不必太过担心。

横膈膜是人体内与呼吸密切相关的一块肌肉，如果横膈膜发生痉挛，就会打嗝。宝宝出生后的几个月里，经常会打嗝，最大的可能就是喂奶时，宝宝吸入过多的空气造成的，这与新妈妈喂奶姿势不正确有关。因此，只要保证宝宝吃奶时不吸入过多的空气，正常的喂奶量以及避免大哭后喂奶，宝宝就不会打嗝。或者喝奶后抱起宝宝并轻拍背部2~3分钟，使宝宝排出胃里的气体也可减少这种现象。

4．宝宝一哭就抱

因为心疼宝宝，大多数新爸爸新妈妈都是一见到宝宝哭就马

上抱起来。其实,宝宝一哭就抱的做法并不正确。

宝宝还不能用语言来表达自己的要求,只能借助于哭来表达。因此,宝宝的哭声包含着许多原因,新爸爸新妈妈要学会区别造成宝宝哭的原因,而不是全用抱来制止宝宝的哭声。在正常情况下,宝宝最常见的哭泣原因是饥饿。这时,宝宝会哭得很伤心,同时宝宝的头会向两侧转动来寻找奶头。尿布湿了宝宝也会哭,但不会那么强烈,哭时身体会躁动不安。如果宝宝哭哭停停、哼哼叽叽,眼睛不停地左顾右盼,那么多半出现在睡醒后想要找父母。

如果新爸爸新妈妈一听到宝宝哭,在不分清原因的情况下就去抱宝宝,宝宝的要求没有被理解,问题也没有被解决,宝宝的哭声就会更厉害。这样下去,时间长了还会让宝宝知道哭是要求大人抱的最好方法,以后宝宝会养成利用哭来达到自己目的的习惯。

所以,宝宝一哭就去抱不是一种好的养育方法。而且,哭对婴儿来说并非是一件坏事,父母大可不必为此而心疼宝宝。哭本身可以锻炼宝宝的发音器官,可以运动全身,增加肺活量,有利于宝宝的体格发育。

当然,不提倡宝宝一哭就去抱,并不是让父母不去抱宝宝。相反,父母及长辈应该多抱抱宝宝,不要等宝宝哭了再去抱。现在的年轻父母大多都有自己的工作,在家里的时间有限,更应该多抱抱宝宝,让宝宝体验到父母的爱。这样,抱宝宝就起到了积极的作用。

5.不用每天都给宝宝洗澡

由于天气变冷,很多新妈妈担心宝宝会感冒,就不再每天都为宝宝洗澡了。其实,这样做是不正确的。宝宝的代谢旺盛,容易出现不显性出汗,所以皮肤的清洁非常重要,否则就会生痱子、脓包疮等。在给宝宝洗澡时，既要注意保暖，又要避免宝宝的眼、鼻、耳、肚脐等部位入水。下面是新爸爸妈妈需要注意的几点：

（1）室内温度应保持在25℃左右。

（2）准备好宝宝换洗的衣物，把衣物按穿的顺序展开铺好。

（3）准备好宝宝的护肤品，以及洗完澡后宝宝喝的温开水。

（4）洗澡水的温度应在39℃～40℃左右。冬天水凉得快，要备一些热水用来追加温度。

（5）先给宝宝洗头，衣服不要全脱，剩一件内衣，等头洗好后再脱。

（6）给宝宝洗全身，动作要快，但细节部位要洗干净。

（7）宝宝洗完后要抹上护肤乳，再让宝宝喝点温开水。

如果时间允许，给宝宝洗澡的时间最好是一天中气温比较高的午后，洗完澡后可让宝宝美美地睡上一觉。

6．宝宝头顶上的黑垢难看，想办法把它弄掉

宝宝的皮脂分泌特别旺盛，因此有些宝宝的头顶就会出现一块黑色的皮脂，很多新妈妈都觉得太难看，也不卫生，就用手去抠。这样不仅容易扯掉宝宝稀少的头发，还容易造成宝宝的皮肤破损。

新妈妈千万不要用手去硬抠宝宝头上的黑垢，正确的做法应该是，在给宝宝洗完澡后，把润肤油涂在头垢处轻轻地按摩，让润肤油逐渐渗入头垢，再慢慢搓掉。

7．多抱对宝宝不好

新妈妈们一定听到过这样的说法：孩子别老抱，惯坏了以后

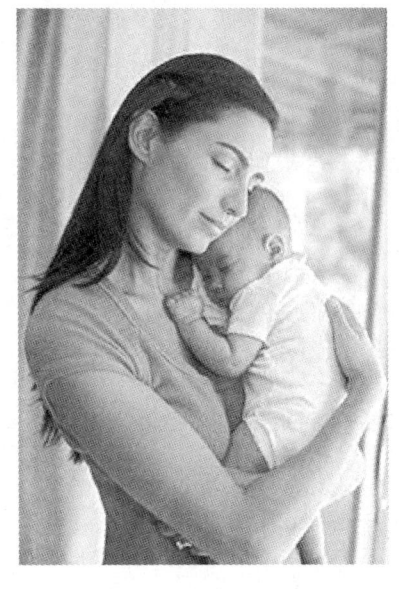

就放不下手了。其实,这种观点是不正确的。

刚出生半年的宝宝是不会因为一哭就抱而被惯坏的。相反,新妈妈要对宝宝的哭闹及时作出反应,以满足宝宝的需要,尽管有时哭也是活泼型宝宝消耗充沛精力的一种需要,但宝宝生来就是要人抱、要人照料、要人爱抚的。所以,这时,让宝宝锻炼意志还为时过早。

只要宝宝乐意,新妈妈们就要对宝宝多搂抱、多抚摸、多说话、多微笑,这不仅能让宝宝充分享受妈妈的爱抚和无微不至地照料。而且,母亲和宝宝之间的皮肤接触,可以使宝宝获得精神上的满足,对宝宝的正常发育和早期潜能的开发是非常重要的。

此外,多抱还有利于宝宝的大脑、精神发育以及身体生长,使宝宝体形优美,性格温和,而且这也是宝宝的运动之一。躺着的宝宝只能看到很少的事物,缺乏神经发育必需的各种丰富刺激,缺乏感情交流。所以,建议新妈妈们多抱宝宝,而且在抱宝宝时应采用左手托住宝宝的背、脖子和头,右手托住宝宝的臀部和腰部的方式,这样的抱法会让宝宝感到舒适。

8. 宝宝勤洗澡会损伤皮肤

不少的新妈妈认为宝宝娇嫩的肌肤好像一捅就破,加上宝宝又不经常出门,身上不脏,没有必要经常洗澡,而且经常洗澡反而会损伤宝宝的皮肤。

虽然新生儿皮肤柔嫩，防御能力差，但新陈代谢旺盛。如果不经常洗澡，汗液和其他的排泄物蓄积就会刺激皮肤，容易发生皮肤感染。

专家建议，新生儿在出生后第二天即可洗澡。如果有条件，最好每天或隔天洗1次澡。冬天气候干燥，可减少洗澡的次数，每周1~2次即可。值得爸爸妈妈注意的是，给宝宝洗澡的水温一定要合适，洗澡前不要给宝宝喝奶，动作要轻柔一些，时间是不要超过10分钟。

9．刻意给宝宝营造一个安静的环境

有的新妈妈认为，刚出生的宝宝神经系统尚未发育完善，经不起一点刺激。所以，想方设法地给宝宝营造一个寂静无声的环境。其实，这种做法是不正确的。

保持安静，避免宝宝长时间哭闹确实十分重要。但强调安静并不是说产房或坐月子的房间必须保持寂静无声。实际上，宝宝对一般的声音还是很有适应能力的，房间内有人说话或放些轻柔的音乐都不会影响宝宝。相反，如果过于小心，一味强调寂静无声，宝宝睡觉时连话都不敢说，有可能会使宝宝变成一个对声音过度敏感的、神经质的人。

10．让宝宝整夜睡觉

经常有年轻的父母欣慰地感叹：真是谢天谢地，出院回家的第一个晚上，宝宝可乖了，甜甜地睡了一整夜。但儿科专家对此的第一个反应却是：天啊，怎么能让宝宝这么睡！

专家说，两周内的新生儿是不能整夜睡觉的，新爸爸新妈妈必须每隔4个小时就要喂食1次宝宝。新生儿如果长时间得不到进食，就会发生脱水。况且，如果新生儿一觉能睡8个小时以上，就很有可能是患了严重的黄疸病，导致新生儿过于困倦，以至于无法用啼哭声来要求进食。

另外，新生儿每隔4小时的进食习惯应该至少持续两周以上，直到新生儿的体重有了明显增加后，才可以让其安睡一整夜。

11．将婴儿带入拥挤的公共场所

有些新爸爸新妈妈喜欢带着婴儿去逛拥挤的商场，或是高朋满座地为婴儿办满月酒席。其实，这种做法是相当错误的。

宝宝的抵抗能力非常弱，将稚嫩的宝宝暴露在充满细菌的环境中，宝宝很容易接触到病菌而引起致命的感染，或者是引起发烧。婴儿一旦发烧，不论是否严重就必须送到医院，让医生诊断。

12．将婴儿禁闭在家中

有的新妈妈认为将宝宝带到公共场所不合适，于是就反过来将其禁锢在家里。其实，这样做也是不对的。

整天在家中面对不会说话只会啼哭的宝宝，新妈妈很容易患上产后抑郁症，这对母婴的健康极为不利。专家建议，可常带着新生儿去不拥挤、环境较好的地方散步。不仅能使新妈妈精神愉悦，还能增强宝宝的免疫力。

13．给宝宝用成人的痱子粉

一些新爸爸新妈妈看到宝宝长痱子，就急不可待地给宝宝使用成人的痱子粉。殊不知，这样做很有可能会损害宝宝的健康。

成人的痱子粉与宝宝的痱子粉所含的药物成分不同。成人痱子粉所含的薄荷、樟脑（或冰片）比宝宝痱子粉多3～4倍，升华硫多10倍，而对皮肤刺激大的水杨酸则多1倍。尤其是成人痱子粉中含有硼酸，这在宝宝痱子粉中是禁用的。如果给宝宝使用成人痱子粉，严重的宝宝会发生中毒现象，引起恶心呕吐、皮肤起红斑、惊厥和小便不正常等。

痱子主要发生在闷热的夏季，当外界温度高、湿度大时，皮肤出汗会增多，由于汗液不能及时排除，汗腺管口被汗液浸泡肿胀而阻塞，汗液积在汗管内，引起真皮内轻度急性炎症反应。痱子多发于宝宝的头面部、颈部、前胸及背部，肥胖的宝宝尤其易发。如果合并感染，则在痱子的顶端会形成针头大小的黄色小脓疱，这就是人们所说的"脓痱子"。急性发病时皮肤会出现红斑，不久会发生密集的针尖大小的丘疹、丘疱疹或小水疱。

所以，在炎热的夏季，对痱子的预防很重要。首先，要防止宝宝多流汗，保持室内通风和环境凉爽，可以使用空调，以减少出汗并保证出汗后汗液能够很快被蒸发。其次，可以把宝宝的头发理短，必要时可剃光，衣服要清洁、柔软、宽松，最好穿吸水性强的纯棉织品，要勤换衣服、勤洗温水澡。而且，洗澡不但能清洁宝宝的皮肤，还有利于排汗。洗完澡后要立即擦干，然后扑痱子粉，痱子粉可以吸去汗液，保持宝宝的皮肤干燥。

另外，宝宝要勤翻身，不要长时间将宝宝抱在怀里，否则，容易使宝宝受热出汗，而且汗液不易蒸发而长痱子。

14．给宝宝化妆

有的新妈妈为了让宝宝更漂亮，给宝宝使用化妆品。其实，这种做法对宝宝的伤害很大。皮肤是覆盖全身的一个巨大的免疫器官，而婴儿与儿童的皮肤较成人薄，新生儿皮肤的厚度仅1mm左右，加上宝宝皮脂腺尚未成熟，皮脂分泌量少，这就会导致宝宝皮肤防御屏障功能较弱，也就是对外界的刺激会很敏感。成人化妆品中大都含有香料、防腐剂、各种有机化合物等化学成分，宝宝使用后很容易出现红斑、丘疹等刺激反应。

因此，宝宝的皮肤还是保持自然美为好，日常生活中不要为宝宝搽胭脂、涂口红、烫头发。

15．给宝宝戴饰物

很多新爸爸新妈妈喜欢在宝宝的脖子或者脚上挂一些饰物，如玉、水晶等，一些迷信的新爸爸新妈妈认为这样可以让宝宝避邪，也有的新爸爸新妈妈是为了让宝宝变得更美一点。但专家提醒，给宝宝戴饰物一定要小心，最好不戴，不然会造成意想不到的伤害。

宝宝经常会将饰物含在嘴里，这样大量的细菌就进入了口腔，影响宝宝的身体健康。另外，宝宝皮肤细嫩，容易对颈饰品产生皮肤过敏，使颈部发痒、红肿等，所以，最好不要给宝宝戴饰物。

16．随便给宝宝买发声的玩具

现在，很多新爸爸新妈妈都喜欢给宝宝买发声的玩具，因为这类玩具往往比普通的玩具更能吸引宝宝。但是，现在市场上销售的很多发声玩具的音量都过大，如果把它们长时间、近距离地放在宝宝的面前，可能会对宝宝的听力造成永久性的损伤。

因此，新爸爸新妈妈在给宝宝选购发声玩具的时候，一定要选择能够调节音量的玩具，并且要注意，一定要购买正规厂家生产的有品质保证的发声玩具。而且，买回来玩具之后，即使是可调节音量的玩具，也要控制宝宝玩耍的时间，以免对宝宝的听力造成伤害。

17. 宝宝生活的环境嘈杂，父母不重视

有的家庭周围的生活环境比较嘈杂，如临街的，每天车水马龙，或者邻居家在装修房子，父母抱着宝宝一起看电视，且将音量开得很大等。这样时间一长，宝宝的听力不知不觉地就会受到损伤。

因此，父母在平时应该让宝宝避免长时间地处于嘈杂的环境中，避开生活中常见的噪音污染源，如电视、音响、机器声等。如果是临街的房子，就要给宝宝的房间换上密封性更好的窗户和门。当邻居家在装修房子时，最好给宝宝佩戴保护耳朵的耳塞，以避免高分贝的噪音损伤宝宝的听力。

18. 经常给宝宝掏耳朵

为了保持宝宝耳朵内部的清洁，有些父母会直接用细长的手指甲或者小发夹等工具，在宝宝的耳朵里盲目掏挖。其实，这种做法是非常危险的。只要稍有疏忽或不慎被碰撞，就会造成宝宝耳道深处的鼓膜受损，使外耳与中耳腔直接相通，细菌就容易乘虚而入，引起感染，使宝宝的听力受损。

因此，父母千万不要经常给宝宝挖耳垢，尤其是不要用尖利的工具挖。要保持宝宝耳朵的清洁，可以用湿毛巾简单地擦拭干净外耳，一般情况下耳垢会自行脱落。如果宝宝的耳垢实在太多，以至影响到了听力，应该带宝宝去医院，请医生处理比较妥当和安全。

19．完全照育儿图书来养育宝宝

现在，很多年轻人都是第一次做父母，没有育儿经验，于是从怀孕起就买回很多书，完全依照书上的内容来饮食起居。等到宝宝呱呱坠地后，往往更喜欢通过阅读大量的育儿书籍来养育宝宝。过分认真地按照书本上的要求来做，认为这样做才是科学的。如书上说8个月的宝宝会爬、1岁半的宝宝会串珠子，如果自己的宝宝不会，就非常着急，认为是宝宝的智力发育有问题。

其实，每个宝宝的生长发育情况都是不一样的，书本上的知识和要求不一定都符合每一个宝宝。如有的可能说话早些，有的可能走路早些等。因此，父母们只能把书作为参考，而不要完全照搬照抄。一旦觉得宝宝与书上说得不一样时，也不要着急，应综合考虑宝宝的发育情况，如宝宝不会爬是不是因为穿得多，宝宝不会说话是不是因为没有说话的机会等。

俗话说，知儿莫如父母。也就是说宝宝的生长发育情况，作为父母的是最清楚的，不要被书本上的条条框框牵着鼻子走。否则，会弄巧成拙，不利于宝宝的成长。

20．与出生不久的宝宝说话没有必要

据专家研究发现，宝宝大脑的"听觉地图"大概到1岁左右就完成。在此期间，给零岁宝宝输送越多的有意义的声音，越能促进宝宝大脑主管听觉的神经元的敏感性。而且，宝宝获得的词汇量的多少，很大程度上取决于父母对宝宝说话的数量。可以说，父母是宝宝学习语言的第一任老师，对宝宝语言的发展有深刻的影响。

因此，新妈妈在平时给宝宝穿衣服，或者喂奶、换尿布时，一定要和宝宝多说话，告诉宝宝"妈妈在给你换衣服，凉不凉啊?

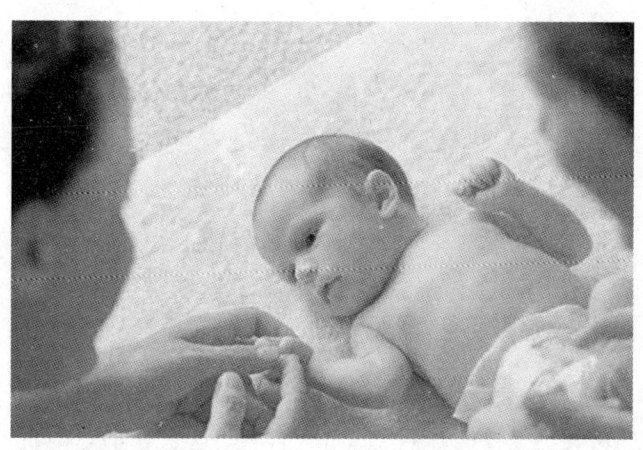

伸伸小胳膊、抬起头"等,这是发展宝宝的语言能力所必不可少的。当到了一定时间,宝宝的语言会突然暴发,于是很多话都会说了,语言表达能力也比较强。这样的宝宝比与父母交流少的宝宝说话更早、表达能力也更强。

21. 父母吵架不会影响婴儿

大多数新爸爸新妈妈都认为,新生儿什么也听不懂。因此,有的新爸爸新妈妈当着宝宝的面吵架,觉得无关紧要。其实,这样做会对宝宝的思想和情绪造成影响。

心理学家在研究中发现,当家庭中父母冲突升级时,8个月至2岁的宝宝都会变得非常着急,并懂得要努力去阻止父母的冲突。2岁以上的宝宝,在目睹父母之间或陌生人之间的吵架场面后,会很快在与同伴的交往中模仿大人气势汹汹的说话和争斗,其行为举止变得非常粗野。

因此,父母应尽量避免在任何年龄段的宝宝面前争吵,要学会在宝宝面前克制自己的情绪。如果觉得克制不住,就走出家门,当情绪平静了再回来。

从小就生活在父母经常吵架的家庭中的孩子，其人格的成长会受到很大的不良影响，如孤僻、不善于与人交流、自卑等，甚至有的会有暴力倾向。

22．母婴同睡好

很多新妈妈在喜获宝宝之后，都喜欢和宝宝一起睡，这样不仅能快速地让宝宝与妈妈熟悉，也方便妈妈照顾宝宝。所以，新妈妈们都习惯搂着自己的宝宝睡觉。尤其是寒冷的冬天，新妈妈怕宝宝冷，更是要搂着宝宝睡觉。其实，这是一种很不好的习惯。

第一，新妈妈搂着宝宝睡觉，通常采用的睡姿是宝宝的头枕在妈妈的胳膊上，妈妈多侧卧而睡，时间久了，手臂常因受压而麻木不适，夜间自觉或不自觉地翻身，不仅会把宝宝惊醒，有时一不小心还会压伤宝宝。

第二，搂着宝宝睡，宝宝一哭妈妈就给奶吃，有时宝宝含着乳头就睡着了。这样吃吃睡睡，睡睡吃吃，其结果不仅不利于母婴休息，而且对宝宝的消化也不利。同时，宝宝含着乳头睡觉，乳头易被吸住，乳房也易堵住宝宝的口鼻，影响其呼吸，

第三，搂着宝宝睡觉，大人孩子都得不到舒适的休息，不利于解除疲劳和身体健康。妈妈活动的范围广，携带各种疾病的机会也就多，妈妈和宝宝同睡一个被窝，容易将病菌传染给宝宝。

第四，母婴同睡时，宝宝的头容易落进被窝内，被窝里空气污浊，不利于宝宝的健康，有时甚至会造成宝宝窒息或死亡。

所以，为了宝宝的健康，最好让宝宝单独睡一个被窝，或睡在父母旁边的婴儿床里，这样既方便父母照顾宝宝，也能够让宝宝健康成长。

23. 给新生儿打蜡烛包可预防"O型"腿

进入冬季以后,很多父母都会为宝宝裹上严实的"蜡烛包",用一床小棉被将宝宝伸直的下肢包起来,再结结实实地绑上。父母这么做,一方面是为了给宝宝保暖,另一方面是保证宝宝伸直手脚,避免日后长成"罗圈腿"。其实,父母给新生儿裹上过分严实的"蜡烛包"是不科学的。

胎儿在母亲的子宫内,四肢呈屈曲状态,出生后这种姿势还需要维持一段时间,如果突然用包裹捆绑的方法去改变这种姿势,会给宝宝带来很大的不适,影响宝宝的自由活动,从而妨碍四肢骨骼、肌肉的生长发育。另外,包裹太紧,宝宝容易出汗,严重的可能会导致脱水热,以及造成婴儿腋下、腹股沟、臀部等处的皮肤感染。至于"罗圈腿",完全是由于后天喂养不当和疾病等因素引起的,如佝偻病所造成的骨骼变形等,并不是"蜡烛包"所能解决的。

新生儿的自然体位是两上肢与躯干呈"W"形,腹部膨隆,两下肢与臀部呈"M"形,其活动幅度为120～140度,这种体位适合新生儿的活动和正常生长发育。而"蜡烛包"式则是将新生儿的胳膊和腿伸直,再用布或小被子包裹好,用一条带子捆扎,呈强迫状态"1"字形。

此外,有一部分新生儿在胎内髋关节发育得不好,用"蜡烛包"还会造成髋关节脱位,这种病无痛苦,往往早期很少发现。只有当宝宝开始独立走路时,才会发现步态异常,但治疗起来已经比较麻烦了。因此,父母一定要废除传统的包裹方法,使新生儿保持自然体位。

家长只需给新生儿穿上内衣、薄棉袄或毛线衣,再用宽大、松软的棉被将新生儿包裹起来,但千万不可包得过紧,只有宽松才能使新生儿在温暖、舒适的环境中成长。或在冬季的时候可以给宝宝做一个宽大的睡袋,春秋季可穿一件睡袍等都是不错的办法。

24．马牙、板牙必须挑皮擦掉

在新生儿口腔齿龈黏膜上,经常可见到散在的、淡黄色微隆起的针尖至米粒大小的颗粒,俗称马牙,实质上是由齿龈黏膜上皮细胞堆聚而成的。有时在齿龈上见白色小斑块,隐约见于齿龈黏膜下,通常称为板牙,此为黏膜下黏液腺潴留肿胀所致。

许多家长看到宝宝不愿吃奶或吐奶,就认为是马牙或板牙在作怪,往往会用布擦、用针挑牙龈上的颗粒或斑块,这样做不仅无益,反而会带来不少坏处。首先,用针挑后会引起局部疼痛,影响宝宝吸奶,更严重的是口腔内有许多细菌,而细菌会进入黏膜的创口引起浅表的黏膜发炎或深部组织发炎,甚至细菌会进入血液引起败血症而危及生命。

因此,父母切忌用针挑马牙、板牙。它们既不会妨碍宝宝吸乳,也不会影响宝宝日后牙齿的萌出,而且在数月内会自然消退,故不需要作任何处理。

25．"螳螂齿"有害无益

宝宝刚出生时,上下前部的牙床是不接触的,两侧后部各有一个隆起,上下能接触到的脂肪垫俗称"螳螂齿"。有些新妈妈认为这种脂肪垫是多余的,常用刀割"螳螂齿"。其实,这样做是很危险的。

"螳螂齿"对新生儿来说是一种正常现象,用刀割"螳螂齿"

不但会影响宝宝吸奶，还可能会引起口腔破损、感染，甚至还可引起全身的败血症，严重的可致宝宝死亡。在宝宝吸奶时，前部用舌头和口唇黏膜、颊部黏膜抵住奶头，这时后部的脂肪垫关闭，可帮助增加口腔中的负压，有利于宝宝吸奶。随着乳牙的萌出，这种高出的脂肪垫就会渐渐变平，所以不需要作任何处理。

26．剃满月头有利于头发生长

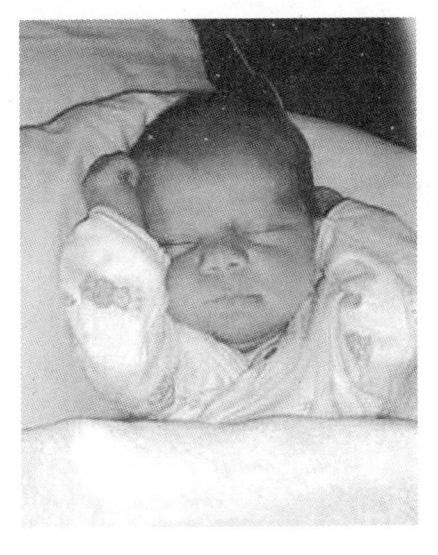

很多新爸爸新妈妈都习惯在宝宝满月时，给宝宝剃个"满月头"，而且认为这有助于宝宝头发的生长。剃得越短、刮得越干净，宝宝以后的头发就长得越好越黑。其实，这种做法是没有科学道理的。

婴儿刚出生时的毛发，由于是胎内带来的，所以也可以称之为胎毛。但其基本结构与生长规律和成人的头发相同，也就是说婴儿出生后头发生长得好坏，与头发的毛根的结构，尤其是毛球是否健全，营养是否充分，局部有无病损等因素有关，而与是否剃"满月头"无关。

至于婴儿是否需要剃满月头，医学上并无明确的要求，也就是说满月头可以剃，也可以不剃。但是，如果婴儿头皮有某些皮肤病变，则可根据医生的建议，具体情况具体对待。

而且，刚满月的宝宝头皮非常娇嫩，血管也非常丰富。剃头时，宝宝往往又不太配合，如果一不小心剃伤了头皮，就会造成感染。

所以,满月时,最好是用剪刀给宝宝剪头发,这样会更安全。如果宝宝本身头发并不多的话,"满月头"不剪也没有关系。

27.用母乳给宝宝洗脸可护肤

有些新妈妈奶水多,在哺乳之余喜欢将乳汁涂抹在宝宝的脸上,认为这样做,可使宝宝的皮肤嫩白、细腻。其实,这种做法是不正确的。

母乳中含有丰富的蛋白质、脂肪和糖,这些营养物质也是细菌生长繁殖的良好培养基,为细菌的生长提供了条件。新生儿的皮肤娇嫩、血管丰富、皮肤角质层也薄、通透性强,这都为细菌通过毛孔进入体内创造了有利条件,从而容易引起毛囊炎,甚至会引起毛囊周围皮肤化脓感染,若不及时治疗,可发生败血症,引起全身感染。所以,用母乳给宝宝洗脸是很危险的。

28.宝宝的囟门既不能碰也不能洗

不少新爸爸新妈妈认为宝宝的囟门很娇嫩,还没有完全长好,既不能碰也不能洗。

其实,宝宝的囟门长期不清洗会导致某些病原微生物寄生,引起头皮感染,继而病原菌穿透没有骨结构的囟门而发生脑膜炎、脑炎等。

由于宝宝的头皮脂腺分泌物会聚集,形成一层黄褐色的乳痂,所以有的新爸爸新妈妈十分害怕碰到宝宝的囟门,不敢给宝宝洗头;也有的新爸爸新妈妈觉得宝宝弱小,抵抗力差,洗后会受凉。天长日久,乳痂越积越多,这样很不卫生。

因此,给宝宝清洗囟门还是必要的。正确的方法是,可在洗澡时用宝宝专用洗发液给宝宝清洗囟门。在清洗时,大人的手指应平置在囟门处轻轻地揉洗。

29. 每天给宝宝清洗口腔

有些新妈妈特别注意新生儿的口腔卫生,就像成人每天刷牙一样给宝宝清洗口腔。而且,每天在宝宝喝奶后,使用纱布、手帕、棉签等来擦洗口腔。其实,父母的这种做法很容易将宝宝的口腔黏膜擦破而引起细菌感染。

新生儿口腔内没有牙齿,而且口水的流动性大,可以起到清洁口腔的作用,所以一般不需要特别清洗。如果要给新生儿清洁口腔,只要在给新生儿喂完奶后,再喂点温开水,将口腔内残存的奶液冲洗掉就可以了。如果个别的新生儿确实需要清洗时,就用干净的棉签蘸上水轻轻地涂抹口腔黏膜,但千万不能将黏膜擦破。

30. 擦去胎脂才能保持清洁

刚生下来的宝宝皮肤上都会有一层白色油腻的东西,有的部位多一些,有的部位少一些,这在医学上称为"胎脂"。很多新妈妈觉得胎脂在宝宝的身上不好看,就会用力把它擦掉。

其实,胎脂具有保护皮肤、防止细菌感染以及保温的作用。在皮肤皱褶较多的大腿根、腋下及脖子等部位胎脂较厚,可以轻轻擦拭干净,防止胎脂分解成脂肪酸刺激局部皮肤而发生糜烂。但其他部位的胎脂不宜擦去,一般在宝宝出生后1～2天内皮肤会自行吸收。

31. 把生理性黄疸当做是肝炎

大多数新生儿在出生后2～3天会开始出现黄疸,4～5天后最明显,7～14天自然消退,一般情况良好,无不良反应。新生儿如果10天内黄疸消失，就不是病态，更不是肝炎，而是医学上所说的生理性黄疸。新生儿生理性黄疸产生的常见原因主要有以下几点：

第一，新生儿体内红细胞被破坏增加，使血液中间接胆红素增加，使皮肤发黄。

第二，新生儿肝脏发育不成熟，肝细胞产生的酶活性不足，不能有效地将间接胆红素转化为直接胆红素而由胆道排泄。如果间接胆红素在血中浓度增高，就会引起皮肤黄染。

第三，肝肠循环加重了肝脏负担。间接胆红素经肝脏处理变成结合胆红素排泄到肠腔，但由于肠内一种酶的作用，又把直接胆红素水解成间接胆红素被肠壁重新吸收到血液里，又输送到肝脏重新处理，这样就增加了肝脏的负担。

新生儿胆红素每日生成量是成人的两倍，而排泄胆红素的能力仅为成人的1%～2%，因此极易出现黄疸。另外，新生儿如果吃奶少、缺氧、进水少、胎便排泄慢、头颅血肿等因素都会加重黄疸。

一般来说，新生儿黄疸可分为生理性黄疸和病理性黄疸两种。

生理性黄疸：由于新生儿胆红素代谢的特点，无论是足月儿还是早产儿，大部分于出生后2～5天在眼白、面部及躯干皮肤，可见轻度黄疸，患儿体温正常，吃奶好。足月儿于出生后10～14天黄疸就消退，早产后可延迟至3～4周消退。

病理性黄疸又分为以下几种情况：黄疸出现得早，出生后24小时之内出现黄疸；足月儿总胆红素>12.9mg/dl，早产儿总胆红素>15mg/dl；血清总胆红素，每天升高>5mg/dl；黄疸消退得慢，足月儿超过两周，早产儿超过4周。

要想识别新生儿常见的病理性黄疸，可采用以下方法：

(1) 感染性疾病所引起的黄疸

新生儿败血病、新生儿肺炎、新生儿化脓性脑炎均可出现黄疸，并都有相应疾病的临床症状；新生儿肝炎，多数因病毒通过胎盘传给胎儿或胎儿通过产道时被感染，常见有巨细胞病毒、乙肝病毒。这些病理性黄疸出现得晚，常伴有消化道的症状，肝脏肿大等。

（2）非感染性疾病所引起的黄疸

新生儿如果患溶血病，黄疸出现得早而且重，进展得也快，易发生胆红素脑病；新生儿如果患母乳性黄疸，生理性黄疸退得慢，出生后 2～3 周达到高峰，1～4 个月降到正常，但吃奶好，体温正常，生长发育良好；如果黄疸出现得晚，尿色深，大便转白，皮肤黄得发绿，最后可能是肝功能衰竭。

对于生理性黄疸来说，一般无需住院治疗，在家可以做日光浴，多饮葡萄糖水，口服一些扶持肠道正常菌群的药物，以利退黄。而病理性黄疸的治疗要根据病情进行换血、光疗、药物等治疗。感染性疾病引起的黄疸，在治疗原发病的同时也要注意退黄疗法的应用。可采用母乳性黄疸日光浴，口服退黄药物，必要时停止母乳喂养 3 天（用配方奶粉暂代替 3 天），再继续喂母乳即可，无需住院治疗。如果胆道闭锁需手术治疗。

因此，在新生儿出现黄疸时新爸爸新妈妈不必太紧张，可以先观察黄疸的特点，之后再对症下药。

另外，黄疸是可以预防的：

（1）既往有死产史的母亲，一定要弄清胎儿死因，如果是溶血病，再次怀孕时要做好产前监测及治疗。

（2）新生儿早开奶，建立正常肠道菌群，刺激肠蠕动排胎便，减少胆红素的重新吸收。

（3）"O" 型血母亲所分娩的孩子，要监测出现黄疸的时间、程度。

32．挤压宝宝的乳腺

在妊娠后期，由于母亲体内分泌雌激素（孕激素及催乳素）的原因，会使胎儿通过胎盘吸收较多的激素而造成乳腺一时性肿胀，在新生儿出生后4～5天乳房会出现轻度肿胀，并有少许乳汁溢出，7～10天时达到高潮。这些都属于正常的生理现象，无论男宝宝、女宝宝都有，一般2～3周即可自行消失，父母千万不要去挤压它。如果不慎把乳头挤破，细菌侵入会使乳腺红肿、发炎，严重的可能会引起败血症。如果是女宝宝，挤压会造成乳腺发炎，使部分乳腺管堵塞或形成瘢痕，当女宝宝发育为成年女性时，还会影响到泌乳。

33．认为脱水热是感染

少数的新生儿在出生后的3～4天会有过度性的发热，体温突然上升，有时可达到39℃左右，这种情况多发生在夏天，一般不会造成不良后果。只要给宝宝补足水分后，体温就会在短时间内恢复正常，不需要治疗。有的新爸爸新妈妈误认为是感染，于是用抗生素来治疗，这是非常错误的方法。

34．认为新生儿脱发是病

有些新生儿出生的时候头发很好、很黑，但过些日子有的地方会脱发，很多新爸爸新妈妈对此特别担心，认为宝宝生了什么病。其实，这不是病，属于一种正常的现象，俗称"奶秃"。随着宝宝逐渐长大，头发也会越长越好。

35．认为宝宝四肢抖动是抽风

新生儿在睡眠时常会因突然抖动而惊醒,父母们对此不必太担心。这是因为,新生儿大脑发育还不够完善,对下级中枢的抑制能力较弱,常常会出现不由自主和不协调的动作。这些都属于正常现象,而不是病态。随着宝宝长大,这种现象就会慢慢消失。

36．给宝宝多喝养生汤

有的新妈妈为了给宝宝补身体,就会给宝宝多喝一些营养特别丰富的养生汤。尤其是在南方,人们都有煲汤的习惯,而且汤中要加上各种补品,如人参、桂圆、山药等。这些汤虽然对成年人有进补的作用,但对宝宝不但没有进补的作用,反而会出现问题。因为宝宝属于阳性体质,不宜进补。

青菜汤是最适合宝宝肠胃的。但给宝宝喝肉汤时,千万不要放有补益作用的汤料。

37．随时随地亲吻宝宝

大人们看到宝宝嫩嫩的、粉嘟嘟的小脸,总是忍不住想要亲吻宝宝。但是,亲吻也是有讲究的。大人体内寄生着一些细菌,由于成人的抵抗力强,不会导致生病,而宝宝出生6个月之后,来自母体的抵抗力消失,就特别容易生病。

因此,大人们不要嘴对嘴亲吻宝宝,特别是患病时,就更不能亲吻宝宝。

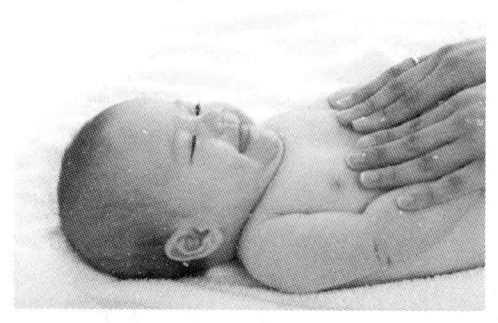

38. 宝宝吐奶是肠胃有问题

很多新妈妈看到宝宝吃完奶后吐奶，认为是宝宝肠胃有问题。其实，这种现象在医学上叫做溢乳，属于正常的生理现象。宝宝溢乳和消化道以及生理特点有关，成人的胃呈倾斜的倒葫芦状，它的底部可以留存气体，不会因为气体排出胃部而带出食物，造成呕吐。而宝宝的胃呈水平状，胃底平直，缺乏突出部分。因此，当宝宝的胃内有气体存在时，由于气体轻，上升到胃底部再从贲门溢出，就会带出一些奶。

因此，新妈妈们在给宝宝喂母乳时，应将奶头整个放在宝宝舌头上面，喂奶粉时要使奶瓶中的奶水充满奶嘴处，这样，宝宝才不会吸入太多的空气。喂完奶后，要把宝宝竖着抱起来拍拍后背，让胃内气体排出。而且，在宝宝躺下时应采用右侧卧位，这样可减少溢乳的发生。随着宝宝的成长，3个月以后这种情况就很少再发生了。

39. 用保暖内衣代替普通内衣

到了寒冷的冬天，许多新妈妈都会给新生宝宝穿上保暖内衣，认为保暖内衣厚一些，又是纯棉的，既方便又保暖。其实，这种做法未必就好。

一般来说，普通内衣更贴身，能更好地在身体周围形成保温绝缘层，而且吸汗效果更好。宝宝如果在冬天活动量大，普通内衣就比保暖内衣更能吸汗。所以，新妈妈只要给宝宝穿一件普通内衣就可以了。

40．宝宝待在密闭的房间里不会感冒

很多新妈妈在冬天都会把门窗关得很紧，认为宝宝待在里面就可以避免受凉感冒。

实际上，紧闭的房间空气浑浊，特别是大人和宝宝共处一室时，二氧化碳的含量很高，而氧气含量却很低。在这种环境里，宝宝容易反复地发生呼吸道感染。而开窗睡觉实际上是一种空气浴，对宝宝更有利。当然，开窗通风要注意避免对流风，不要让风直接吹到宝宝的身上。

41．用闪光灯给宝宝拍照

宝宝出生后，很多父母都想给宝宝拍些照片作为纪念。但由于产房或卧室内光线较弱，影响拍摄效果，于是就借助闪光灯来提高亮度。其实，这种做法是极其错误的。

宝宝在出生前，经过了9个月的漫长的子宫"暗室"生活，因此对光的刺激非常敏感。出生以后，宝宝以睡眠的方式来逐渐适应外界的突然变化。而且，刚刚出生的宝宝，白天睡眠比夜间多，这正是对外界环境中的光照还不适应的表现。

宝宝的眼睛受到较强光线照射时，首先是还不会调节。其次是由于视网膜发育尚不完善，遇到强光可使视网膜神经细胞发生化学变化，瞳孔对光反应不灵敏。最后是泪腺尚未发育，角膜干燥，缺乏一系列阻挡光线和保护视网膜的功能。可见，宝宝遇到电子

闪光灯等强光直照时,哪怕是五百万分之一秒的闪光灯的光束也会损伤宝宝的视网膜,引起眼底视网膜和角膜的灼伤,严重的可导致眼睛失明。

所以,为宝宝拍照时最好利用自然光源,或采用侧光,切莫用电子闪光灯及其他强光直接照射宝宝的面部。

42．不满月的宝宝不能晒太阳

大多数新妈妈都认为新生儿身体娇弱,户外的太阳光很强烈,不满月的宝宝不能抱出去晒,否则宝宝的皮肤或眼睛会被晒坏。

其实,晒太阳除了可改善人体的血液循环、促进体内新陈代谢、增强抵抗力外,还可杀死人体皮肤表面的细菌。阳光中的紫外线能促进钙的吸收,有利于宝宝骨骼的生长,预防和治疗佝偻病。因此,宝宝出生3～4周后就可以抱到户外晒太阳。但是,刚开始时间要短,只晒一部分,以后可逐渐地延长时间和扩大范围。

宝宝晒太阳时,要注意以下几个点:

(1) 冬天晒太阳时,不要给宝宝穿得太多

因为冬天太阳中的紫外线只有夏天的六分之一,穿得过多会使宝宝的皮肤不易接触到紫外线。另外,宝宝衣着过厚,在阳光下活动容易出汗,出汗后受风容易患感冒。

(2) 不要隔着玻璃晒太阳

有的新妈妈怕宝宝受风,经常隔着玻璃让宝宝晒太阳。其实,玻璃可将阳光中50%～70%的紫外线阻拦在外,因而降低了日光浴的功效。如要避风,可选择背风的地方。

(3) 晒太阳前不要给宝宝洗澡

因为人体皮肤上含有大量的7－脱氢胆固醇,在紫外线的照

射下可转化为维生素 D_3，从而促进钙的吸收。洗澡时会将这种物质洗去，达不到促进人体钙吸收的目的。

(4) 掌握好时间

正常的日光浴时间以 1～2 小时为宜，或每次 15～30 分钟，每天数次。如果发现宝宝皮肤变红、出汗过多、脉搏加速，应立即停止晒太阳。

43．冬天外出给宝宝蒙上厚围巾

冬天外出时，有些新爸爸新妈妈喜欢给宝宝蒙上厚围巾，认为这样既遮挡风沙，又避阳光。其实，这样做对宝宝的健康不利。

宝宝全身的耗氧量一半集中在大脑，而宝宝的呼吸功能又比较弱，宝宝的脸上如果蒙上了厚围巾，厚围巾的透气性又差，往往会造成宝宝脸部的小环境空气不流通，氧气太少，使二氧化碳滞留，严重的还会造成缺氧，不利于宝宝的脑部发育。

44．抱着哄宝宝睡觉

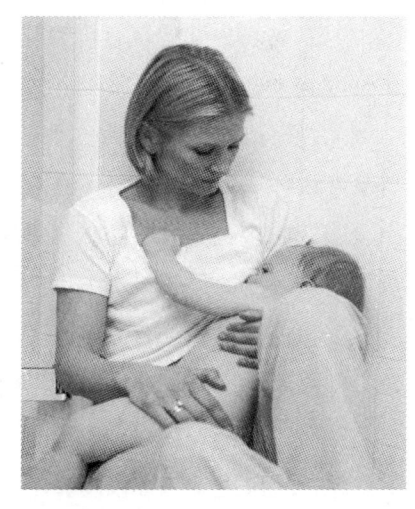

宝宝的降生给家庭带来了许多欢乐。因此，新妈妈总是爱不释手，只要宝宝一哭就抱在怀里哄，尤其是在晚上，新妈妈常常抱着宝宝哄睡熟后才放在床上，以为这样宝宝就会睡得更好。

实际上，抱着睡觉恰好限制了宝宝睡眠时的自由活动，使宝宝的身体难以舒展，影响了宝宝正常的血液循环。同时，抱着宝宝睡觉也会使宝宝的呼吸受到影响，更何况大人呼出的废气对宝宝的健康影响也很大。

45．无视宝宝日夜颠倒的生物钟

大多数刚出生的婴儿都是白天呼呼地睡，一到了晚上就精神十足。很多新妈妈会认为这样很正常，不必矫正，让宝宝顺其自然比较好。

其实，这种情况往往会出现在宝宝出生的3个月内。在这段时间里，宝宝要努力适应这个纷繁复杂的世界。比起在妈妈肚子里的安稳日子，宝宝要适应这些变化，日夜颠倒就是宝宝适应的一个过程。但对于宝宝日夜颠倒的生物钟，父母还是要引导并逐渐矫正，这样对大人和宝宝都是有利的。

46．宝宝打喷嚏就是感冒了

新生儿的一举一动都会揪着新妈妈的心。宝宝如果突然打了个喷嚏，许多新妈妈就会认为是受凉感冒了。

其实，新生儿偶尔打个喷嚏并不是感冒，新生儿鼻腔血液的循环较快，加上鼻腔小而短，如果有外界的微小物质如棉絮、绒毛或尘埃等刺激鼻黏膜就会引起打喷嚏，甚至是从室内到室外或者从空调环境到没空调的环境，空气中的温度和湿度的明显变化，也会引起宝宝经常打喷嚏。这是宝宝用打喷嚏代替用手自行清理鼻腔的一种方式，等宝宝长大一点，这种现象就会消退。当然，宝宝如果流出清鼻涕肯定就是感冒了，应注意多让宝宝喝水也可自行痊愈的，不要动辄就带宝宝上医院。

另外，新妈妈们也要学会如何辨别感冒和过敏性鼻炎，才能更好地护理宝宝。感冒和过敏性鼻炎初期症状都是鼻塞、流鼻涕、

打喷嚏,几种情况极易混淆,但还是有办法可以将它们区分开。下面教新妈妈们几招:

(1)感冒虽然打喷嚏,但一般不会连续打喷嚏。而过敏性鼻炎喷嚏一打可就刹不住,一下子能打十几个也很正常。

(2)感冒会有鼻痒,但不会像过敏性鼻炎那样鼻痒难忍,鼻子里好像总有蚂蚁在爬,再揉再搔也不管用。

(3)感冒初期会流清水鼻涕,但不会很多,而过敏性鼻炎会有大量清水鼻涕流出。

(4)感冒常由病菌感染所致,所以常会伴有发烧、肌肉酸痛等全身不适症状,而过敏性鼻炎一般不会有这种情况。

47.宝宝体重减轻就认为吃不饱

很多新爸爸新妈妈看着出生时原本肉嘟嘟的宝宝,1周后竟然瘦了一圈,体重比出生时轻了许多,就认为是宝宝喝奶太少,营养不足所致。

其实,新生儿的体重减轻是由于进食还没有形成规律,加上每天排出的大小便、呼吸代谢及由皮肤排出肉眼看不见的水分等造成的。所以,宝宝在出生后3~4天体重会有所减轻,可能会比刚出生时的体重减少10%。但是随着宝宝渐渐地适应,到了8~9天,这些丢失的体重就会补回来。因此,新妈妈对此不必担心。

新妈妈判断宝宝是否吃饱可通过下面几种方法:

(1)以乳房胀满的情况以及新生儿吞奶的声音来判断

宝宝平均每吸吮奶2~3次,就可以听到咽一次奶的声音,连续约15分钟宝宝就可以吃饱了。如果光吸不咽或者咽得少,说明奶量不足。

(2) 宝宝在吃奶后应该有满足感

宝宝如果吃饱后会对你笑，或者不哭了，或马上安静入眠，说明宝宝吃饱了。如果吃奶后还哭，或者咬着奶头不放，或者睡不到两小时就醒，这都说明奶量不足。

(3) 注意大小便次数

母乳喂养的宝宝每天尿 8～9 次，大便 4～5 次，呈金黄色稠便；喂牛奶的宝宝，大便是淡黄色稠便，每天大便 3～4 次，不带水分。这些都可以说明宝宝吃的奶量够了。宝宝如果吃的奶量不够，就会尿量不多，大便少，并且呈绿稀便。

新爸爸新妈妈根据以上三点，就可以很容易地判断宝宝是否吃饱了。

48．在家给宝宝游泳

游泳对宝宝的大脑和神经系统的发育都有着良好的促进作用。因此，有的父母就会买一套婴儿游泳设备，让宝宝在家游泳。其实，这种做法是错误的。

专家指出，宝宝游泳时对室温、水质、时间、身体状况都有严格的要求，父母自己未必能把握得好。如果在家给宝宝游泳，必须请医疗保健或专业服务机构的护理人员做现场指导，因为他们都是经过专业培训的，具备一定的护理技术和医学常识。所以，父母不要擅自在家给宝宝游泳，以免造成严重的后果。

49．给宝宝戴手套，以防抓伤自己

许多新爸爸新妈妈看到宝宝的小手在乱抓，就担心宝宝会把自己的脸抓伤，于是就给宝宝戴上手套。其实，这种做法可能会对新生儿造成多种伤害。

0~6个月是宝宝感觉、知觉发育的关键时期，宝宝需要探索外界的事物，而宝宝的嘴、手、脚以及皮肤是探索的工具，嘴和手是最敏感的部位。宝宝在0~3个月还存在着无意识的、原始的够物行为，通过手的自由活动，就会逐渐在大脑建立起手、眼、脑结合的神经通路。给宝宝戴上手套，就剥夺了宝宝用手去探索外界事物的机会，使触觉不能很好地得到发展，这样做非常不利于宝宝智力的发展和获得生活的经验。

随着宝宝情感的发育，会出现吃手的现象，以求自我安慰，获得满足。如果手套不清洁，就很容易造成宝宝发生一些疾病。有的手套加工粗糙，一些线头可能会缠绕宝宝的小手指，家长如果一时疏忽，可能会引起宝宝手指局部血液循环不畅，加上宝宝还小，对疼痛感觉不敏感，不能及时被父母发现，所以容易造成手指缺血坏死。

因此，家长千万不要给宝宝戴手套。为了防止抓破脸，在宝宝熟睡时，可以将宝宝的指甲剪短。此外，宝宝刚满月时，手是紧紧握着的，所以每次给宝宝洗手时，一定要掰开宝宝的手清洗干净，以防宝宝吃手时吃进去不清洁的东西。

50．给宝宝使用电热毯

有的新妈妈十分担心刚出生的宝宝冷，尤其是在冬季，就给宝宝铺上电热毯。其实，这种做法是非常危险的。

电热毯的温度一般不能自动控制，刚出生的宝宝又无法及时反映自己的感受，新妈妈如果忘记关电源，温度持续升高，保暖过度，对宝宝的安全和健康都会带来不利的影响。

给宝宝保暖的正确方法是，调节室温，可在床上铺些棉褥，整个小空间提高温度要比局部高温安全得多，而且这样也会让宝宝感到舒服。

51．给宝宝洗澡后滥用爽身粉

夏天，宝宝代谢旺盛，尤其是汗腺、皮脂腺的分泌和排泄都很旺盛，皮肤上的脂酸、尿毒以及无机盐等代谢产物积累更多，皮肤容易污染尘垢和细菌，从而并发毛囊炎、疖子或脓疱疮等化脓性皮肤病。因此，有些新妈妈就勤给宝宝洗澡，每次洗完后还要用上爽身粉，以抑制宝宝排汗。其实，这样做是不对的。爽身粉并非不可以用，但在用的时候一定要注意以下几点：

（1）购买时一定要选正规厂家生产的合格产品，使用时要采用涂抹的方法，而不是采用拍打的方法，避免含铅爽身粉的颗粒飘浮在空气中，宝宝过多吸入后会受到影响。

（2）对宝宝皮肤的皱褶处、潮湿处，如果已经发红、糜烂，就不能使用爽身粉，以免结块，增加摩擦而加重症状。

（3）对于痱子，主要是保持良好通风，酌情增加洗澡次数，洗澡后涂抹祛痱爽身粉，瘙痒严重的使用止痒液，其症状一般会很快好转。

新妈妈给宝宝洗澡时不一定每次都要用肥皂，多用肥皂不但会刺激皮肤，而且还会使不利于微生物生长及繁殖的酸性皮肤失去其正常的防御功能。

衣服具有保护皮肤的作用，但穿着不当也可引起皮肤疾病。宝宝热天的衣服大小要合身，应选用淡色、柔软、透气性好、吸汗性强的棉织衣料，要勤洗换。宝宝尿布湿后应立即更换，以免刺激皮肤而发生"红屁股"。

52. 新生儿怕冷不怕热

有些新爸爸新妈妈认为新生儿怕冷不怕热,于是就给宝宝多穿衣服。其实,这样做是没有科学根据的。因为新生儿体温调节中枢还不健全,汗腺和肌肉也不发达,不但怕冷也同样怕热。由于母体子宫内体温明显高于一般室内温度,所以宝宝出生后体温都要下降,然后再逐渐回升,并在出生后 24 小时内达到或超过 36℃。

新生儿最适宜的环境温度称为中性温度,当环境温度低于或高于中性温度时,机体可通过调节来增热或散热,维持正常体温。当环境温度的改变超过了宝宝机体调节的能力,就会造成宝宝体温过低或过高。因此,新爸爸新妈妈为宝宝采取必要的保暖措施是对的。

从绝大多数的育儿实践来看,新生儿更多见的则是保暖过度。保暖过度对新生儿的健康同样是有危害的,有时比寒冷危害更大。所以,父母还是要保持宝宝居室适宜的温度和湿度。一般情况下,宝宝居室的温度宜保持在 20℃~22℃,湿度应保持在 50% 左右。冬季出生的宝宝,特别要注意保暖。宝宝如果是在夏天出生,衣服不能穿得过多,包裹不能太紧,房间要开窗开门通气。

宝宝如果是在春秋季节出生,在开窗时要防止冷风直接吹着宝宝。

53. 给宝宝过"小满月"

在我国民间,人们经常把新生儿出生后第 12 天称作是"小满月",新爸爸新妈妈通常都会在这一天大张旗鼓地为小宝宝庆祝。

其实,这样做是不正确的。

宝宝由于刚刚出生,对外界的环境还很不适应,抵抗细菌、病毒侵入的能力还非常脆弱,况且新爸爸新妈妈也很疲劳,如果这时过"小满月",接受亲戚、朋友的探视和祝贺,对母婴健康都没有好处。

而且,新生儿和新妈妈的居室要保持安静,如果过"小满月",接受亲戚、朋友的探视和祝贺,就会产生很多嘈杂的声音。宝宝虽然在母体中获得的免疫能力,能够让宝宝在6个月内成功抵抗外界细菌的侵袭,但如果探视的人过多,成人呼吸道中的细菌就可能会成为宝宝的致病菌。

此外,过多的探视对新妈妈产后恢复也不利,休息不好就会使乳汁分泌减少,给宝宝喂养带来困难。因此,新爸爸一定要学会保护好新妈妈和宝宝。

54.新生儿不吃、不喝、不睁眼很正常

在我国民间,很多人都认为新生儿不吃、不喝、不睁眼是很正常的,或者新生儿喝点糖水就行了。其实,这种观点是非常不科学的。

现代护理医学明确指出,宝宝在出生后就具备了吃奶的能力,越早喂养对宝宝大脑的发育就越有利,同时还能降低低血糖及暂时性黄疸的发生几率。因此,新生儿不吃、不喝、不睁眼是一种不正常的现象。

科学家经过长期的观察发现,新生儿每天的生活内容并非都是单纯地睡、活动、哭、吃奶和大小便,而是有着一定的规律,即在每一天,每个新生儿都要循环往复地经历安静睡眠和活动睡眠两种睡眠状态,即深睡眠和浅睡眠,与安静觉醒、活动觉醒和

哭三种觉醒状态，以及另一种介于睡和醒之间的过渡状态即瞌睡状态。下面我们分别介绍一下宝宝的6种状态。

（1）安静睡眠状态

在安静睡眠时，宝宝的脸部放松，眼睛闭合着，全身除偶然的惊跳和极轻微的嘴动外，没有自然的活动，并且呼吸均匀。宝宝完全处于休息状态，这时候最不容易唤醒宝宝。

（2）活动睡眠状态

活动睡眠时，宝宝的眼睛通常是闭着的，但偶尔也会短暂地睁一下，眼皮有时也会颤动，经常可以见到眼球在眼皮下快速运转。宝宝的呼吸也不均匀，时快时慢，手臂、腿和整个身体有时会轻微地抽动，脸上常见到微笑或怪相、皱眉等表情，有时会出现吸吮动作或咀嚼运动。

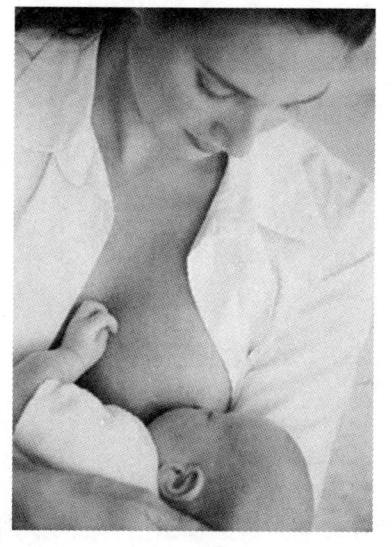

（3）安静觉醒状态

安静觉醒时，宝宝的眼睛睁得很大，明亮发光，很安静，也很少活动。宝宝表现得很机敏，喜欢看东西、看人脸、听声音，甚至还会模仿大人的表情，这种状态一般出现在吃过奶或换过尿布时发生。

（4）活动觉醒状态

活动觉醒时，宝宝的活动增加，眼和脸部活动也增加，好像在环视周围环境并发出一些简短的声音。有时运动很剧烈，甚至会出现自发的惊跳。这种状态一般由强烈的内部刺激引起，如饥饿、寒冷、疼痛等，也可由强烈的外部刺激引起，如放进小床或从嘴里移走奶头等。

(5) 哭的状态

宝宝哭时，四肢有力地活动，眼可张开或紧闭，脸有时会涨得通红。宝宝的哭是一种交往的方式，宝宝用哭来表示意愿，希望爸爸妈妈能满足自己的要求，如饿了、尿布湿了或身体不适等。还有一种没有原因的哭，一般出现在睡前，也可出现在刚睡醒时，哭一会儿后就会进入安静觉醒状态。

(6) 瞌睡状态

瞌睡状态通常出现在刚醒后或入睡前，宝宝眼睛半闭半睁，眼皮出现闪动，眼睛闭上前眼球可能会向上滚动，目光变得呆滞，反应迟钝，对声音或图像表现茫然，常伴有惊跳，有时还会微笑、皱眉或噘起嘴唇等。这是介于睡和醒之间的过渡状态，持续时间较短。

55．给宝宝贴"夜哭郎"字符

夜哭是指新生儿每到夜晚就啼哭不眠，或在午夜定时啼哭，甚至通宵达旦。在传统的育儿风俗中，有一种贴字符的解决方法是，在住家附近的街道两旁贴上几张写有"天惶惶，地惶惶，我家有个夜哭郎，过路君子念三遍"的字符，在过路人念过之后家里的宝宝就不哭了。其实，这种带有封建迷信色彩的方法是没有一点科学道理的，纯属无稽之谈。

在宝宝不会说话之前哭就是宝宝的语言，宝宝啼哭是表达自己需求与情感的一种方式。在一般情况下，当宝宝啼哭时几乎所有的新妈妈都会不约而同地想到是宝宝饿了，然后把乳头或奶嘴塞到宝宝的口中。面对宝宝的夜啼，这种方法有时虽然很灵验，但并不是每次都能奏效。引起宝宝夜哭的原因是多种多样的，如果是宝宝的生理因素造成的，就要具体问题具体分析了，必要时可求助于儿科医生。

按照中医理论，宝宝的夜哭，除因夜间饥饿或尿布潮湿等因素外，很可能与宝宝虚寒、蕴热或惊恐等原因有关。

虚寒就是因新生儿身体虚弱，受寒后引起的病变。具体地说是由于新妈妈在怀孕期间身体虚弱，胎儿得不到充分的营养，出生后容易受寒而影响到脾脏的功能，由于夜间体内阴阳不调，阳盛引起的腹痛，宝宝因腹痛而醒来哭闹，症状表现为患儿常会夜间哭泣，其哭声偏于细微，睡眠姿势以俯卧卷曲位为多，伴随着身体消瘦，无精打采，手足发冷，面色青白，食欲不振，排出水样粪便，其指纹淡红，舌质淡，苔薄白，头发稀疏干枯等。

蕴热是指宝宝出生后因受热过度，致使神经系统兴奋性较高，因而容易精神不宁，烦躁不安，所以夜间哭声不断，其症状表现为面赤唇红，眼半睁着，手心、足心有热感，多烦躁不安，夜啼有力，小便短赤，指纹紫，舌尖红，苔微黄等症。

惊恐是因为宝宝出生后受到惊吓，心神的安宁和平衡受到干扰，所以夜晚稍有异常声响就会导致宝宝惊恐害怕，并且啼哭不止。此种症状通常表现在患儿常于睡眠中猝然啼哭，哭声悲惨而紧张，多呈恐惧状，喜欢紧偎在大人怀中，若抱时则可保持安静，嘴唇与面色均乍青乍白，一般无其他明显症状。

总之，无论是什么类型的新生儿夜哭，只要新爸爸新妈妈能仔细地观察，并积极做好防治措施，宝宝夜哭问题就可以预防。

56．新生宝宝要睡头形

在我国民间有这样一个传统习惯，就是让新生儿睡硬枕头，比如豌豆枕头、绿豆枕头等，认为这样能够睡出好头形。其实，这种做法是没有科学依据的。

由于骨缝尚未闭合，新生儿的颅骨很容易变形，受到挤压时就会出现骨缝重叠或分离，使头形发生变化。宝宝的头在出生1个月左右的时间，生长速度比其他任何时期都要快，头围可扩大3厘米。宝宝头骨的急剧生长不一定会左右对称，左右不同也不是因为外界压迫，而是因为内部的力量所致。因此，新妈妈对宝宝头部的形状不必太费心思，每一个宝宝头部都会有些偏斜，即使是相当偏斜的头在宝宝满周岁时也会变得不明显了。

由于新生宝宝大部分时间都是躺着，枕头会长时间伴随着宝宝，如果枕头过硬，就会使宝宝头皮血管受压，导致头皮血液循环不畅。同时，宝宝喜欢不断地转动头部，如果枕头过硬就会把头发蹭掉，出现"枕秃"。而且，过硬的枕头也会使宝宝因为不舒服而辗转反侧，从而影响到睡眠质量。

新生儿的头部相对比较大，枕头也并非绝对需要，也可以用毛巾折叠当枕头用。但是为了固定宝宝的头位，枕头一定要低，只要宝宝觉得舒适就可以了。若长时间让宝宝睡高枕头，身体不呈水平状，这对宝宝的发育极为不利。

有的新妈妈认为水枕又凉又软，在夏季就给刚出生的宝宝使用。其实，这样做是不可取的。因为水枕太凉，会使宝宝脑血管收缩痉挛，减少脑血流，而且水枕比较高，宝宝睡眠时头位过高，气管被弯曲，阻碍气体交换，使宝宝处于半缺氧状态，也是非常有害的。

57. 让宝宝穿着毛衣睡觉

很多父母担心宝宝睡觉的时候踢被子容易着凉，于是睡觉时给宝宝穿很多衣服，比如毛衣、棉服等。事实上，穿这样的衣服睡觉会影响宝宝的血液循环，使身体得不到充分的休息，在一定程度上也会影响到宝宝的发育。

此外，宝宝穿过多的衣服睡觉还很容易使皮肤的抵抗力减弱，增加感染皮肤疾病和感冒的机会，不利于从小养成良好的生活习惯。因此，宝宝在睡觉时只穿一件棉质的睡衣就足够了。

新妈妈如果担心宝宝踢被子后着凉，那么可以根据气温给宝宝适当的盖被子，比如，新妈妈摸到宝宝浑身是汗，证明宝宝特别怕热，应少盖被子。如果宝宝怕冷，就要加盖被子，要选择柔软而保暖性好的棉花被子。在天气不是很冷时，不要把宝宝裹得太紧，可以将宝宝的手脚露在被子外面。当宝宝的睡眠环境舒适时，宝宝自然就不会踢被子了。

二、宝宝生病护理误区

宝宝的抵抗力比较弱，免疫功能也不完善，加上和父母比较亲近，容易从父母身上感染病菌而生病。宝宝生病后，治疗起来比较麻烦，这让父母很头疼。有的父母会采取一些措施预防宝宝生病，有的父母会自作主张地给宝宝服药，这些医疗行为都是很危险的。在宝宝生病后，无论是治疗还是护理，都需要在医生的指导下进行。

1. 感冒就要多穿衣服多盖被子

感冒是小儿最为常见的疾病之一。据医学观察，一个孩子在一年内往往反复发生感冒数次之多，尤其是婴幼儿和学龄前儿童容易感冒。小儿感冒轻重程度相差很大，轻者只是流清水鼻涕、鼻塞、打喷嚏、或者伴有流泪、微咳、咽部不适等,一般3～4天能自愈,有时也伴有发热、咽痛、扁桃体发炎以及淋巴结肿大等。发热可持续2～3天至1周左右。宝宝感冒时还常常伴有呕吐、腹泻等症状。重者体温高达39℃～40℃或更高,伴有畏寒、头痛、全身无力、食欲锐减、睡眠不安等全身症状。

宝宝感冒虽是极为普通的小毛病,但是也来不得半点马虎,如果治疗不及时或者治疗不当,常常可以引起许许多多的并发症,常见的有鼻窦炎、口腔炎、喉炎、中耳炎及淋巴结炎等,也可引起咽后壁脓肿、扁桃体周围脓肿、气管炎及肺炎等。有时宝宝感冒还会通过血液循环散播于全身,引起败血症、脓胸、脑膜炎等严重疾病而危及生命。此外,还会引起免疫性疾病,如心肌炎、风湿热、急性肾炎等。

所以,宝宝感冒时,做家长的一定要按医嘱做好家庭护理。其一,要让宝宝充分休息,病儿年龄越小越是需要休息,待症状消失后才能恢复自由活动。其二是按时服药。其三是宝宝感冒发热期,应根据宝宝食欲及消化能力不同,分别进食面条、稀粥等流质食物;其四,居室安静,空气新鲜,温度宜恒定,不要太高或太低、太湿,有喉炎症状时更应注意,这样才能让患儿早日康复。

下面是预防宝宝感冒的一些综合措施,供家长参考:

(1) 合理喂养,防止营养不良性疾病

婴儿时期尽量采用母乳喂养,母乳中分泌型免疫球蛋白A可以提高婴儿呼吸道抵抗力。随着宝宝的年龄增长,逐步添加各种辅助食品,还要多吃含蛋白质和维生素丰富的食物,避免偏食、挑食等不良习惯。要保证充足的睡眠,适当安排户外活动,以增进食欲,提高消化能力。

(2) 平时穿衣服要适宜

仅凭成人的主观愿望来处理小儿的衣着，如自己怕冷就给宝宝穿得特别多，自己怕热就给宝宝穿得很少，这是非常不合适的。经常稍微少穿一件是一种锻炼，宝宝从小开始才能养成耐寒的习惯。在气温突然下降时要及时加衣服。冬季白天午睡，应该脱去棉衣，如果给宝宝仍穿原来的衣服，起床后容易受凉。夜间及时盖被，并及时更换尿布，宝宝如果长期睡在湿尿布上，突然打开被子凉风吹在湿皮肤上，就容易受凉感冒。

(3) 注意环境卫生

家长一定要给宝宝营造一个温馨、舒适、清洁的生活环境，宝宝居住的房间应该经常开窗换气，这样才有利于宝宝健康成长。

(4) 避免接触感冒病人

在感冒流行期间，要尽量避免带宝宝到拥挤的公共场所，如电影院、大商场等，更不要到病人家串门。

2. 宝宝发热马上吃退烧药或用冰块降温

有些新妈妈发现宝宝稍有发热，就不分青红皂白地滥用退热药，以期达到迅速降温的目的。其实，这种做法是不正确的。发热是宝宝患病的常见症状，是机体固有的一种保护性条件反射，也是人体对入侵致病菌的一种反应。在没有弄清宝宝发热的原因之前就轻易退热，常会掩盖病情，削弱宝宝的抗病能力，这对诊断和治疗都是不利的。

此外，还有很多新妈妈在宝宝发烧时用冰块来降温，这样也是不可取的。长时间的过冷刺激会让宝宝感觉极其不舒服，一旦体温在瞬间降至过低是非常危险的。事实上，低体温对孩子的伤害更大。因此，在宝宝高烧时千万不要用冰敷额头或睡冰枕，而应采取合理的方法来退烧。

3. 宝宝感冒不能外出散步

有些新妈妈看到宝宝感冒生病了，就不再带宝宝出来散步。其实，这种做法是不对的。只要宝宝不发烧，坚持散步是有好处的。宝宝外出散步时能够呼吸到新鲜的空气，使宝宝的上呼吸道畅通，更有利于身体的康复。

而且，坚持带宝宝外出散步，适当的寒冷还会刺激宝宝的皮肤，从而预防疾病的发生，培养出健壮的宝宝。

值得父母注意的是，冬天散步时最好选择晴朗、少风的天气，太阳出来后尽量让宝宝用鼻子呼吸，也可以给宝宝戴上一个小口罩，将嘴罩住。

4. 宝宝生病发烧要多加衣服

成年人生病发烧时会觉得冷，因此就需要多加衣服。但如果宝宝生病了也像成人那样用衣服、被子捂住发汗，反而对宝宝不利。婴幼儿主要依靠皮肤散热，如果热量散发不出去，体温就会进一步升高。所以，宝宝生病发热时，应适当减少衣服，待体温降低后再增加。

新妈妈们只有在平时多学习并了解一些医学知识及护理常识，才不至于在宝宝发热时慌乱无措。要知道，宝宝发热是由于各种病原菌引起的，如细菌、病毒、支原体等，当这些病原菌侵入机体后，机体的防御系统为保护机体，可作出各种保护机体的反应来抵御病原菌，发热就是其中的一种抵御反应。所以，发热并不是一个坏现象，说明机体正在与病原菌作斗争。一般来说，38.5℃以下应不采用退热处理，38.5℃以上才应采用退热措施。

在宝宝生病发热时，新妈妈们可采取下列措施：

（1）酒精擦拭。用纱布浸泡在较稀的酒精内，然后拧干，在宝宝的四肢、腋下、大腿根部缓缓擦拭。动作不要过大，以免大人手臂伸进伸出时，带给宝宝凉风，一般擦拭 10～15 分钟即可。

（2）多饮水。给宝宝喂流质食物，如西瓜汁等，以保证机体足够的能量和水分。

（3）多通风。注意散热，衣着要宽大，忌用棉被包裹。夏天可使用空调，室温要控制在 27℃左右。注意定时开窗通风，使房间空气对流。

（4）多睡觉。发热时新陈代谢加快，消耗增加，多休息可以减轻身体负担，有利于身体早日康复。

5．宝宝感冒盲目服用抗生素

冬季气温较低，宝宝容易感冒，于是很多新爸爸新妈妈一看到宝宝感冒就赶紧给宝宝服用抗生素。其实，这种做法是不正确的。

大多数的感冒都是由病毒感染所引起的，而抗生素对病毒并没有杀灭作用。所以，宝宝患感冒时，如果没有并发病菌感染，就不需要服用抗生素，尤其是广谱抗生素。

宝宝感冒还可能是由其他原因所致，如果新爸爸新妈妈不查明病因就给宝宝滥用抗生素，会使病菌产生抗药性，以后碰到真的需要使用这种抗生素时，会因病菌耐药性越来越强，导致药效越来越弱，使疾病越来越难治，致使只有加大药物的剂量或联合用药才能有效。这样，不但影响疗效，还会加大副作用，引起很多不良反应，使宝宝的身体对付病菌的抗病力大打折扣。

6. 宝宝一咳嗽就用止咳药

由于宝宝支气管黏膜很娇嫩，抵抗外界病菌感染的能力差，所以很容易发生呼吸道炎症而咳嗽。可以说，咳嗽是宝宝最常见的呼吸道症状，同时也是人体的一种保护性条件反射，而且呼吸道内的病菌和痰液均可通过咳嗽排出体外，起着清洁呼吸道并使其保持通畅的作用。

有些新妈妈发现宝宝稍有一点咳嗽，就急于给宝宝服用各种止咳药。其实，这种做法是不正确的。止咳药在进入人体后能够迅速地作用于咳嗽中枢，产生强有力的止咳效果，虽然可以暂时缓解咳嗽症状，但也会使大量痰液和病菌堆积在呼吸道内，继发病菌感染，严重时还会出现胸闷、呼吸困难等症状。所以，在没有明确宝宝咳嗽的原因之前，切忌乱服止咳药。

7. 宝宝腹泻乱用止泻药

有些新妈妈发现宝宝稍有腹泻，就急于使用止泻药。其实，腹泻是宝宝的常见病，肠道内的病菌和毒素均可通过腹泻而排出体外，所以腹泻对人体也具有一定的保护作用。

止泻药虽具有较强的止泻作用，但会使存留于肠道内的病菌和毒素不能排出体外。如果这些毒素长时间存留在体内就可能会引发多种疾病，严重的可威胁宝宝的健康。所以，治疗宝宝的腹泻应对症下药，不能盲目给宝宝使用止泻药。

8. 宝宝疼痛就用止痛药

宝宝疼痛时，有的妈妈就盲目使用止痛药，症状虽然暂时缓解了，但很容易掩盖真实的病情，延误疾病最佳的治疗时机。

其实，疼痛是多种疾病的早期信号，比如炎症就可诱发疼痛。所以，妈妈们一定不要盲目地给宝宝服用止痛药。宝宝出现病情要及时到医院就诊，以便早诊断、早治疗。

9. 宝宝感冒不忌口

感冒除了发烧流涕外，还会引起许多并发症，比如气管炎、支气管炎等，更严重的还会引发如肺炎、心肌炎等疾病。医生经常这样提醒家长尽量让宝宝多休息、多喝水，还有就是别吃肉，也就是油腻的食物一点也不要吃。因此，宝宝一感冒，家长们就让孩子忌口。

感冒期间不要吃油腻的食物是正确的，一般治疗感冒的中药或中成药都有辛散解表的成分，但必须忌油腻，否则油腻食物会对中药的药效有影响。由于感冒期间胃肠功能降低，如果吃油腻的食物就会增加消化系统的负担，影响药物吸收和药效的发挥，即使在服西药期间，也建议不要吃油腻食物。

粥是感冒期间特别适合宝宝的食物。宝宝肠胃功能弱，而经过长时间熬煮的粥，营养物质丰富，并且容易吸收。对宝宝来说，绿豆粥、山药粥、消食化痰的萝卜粥等都很适宜。

此外，一些红色食品，比如胡萝卜、南瓜、西红柿、洋葱、山楂等都可以预防感冒。但对付感冒最有效、最健康的方法是：合理搭配日常饮食，提高自身的免疫力。

10. 宝宝流清鼻涕就是病更重了

宝宝伤风时一般流清鼻涕，也可能流黄鼻涕，这些都属于正常现象。只有当鼻涕变色，并伴随持续高烧、食欲降低、咳嗽或是严重鼻塞等症状时,才意味着可能是存在细菌感染。

如果宝宝经常流黄色的鼻涕,可能是存在细菌感染等,应该及时带宝宝去看医生。

11. 宝宝低烧可以不治疗

一般来说,发烧能够刺激人体的免疫系统发挥作用,杀死温度敏感型病毒,提高身体的免疫能力。但这并不是说宝宝发低烧就不用治疗了。

事实上,宝宝如果发烧度数不高,但感觉烦躁、嗜睡或是痛苦,就应当给宝宝服用适量退烧药或消炎药。宝宝的情绪如果高涨,并且充满活力,只要多加照看,保证宝宝的身体不缺水就可以了。

12. 宝宝发烧就是病了

发烧是宝宝的常见疾病,引起宝宝发烧的原因有很多种,大体可分为以下三种:

(1) 体温受外在环境影响,如天热时衣服穿得太多、水喝得太少、房间空气不流通等都可引起宝宝发烧。

(2) 感冒、气管炎、喉咙发炎或其他疾病所致。

(3) 注射疫苗,包括麻疹、霍乱、白喉、百日咳、破伤风等的不良反应。

宝宝一发烧,父母亲就会立即抓狂,认为孩子发烧会烧坏脑子。其实,这是不正确的想法。发烧只是疾病的症状之一,而不是全部。通常父母只看到疾病的外表,如发烧、呕吐、咳嗽等症状,就慌乱不已。而医生治病,首先重视病因的发现及能够完全治愈的方法,而不是单纯只为退烧。因此,当宝宝发烧时,切记不要一味地要求医生用退烧药去治疗症状,而应遵从医嘱,准确地找出引起发烧的真正原因，对症下药。

发高烧本身是不会使"脑筋变坏，智力变差"的，只有脑炎、脑膜炎等疾病，才会导致大脑本身受病毒破坏而伤及智力或感官机能。婴幼儿体温控制中枢稳定性不如成人，轻度的病毒感染也可能高烧40℃。

发烧本身不至于伤害孩子，发烧是一种正常的免疫反应，可以帮助白细胞抵抗细菌，分析发烧的形态可以帮助诊断病因，一味追求退烧反而耽误病情。不过，如果体温达38.5℃以上，适度的退烧还是必要的，因为发烧会增加新陈代谢，造成内在的消耗，婴幼儿容易脱水，造成循环障碍，放任发烧就会引起对孩子的伤害。

宝宝发烧，父母虽不必大惊小怪，但也不能掉以轻心，否则会导致病情不可收拾。父母应学会如何用技巧、知识、智慧面对它。当孩子发烧时会合并其他的表现：如心跳加速、呼吸加快，身体感觉极度不舒服，有食欲不振及全身无力的现象，小一点的婴儿不会说话，甚至会变得躁动、哭闹不安。此时，适度的处理，使体温不要太高是合理的。

13．给腹泻的宝宝吃甜食

在宝宝腹泻的时候，很多新妈妈往往都会在稀粥或米汤中加些糖，以为这样既可补充热能又易消化。其实，这样做不但不正确，反而会加重腹泻。

这是因为，腹泻使肠黏膜受损，不能将糖分解为能被肠道吸收的单糖，导致水分从肠壁被动地进入肠道，致使肠腔水分增多，排便次数增加。

宝宝腹泻是仅次于呼吸道感染的第二种常见病、多发病。夏秋

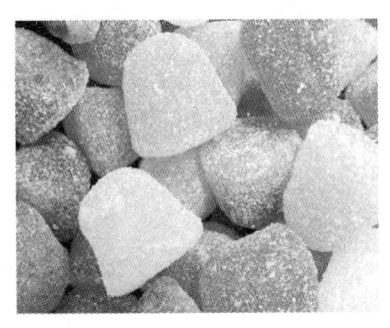

换季时节，天气时热时冷，腹泻的小儿就会多起来，且以2岁内的婴幼儿多见，腹泻的原因以感染最为常见。另外，宝宝胃肠功能不完善，对母乳或某些食品过敏，也会引起腹泻，所以，宝宝腹泻时千万不能吃甜食。

14．擅自给宝宝用药

宝宝的许多器官都在发育之中，功能很不完善，容易受到药物的干扰和影响。在现实生活中，许多家庭都会擅自给宝宝服药。许多耳聋患者都是因为小时候不合理用药所造成的。对宝宝来说，他们无法描述吃药后的身体反应，更容易贻误治疗时机。所以，给宝宝用药需要特别小心。

由于医疗费用的急剧上涨，很多经济状况一般的家庭存在着怕上医院，尤其是怕被留住院的心理。所以，孩子生了病后不问缘由，就自己在家里找土方子，或自己到药店抓药，甚至找出过去自己吃剩的药给孩子服用。这样，治疗盲目性很大，只是图侥幸。结果，轻者延误了治疗时机，重者造成药物中毒。

对于婴幼儿来说，他们本身的抵抗力就特别薄弱，俗话说"是药三分毒"，有些药物成分进入宝宝体内后就难免会产生一些副作用，甚至是危害宝宝的生命安全。

15．多种药物同时给宝宝吃

有些新妈妈在宝宝得病后，会以自己过去的病症来和宝宝对比，然后对症下药。比如，宝宝感冒了就服用阿司匹林、速效伤风胶囊、康泰克等药品。如果服一种药物不放心，就多管齐下。殊不知，这样联合用药很容易造成过量而中毒。

大多数药物的吸收、分布、代谢、排泄等都与肝脏和肾脏功能关系密切，而宝宝体内各组织器官尚未完全发育，生理功能尚未成熟，解毒功能也较差，并且药物之间还会有相互抵消或协同作用，对宝宝的肝肾功能造成伤害。

所以，父母在给宝宝用药时，尤其要考虑宝宝的生理特点以及药物之间的作用，切不可将多种药物一起给宝宝服用，以免加大药物的副作用，发生不良反应或中毒。

16. 给宝宝服用成人感冒药

很多新妈妈为了图方便，常常将家里留存的成人感冒药给宝宝服用，她们认为反正都是感冒药，吃了不会有大问题，可结果却导致宝宝出现严重的疾病。

小儿和成人不同，因此不要随意给孩子服用成年人使用的感冒药。比如，感冒通是中西药复合制剂，主要含双氯芬酸钠、人工牛黄及扑尔敏，这类药物使用在小儿身上可能会导致小儿血尿和肾功能受损；速效伤风胶囊类主要含扑尔敏、扑热息痛、咖啡因和人工牛黄；因扑热息痛有很强的毒性，3岁以下儿童及新生儿应避免使用。

此外，如银翘片、感康片、康必得、速效感冒胶囊等，以及镇静助眠药、解热镇痛药、止泻药、滴鼻净等，也尽量不要给孩子用。

17. 不管宝宝病情轻重，坚持不用药

由于婴幼儿的免疫系统还不完善，很容易受到风邪的侵害，

对他们来说伤风感冒就是万病之源,会引起严重的并发症。因此,在孩子得病以后,家长一定要注意观察,视病情的轻重选择合适的治疗方法。

对宝宝来说,普通感冒主要症状有流涕、打喷嚏、咽喉痛、咳嗽,可伴有轻中度的发热、全身酸痛、无力等,一般3~5天可好转。如果出现高热、剧烈咳嗽、腹泻、皮疹或者精神差、面色苍白等症状,而且病程超过5天以上,就要警惕可能是特殊类型的感冒或者是感冒后出现了气管炎、肺炎等并发症,这时,必须立即去医院就诊。

18. 给宝宝吃含有阿司匹林成分的药

阿司匹林是目前世界上应用最广泛的解热、镇痛和抗炎药,疗效显著。近年来,该药又获得一些改进,制成肠溶片和泡腾片,可在水中迅速释放,口服吸收迅速、完全,发挥作用快,疗效显著,副作用有所减少,对胃肠道刺激很小,尤其适用于婴幼儿。

值得注意的是,有病毒感染的患儿使用阿司匹林后容易出现瑞氏综合征,临床症状为发热、咳嗽、流涕、疲倦等。发病4~7天后,会突然出现反复呕吐,并伴有嗜睡、惊厥、反应迟钝、行为改变、意识模糊等症状,严重时会昏迷甚至死亡。存活下来的婴幼儿也会有严重后遗症,如癫痫、瘫痪、智力低下、行为异常或语言障碍等。而且,患有流感或水痘的婴幼儿服用阿司匹林,患上瑞氏综合征的可能性最大。所以,医生提醒父母严禁这些患病婴幼儿服用阿司匹林。

此外,还要注意的是,有的药物中也许含有阿司匹林的成分,虽然名字并不是阿司匹林,家长在买药时一定要向医生打听清楚。

19. 中药没有毒，宝宝可以放心服用

很多家长认为中药没有毒副作用，可以放心给宝宝服用。其实这种观点是不正确的。

一般来说，服用中药治病只要用量适宜、不超出人体对它的最大承受量，就不会对人体产生明显的毒害作用，即为无毒。但是，如果用量已超出人体对其所能承受的最大剂量，就会对人体产生毒害，出现中毒反应，称为有毒。所以，人体所能承受的最大剂量就成为药物有毒与无毒的分界线。

许多中药，无论有毒或无毒，它的治疗效果与毒副作用既是相对的，又是密切相关的，在一定条件下又可以相互转化。有些无毒的药物，因过量或不合理应用，可毒害人体，转化为有毒之物。

因此，家长们要认识到有毒与无毒只是针对药物间的不同功效对比而言的，千万不能随便给宝宝服用中药。

20. 宝宝腹泻都是由细菌引起的

有些新妈妈一见到宝宝腹泻，就认为是由细菌引起的，马上就给宝宝喂抗生素。其实，腹泻除了细菌感染导致外，也可由病毒或霉菌引起，比如宝宝所患的秋季腹泻就是由轮状病毒感染引起。这种腹泻即使服用抗生素后一点也不见效果，只会造成肠道菌群紊乱，导致更为严重的腹泻。

腹泻可以说是宝宝的常见疾病，在日常生活中妈妈们只要学会正常的护理措施，就可以防止宝宝发生腹泻。

(1) 母乳喂养可防腹泻

宝宝出生后最初数月内，应以母乳喂养宝宝，因为母乳最

适合婴儿的营养需要和消化能力。母乳中含有多种宝宝所需的消化酶和抗体,各种营养成分都非常适合宝宝的消化吸收,可以中和大肠杆菌肠毒素,有防止感染大肠杆菌的作用,比牛乳及母乳代用品优越得多。除了患有结核、心肾及其他慢性疾病的新妈妈不能哺乳之外,都应提倡母乳喂养。在喂养时要注意正确的喂养方法,做到按需哺乳,而且避免在夏季及宝宝有病时断奶。

(2) 用碗勺代替奶瓶

奶瓶特别是橡胶奶头容易脏,不易清洗消毒,很容易污染,导致宝宝腹泻。如果改用碗勺喂宝宝,污染的机会就比奶瓶少。

(3) 及时补液,防止宝宝脱水

宝宝腹泻大多起病很急,频繁腹泻会使体内的水分和营养素迅速丢失,造成急性脱水。在家中,家长可在500毫升开水(或米汤)中加进20克白糖和1.75克食盐,做成口服补液。由于腹泻的宝宝对液体的需求量比平时增加,所以在一开始时就要鼓励宝宝多饮水,以防脱水。宝宝如果已经出现脱水症状,就要立刻到医院就诊,在途中还要不断地给宝宝补充口服液体。

(4) 按时添加辅食

宝宝生长发育迅速,不论是母乳喂养还是人工喂养,都应按时添加辅食,以满足宝宝的营养需要。添加辅助食品时,品种不宜过多,变换不宜过频,应在宝宝逐渐适应新的食品后,才渐次增加其他食品。并且,每次只能增加一种,从少至多,逐渐增加。

(5) 留意饮食质量

母乳不足或缺母乳而采取混合喂养及人工喂养时,应留意饮食调配,不宜过多或过早地喂宝宝米糊或粥类等食品,以免出现消化不良而影响宝宝生长发育。

（6）增强体质

平时应加强宝宝的户外活动，增强对自然环境的适应能力，加强体格锻炼，增强体质，提高机体抵抗力，避免感染各种疾病。

（7）避免不良刺激

宝宝在日常生活中应防止过度疲惫、惊吓或精神过度紧张，这些都有可能会导致腹泻。

21．用打针或挂盐水来帮助宝宝退烧

许多新爸爸新妈妈认为打针或挂盐水比吃药见效快。其实，这种观点是不正确的。由于用于儿童退热的针剂主要是氨基比林及其衍化物，注射后孩子可能会大量出汗，过敏体质的孩子还会出现过敏性皮疹等不良反应。所以，给小儿退烧首选口服药，以不打针、不输液为宜。

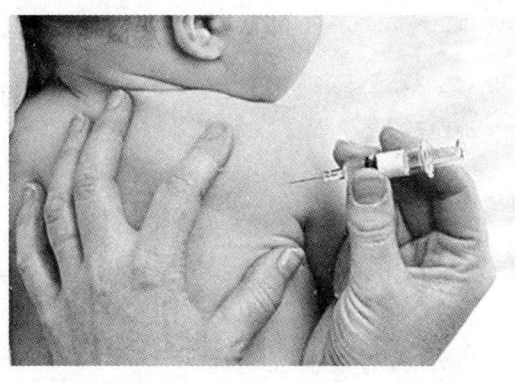

22．坚持不用西药治疗

由于西药副作用大，而中药副作用相对较小一些，于是很多家长便在宝宝生病时，坚持服用中药，即便效果并不是很好。

之所以很多家长喜欢给孩子用中药是因为其副作用小。的确，在感冒最初或者症状较轻时可以选择中药治疗，比如小儿感冒冲剂、板蓝根冲剂、金银花露等。但是，当小儿有高热等严重症状时，如果仍然坚持不去医院，不吃西药，就很可能会延误病情，增加患儿的痛苦。

西药固然有一定的副作用，但只要在医生的指导下合理使用，一般是不会出现不良反应的。更何况，中药也不是绝对安全的。

23．给宝宝吃药任意加大或减少剂量及延长时间

有些家长根据宝宝病情的轻重，任意加大或者减少宝宝的用药剂量及延长用药时间，这样做对宝宝的健康是很危险的。

许多药物如抗生素、退烧药等的用药量都是根据小儿体重计算出来的。任意加大使用剂量，或是自己认为病好了，不经医生检查就随意停药，或减少剂量，这些做法都是不对的。给宝宝用药时间和方法要听从医生安排，不同的病用药时间的长短（医学上叫疗程）也不同。

尤其是一些慢性病和一些免疫病，必须听从医生的指导，不能随意减量、停药和换药，而且，这些疾病在用药剂量、疗程、方法等方面都有一定的讲究。在疾病的不同时期，药物剂量也有一定的改变。总之，用药治病是一种学问，必须在医生指导下进行。

24．不需要用药时喂宝宝吃药

很多时候，宝宝的一些小毛病，比如喉咙不舒服、流鼻涕、轻微咳嗽等，不用吃药也会很快自愈，但家长们对此却不放心，看到宝宝稍微有点不适就急忙喂药。事实上，很多买回来的成药只是治标不治本，而且吃了之后还会有副作用。

因此，家长不宜胡乱给宝宝吃药。为了安全，在家里也不宜储存太多药，以尽量减少宝宝接触药物的机会。

25．给宝宝服用过期的药物

有些药物的有效期短，更新也快。因此，有的家长不是很注意药物的有效期，结果在宝宝生病时服用已经过期的药物。给宝宝服用已经过了有效期的药物，很难把握药物的作用，也许失效不起作用，也许药性更强了，这都对身体不利。

因此，为了安全起见，家长们应该每3个月检查1次家里的药箱，把那些已经过期或拿不准的药物及时清理掉。

26．宝宝腹泻服用治疗痢疾的药物

有的父母在宝宝腹泻时随便服用治疗痢疾的药物，这样很可能会造成宝宝的便秘，尤其是两岁以内的宝宝服用此类药物，还可能会带来其他问题，所以一定要谨慎服用。

当宝宝出现轻微腹泻时，父母应该尽量给他吃流食，若有必要，也可以服用电解液。在最开始的8～12个小时内，先暂停食用奶制品，代之以清淡食物，腹泻很快就会好转。

虽然腹泻可以把消化系统内的霉菌排出体外，而治疗痢疾的药物可以对付胃肠感染，但也可能会导致霉菌在体内停留。

27．宝宝发热后捂汗降温

有些新爸爸新妈妈受家中老人观念的影响，宝宝发热后要捂汗，等汗出来了，宝宝的病就好了。其实，这种做法是错误的。

实际上，宝宝的体温调节中枢和汗腺发育还不完善，用"捂汗"的方法不但不能使宝宝的体温下降，还会使宝宝的体温骤升，出现高热惊厥。

因此，宝宝发热时要少穿衣服、少盖被子，以扩大散热面积。宝宝如果体温超过38.5℃，可以用毛巾蘸温水进行擦浴，这样水分蒸发时可带走大量的热量。头部可用冰袋进行降温，可缓解头痛症状，保护脑细胞。

三、喂宝宝吃药的方法不当

宝宝无法对服药有一个理性的认识，只是简单地感觉到药物是甜还是苦。而我们所吃的大部分药物都有某种不舒服的味道，或苦，或酸，有的还有刺激性气味。很多药物，我们成人都觉得难以下咽，更何况是不懂事的婴幼儿。于是，给宝宝喂药成了大人们最烦心的事儿，父母开始不择手段，只要能让宝宝吃药，他们什么办法都愿意采用。不过，这其中有很多误区，新爸爸新妈妈们可一定要注意。

1．捏着宝宝的鼻子强行灌药

宝宝一生病，家长们总是特别担心孩子小不肯吃药。于是，一些家长就捏着孩子的鼻子，硬往嘴里灌，弄得孩子大哭大叫。

其实，这种捏着鼻子硬灌的服药方法很不好，一是好不容易灌下去，又会在哭叫声中吐出来，使孩子受罪；二是灌不好还会出危险，甚至会造成死亡事故。

人的咽部下端有两条通道，一条通往胃肠的叫食管，另一条是通往肺部的叫气管。在气管上面开头处，有一块会厌软骨，当进食吞咽时，会厌软骨便会关闭，防止食物进入气管。如果在孩子哭闹时灌药，会厌软骨运动失调，药物就容易进入气管，轻则咳呛或引起支气管、肺部的炎症，重者阻塞呼吸，造成窒息死亡。

因此，为了宝宝的安全，千万不可捏着宝宝的鼻子灌药。喂婴幼儿吃药，也不要直接喂药丸或药片，应研成粉末加水和糖调成稀汁，哄着孩子服下。而且，在给宝宝喂药时，只要讲究一些方法和技巧，喂药也可以是一件轻松的事儿。

（1）喂药前的准备事项

①准备好给宝宝吃的药，再仔细查看一遍说明书，核对一遍用药量。

②先用洗手液认真清洗双手。

③清洗好喂药用的辅助工具，并放置在药物旁边。

④准备一些白开水和宝宝爱吃的饼干或糖果等零食。

一般情况下，给宝宝喂药的时间应选在两餐之间，如果怕宝宝呕吐，可选在进食前 30 分钟到 1 个小时，此时胃已排空，可以避免服药引起的呕吐。某些对胃有较大刺激的药物，可以选择在进餐后 1 个小时喂服，这样就可以防止药物损伤胃黏膜。

（2）喂药水类的药物

①妈妈采取坐姿，让宝宝半躺在妈妈的手臂上。

②用手指轻按宝宝的下巴，让宝宝张开小嘴。

③用滴管或针筒式喂药器取少量药液，利用器具将药液慢慢地送进宝宝口内。

④轻抬宝宝的下颌，帮助宝宝吞咽。

⑤将所有药液都喂完后，再用小勺加喂几勺白开水，尽量帮助宝宝将口腔内的余药咽下。

(3) 喂片剂类的药物

①将片剂碾碎,并捣成散粉状。

②取适量粉末倒在小勺上,并在药粉上撒少许糖,用以遮盖药粉的味道。

③让宝宝张开小嘴后,将药粉直接送入口中。

④取装有适量白开水的奶瓶给宝宝吮吸,以利于宝宝将药粉咽下。

⑤给宝宝吃一块小饼干,以减少药在嘴里留下的苦味。

2.喂药时骗宝宝说药的味道就像糖果一样甜

有些家长为了能够让宝宝把药吃下去,就哄骗宝宝说药的味道非常好,像糖果一样甜。其实,这样做的结果可能会导致宝宝因为试图去品尝一些"美味"的药品,而引发意想不到的问题。

因此,家长们千万不能在喂药时哄骗孩子,应该教育孩子遵守服药的规定,让孩子记住"只有在医生许可的情况下,才能吃药"。此外,还要提醒孩子,只能服用大人给的药品,不能自己擅自服药,而且要将所有的药品放在孩子无法拿到的地方。

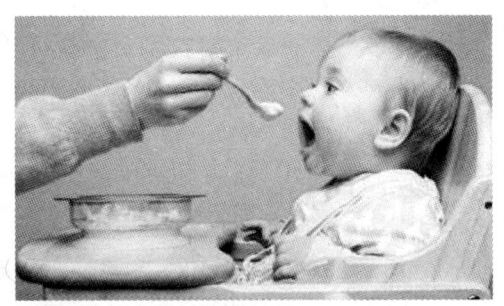

3.用牛奶或果汁服药

很多药物都有苦味或其他不好的味道,小孩往往意志坚决地拒绝吃药。于是，给小孩喂药成了让大人很头痛的一件事情。为了让孩子顺利服药，大人们往往把药掺进牛奶或果汁里。其实，这样做是很不科学的。不仅降低了药物的疗效，还会引起许多不良的反应。

牛奶中富含钙、镁等矿物质，可以和很多药物发生化学反应，形成难溶解的物质，从而减弱药效。所以，在服药前后1个小时内，宝宝也不要喝奶。

果汁不仅酸甜可口，还富含多种维生素及微量元素。不过，不宜与健胃药、止咳药同服。某些健胃药刺激食欲，帮助消化的功效是通过药物的苦性来实现的，与果汁同服就无法达到这个目的。止咳的药物也是一样，二者掺和，会使止咳药的疗效降低。

另外，把药掺入牛奶或果汁中也并不能完全消除苦味，反而会让孩子认为牛奶和果汁不好喝，以后可能会有拒奶行为。

4．用汤匙给宝宝喂药

有些父母为了方便，总是用汤匙给孩子喂药，这样做很容易造成用药过量或用药不足。因为，汤匙无法准确地量出药量，如果一个汤匙的容量是5毫升，那么在给孩子喂药时，一个扁平的汤匙则可能量出4毫升～9毫升之间的任一剂量。这样，用药过量就会损害健康，而用药不足又达不到治疗的效果。

因此，在平时，家长一定要用带有标准刻量的用具给孩子喂药。婴儿不会吞咽时，可以用喂药滴管，大一点的宝宝可以用喂药器或专门给孩子用的药匙。

5. 和宝宝一起吃药，你一口我一口

有的新妈妈为了让宝宝能够把药安心地吃下去，就先拿两片钙片当做练习，跟孩子玩"吃药"的游戏，妈妈吞一片，宝宝吞一片，看谁吃得又快又好。刚开始的时候，宝宝吞不下去，把钙片含在嘴里感觉味道还不错。慢慢地训练几天，宝宝终于学会把药片直接放入口中，不加品尝就立即把药片吞下去。再等到宝宝生病要吃西药丸时，妈妈们就和宝宝玩这个"吃药"的游戏，此时孩子根本没感觉到此药非彼药，照样是拿了药片就不假思索地吞下去，以表演自己娴熟的"吃药本领"。

然而，这样做的结果就是，玩过这个游戏的小孩以后会把所有的药片都当做钙片。因此，妈妈不得不把家里的药品统统藏到宝宝找不到的地方，否则宝宝一看见就兴高采烈地要比赛吞药片。

妈妈们在给宝宝的喂药方法以及储存药物方法上一定要多加注意，必须养成使用一些成药的常识。

6. 给宝宝干吞药片

有些新妈妈担心2～3岁的宝宝吃药时会比较麻烦，看到宝宝直接把药片吞下去并不觉得苦，就觉得这样喂药比较省事。其实这样做不但对宝宝身体有害，甚至还会带来生命危险。因为宝宝的咽喉部肌肉控制能力尚未完善，干吞整药片容易进入气管，从而引起窒息。

另外，宝宝服药时不喝水，药物因此会在食管中停留很长时间。有些具有刺激性的药物，如果在食管中停留时间过久就会刺激食管黏膜，从而引起食管黏膜发炎；如果是磺胺类药物，其代谢产物在水少的情况下会在尿道析出结晶，阻塞并损伤输尿管及尿道，

还可能会形成尿道结石。

　　因此,家长喂宝宝吃药时,一定要让宝宝同时喝水。特别是服用磺胺类药物时,及时喝水可以帮助药物顺利地进入肠胃并随着尿液排出。最好用温白开水送服药,因为温白开水不会影响各种药物的吸收。